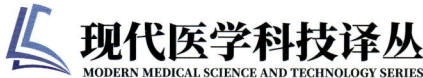

机器人和导航脊柱手术
手术技术和进展

Robotic and Navigated Spine Surgery
Surgical Techniques and Advancements

[美] 阿南德·韦拉瓦古（Anand Veeravagu）
[美] 迈克尔·Y. 王（Michael Y. Wang）
主编

海 涌　廖 博　孔清泉
主译

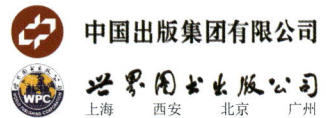

图书在版编目（CIP）数据

机器人和导航脊柱手术：手术技术和进展 /（美）阿南德·韦拉瓦古,（美）迈克尔·Y. 王主编；海涌，廖博，孔清泉译. -- 上海：上海世界图书出版公司，2025.3. -- ISBN 978-7-5232-1810-5

Ⅰ. R681.5-39

中国国家版本馆 CIP 数据核字第 2024XV1610 号

书　　名	机器人和导航脊柱手术：手术技术和进展
	Jiqiren he Daohang Jizhu Shoushu Shoushu Jishu he Jinzhan
主　　编	[美] 阿南德·韦拉瓦古　　[美] 迈克尔·Y. 王
主　　译	海　涌　廖　博　孔清泉
策　　划	曹高腾
责任编辑	芮晴舟
出版发行	上海世界图书出版公司
地　　址	上海市广中路 88 号 9-10 楼
邮　　编	200083
网　　址	http://www.wpcsh.com
经　　销	新华书店
印　　刷	运河（唐山）印务有限公司
开　　本	889 mm × 1194 mm　1/16
印　　张	15
字　　数	350 千字
版　　次	2025 年 3 月第 1 版　2025 年 3 月第 1 次印刷
版权登记	图字 09-2024-0275 号
书　　号	ISBN 978-7-5232-1810-5/R·755
定　　价	160.00 元

版权所有　翻印必究

如发现印装质量问题，请与印刷厂联系

（质检科电话：022-59658568）

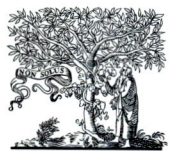

Elsevier (Singapore) Pte Ltd.
3 Killiney Road,
#08-01 Winsland House I,
Singapore 239519
Tel: (65) 6349-0200; Fax: (65) 6733-1817

Robotic and Navigated Spine Surgery : Surgical Techniques and Advancements

Copyright © 2023 by Elsevier, Inc. All rights are reserved, including those for text and data mining, AI training, and similar technologies.

Publisher's note: Elsevier takes a neutral position with respect to territorial disputes or jurisdictional claims in its published content, including in maps and institutional affiliations.

ISBN：978-0-323-71160-9

This translation of Robotic and Navigated Spine Surgery : Surgical Techniques and Advancements by Anand Veeravagu and Michael Y. Wang was undertaken by World Publishing Shanghai Corporation Limited and is published by arrangement with Elsevier(Singapore) Pte Ltd.

Robotic and Navigated Spine Surgery : Surgical Techniques and Advancements by Anand Veeravagu and Michael Y. Wang 由世界图书出版上海有限公司进行翻译，并根据世界图书出版上海有限公司与爱思唯尔（新加坡）私人有限公司的协议约定出版。

《机器人和导航脊柱手术：手术技术和进展》（海涌，廖博，孔清泉 主译）
ISBN: 978-7-5232-1810-5

Copyright© 2025 by Elsevier (Singapore) Pte Ltd. and World Publishing Shanghai Corporation Limited.

All rights reserved. No part of this publication may be reproduced or transmitted in any form or by any means, electronic or mechanical, including photocopying, recording, or any information storage and retrieval system, without permission in writing from Elsevier (Singapore) Pte Ltd and World Publishing Shanghai Corporation Limited.

声明

本译本由世界图书出版上海有限公司独立完成。相关从业及研究人员必须凭借其自身经验和知识对文中描述的信息数据、方法策略、搭配组合、实验操作进行评估和使用。由于医学科学发展迅速，临床诊断和给药剂量尤其需要经过独立验证。在法律允许的最大范围内，爱思唯尔、译文的原文作者、原文编辑及原文内容提供者均不对译文或因产品责任、疏忽或其他操作造成的人身及/或财产伤害及/或损失承担责任，亦不对由于使用文中提到的方法、产品、说明或思想而导致的人身及/或财产伤害及/或损失承担责任。

Printed in China by World Publishing Shanghai Corporation Limited under special arrangement with Elsevier (Singapore) Pte Ltd. This edition is authorized for sale in the People's Republic of China only, excluding Hong Kong SAR, Macau SAR and Taiwan.Unauthorized export of this edition is a violation of the contract.

译者名单

主　译　海　涌　首都医科大学附属北京朝阳医院
　　　　　　廖　博　中国人民解放军空军军医大学第二附属医院
　　　　　　孔清泉　四川大学华西医院 / 四川大学华西医院西藏成办分院

副主译（以姓氏汉语拼音为序）
　　　　　　李忠海　大连医科大学附属第一医院
　　　　　　毛　路　东南大学附属中大医院
　　　　　　沈生军　青海大学附属医院
　　　　　　王　策　中国人民解放军海军军医大学第二附属医院
　　　　　　郑　欣　浙江大学医学院附属第一医院
　　　　　　周立金　首都医科大学附属北京朝阳医院

译　者（以姓氏汉语拼音为序）
　　　　　　蔡筑韵　中国人民解放军海军军医大学第二附属医院
　　　　　　董　鑫　中国人民解放军空军军医大学第二附属医院
　　　　　　樊　攀　东南大学附属中大医院
　　　　　　冯子鹤　首都医科大学附属北京朝阳医院
　　　　　　黄章恒　温州医科大学附属第一医院
　　　　　　韩超凡　首都医科大学附属北京朝阳医院
　　　　　　姜　横　中国人民解放军海军军医大学第二附属医院
　　　　　　孔占平　青海省人民医院
　　　　　　李　爽　中国人民解放军空军军医大学第二附属医院
　　　　　　李利军　山西省人民医院
　　　　　　梁伟时　首都医科大学附属北京朝阳医院
　　　　　　刘观燚　宁波市第六医院
　　　　　　刘俊麟　四川大学华西医院西藏成办分院
　　　　　　刘香妍　大连医科大学附属第一医院
　　　　　　刘驭横　四川大学华西医院
　　　　　　马　飞　四川大学华西医院
　　　　　　马　原　新疆医科大学第六附属医院
　　　　　　马骏松　四川大学华西医院西藏成办分院

译者名单

孟　猛　　大连医科大学附属第一医院
米博斌　　华中科技大学同济医学院附属协和医院
任　磊　　青海大学附属医院
沈子聪　　东南大学附属中大医院
孙天泽　　大连医科大学附属第一医院
索默然　　大连医科大学附属第一医院
单中书　　青海省人民医院
王金佐　　大连医科大学附属第一医院
王建强　　首都医科大学附属北京朝阳医院
王　杰　　首都医科大学附属北京朝阳医院
王　琨　　东南大学附属中大医院
王云生　　首都医科大学附属北京朝阳医院
王运涛　　东南大学附属中大医院
吴小涛　　东南大学附属中大医院
闫　康　　中国人民解放军空军军医大学第二附属医院
岳　鑫　　青海大学附属医院
张　斌　　四川大学华西医院西藏成办分院
张小平　　中国人民解放军空军军医大学第二附属医院
张希诺　　首都医科大学附属北京朝阳医院
张扬璞　　首都医科大学附属北京朝阳医院
赵　杰　　上海交通大学医学院附属第九人民医院
周克臻　　青海大学附属医院
朱伟业　　东南大学附属中大医院

主译简介

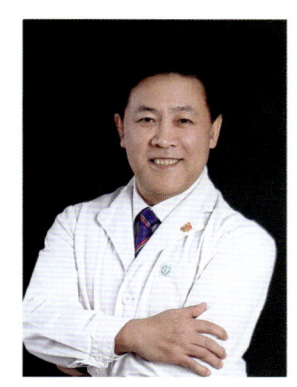

海涌 主任医师、二级教授、享受国务院政府特殊津贴专家,首都医科大学、北京航空航天大学博士研究生导师,首都医科大学骨外科学系主任,首都医科大学脊柱畸形诊疗与研究中心主任,首都医科大学附属北京朝阳医院骨科主任。

从事骨科、脊柱外科基础及临床研究和实践30余年,擅长各种脊柱疾病的诊治,尤其对复杂疑难脊柱畸形等疾病有独到及丰富的诊疗经验,主刀成功完成手术6000余例,患者来自海外及全国各地。先后荣获"金柳叶刀奖"、京城金牌名医、中国健康传播大使、最温暖医生、中国影响力医生、中国医师十大公益人物、北京市总工会职工创新工作室领军人、中国康复医学会"最美科技工作者"等荣誉称号,并连续多年位居中国Top10医生脊柱外科之列。

先后主持承担科技部重点研发、国家自然科学基金及省部级科研课题10余项(基金总计1300余万元),获得华夏医学科技一等奖、康复医学科技一等奖、北京科技进步二等奖、中华医学科技二等奖、解放军科技进步一等奖、医疗成果一等奖等10余项科研奖励,以第一/责任作者发表各类专业学术文章300多篇(其中,SCI文章150多篇,总IF超过500),主编/主译学术专著9部,获得国家发明及实用新型专利10余项。

学术任职:中华医学会骨科学分会全国委员;中华预防医学会骨科分会常委;中国医师协会骨科医师分会委员、脊柱功能重建学组副组长;中国康复医学会常务理事兼副秘书长、脊柱脊髓专业委员会候任主任委员暨腰椎研究学组组长、骨质疏松专业委员会副主任委员、互联网骨科工作委员会副主任委员;中国医促会骨科分会常委;中国医药教育协会医疗器械管理专业委员会副主任委员;北京医学会骨科学分会副主任委员、脊柱学组副组长;北京医师协会骨科医师分会副会长;国际腰椎研究学会(ISSLS)候任主席;国际微创脊柱外科学会(AMISS)常务理事;国际脊柱侧凸研究学会(SRS)理事;SCI期刊 *Global Spine Journal* 副主编,*Asian Spine Journal*、*Orthopedic Surgery* 编委;《中国骨与关节杂志》副主编,《中华医学杂志》《中华外科杂志》《中国脊柱脊髓杂志》编委等。

主译简介

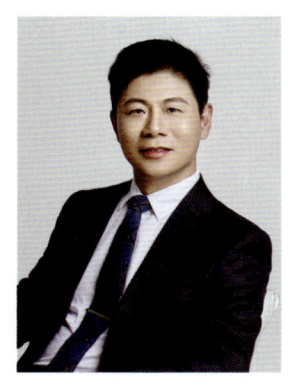

廖博 副教授，博士研究生导师，中国人民解放军空军军医大学第二附属医院（唐都医院）骨科副主任、脊柱外科主任及副主任医师，美国纽约州立大学奥尔巴尼医学院联合培养博士。陕西省杰出青年科学基金获得者，陕西省重点科技创新团队学术带头人，唐都医院脊柱外科培训中心 ASSC 主任，空军军医大学项目负责人 PI，唐都医院前沿医学创新中心特聘研究员，唐都医院振翅计划拔尖人才资助对象。全国 OLIF 术式指南专家，我国自主研发术式 ACAF 临床多中心首席专家，全国 3D 个体化打印备案专家，国际 AO 讲师团专家，中国菁英会成员，全国智能脊柱领航示范中心负责人，开展国际国内及西北首例手术 14 项。

主持国家自然科学基金面上项目 4 项、军委科学技术委员会重大课题 1 项、后装保障（卫生勤务）双重学科建设项目 1 项、陕西省创新能力支撑计划科技创新团队 1 项、西安市科技计划项目医学研究重点项目 1 项、其他军 / 省校院级课题 10 余项，军事成果纳入《国防科技创新成果推荐目录（2023 版）》。以第一作者 / 通讯作者发表 SCI 论著 20 余篇，最高影响因子 15.3。荣获陕西省科技进步二等奖、陕西省高等学校科学技术研究优秀成果一等奖、空军军医大学教学成果二等奖、科研工作先进个人、"四有"优秀军官、国防部"和平使命"援非加蓬授予共和国卫队勋章奖，荣立个人三等功 1 次。

学术职务：中国人民解放军医学科技委员会骨科专业委员会青年委员会脊柱组组长；中国医师协会骨科医师分会专业委员会委员；中华中医药学会脊柱微创专业委员会常务委员；中国康复医学会颈椎病专业委员会委员、科普学组常务委员、脊柱脊髓专业委员会继续教育学组委员、骨与关节康复专业委员会双通道脊柱内镜学组委员；中国医药教育协会骨科脊柱分会常务委员、智能与数字化工作组副组长、脊柱畸形工作组委员；中国老年学和老年医学学会老年骨科分会常务委员；全国卫生产业企业管理协会骨科分会副主任委员；陕西省保健学会骨科疾病防治专业委员会主任委员、脊柱外科专业委员会主任委员、骨科内镜微创专业委员会副主任委员；陕西省医师协会神经脊柱微创专业委员会副主任委员；陕西省康复医学会脊柱脊髓专业委员会副主任委员；陕西省中西医结合学会骨科微创专业委员会常务委员；西安医学会骨科学分会副主任委员。

主译简介

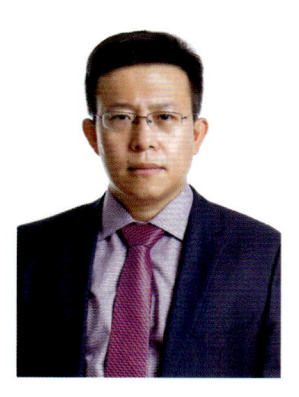

孔清泉 主任医师，教授，一级专家，硕士/博士研究生导师，博士后流动站导师。四川省卫生厅学术技术带头人；四川省医学领军人才；四川大学华西医院西藏成办分院院长；西藏工匠年度人物；"天府学者"特聘专家；华西医院"高原健康联合研究所"副所长。

学术任职：中国中西医结合学会干细胞与再生医学专业委员会常委，四川省医学会骨科专业委员会常委；四川省医师协会骨科专业委员会副会长；四川省医院协会常委；四川省国际医学交流促进会高原医学（区域联合）专业委员会主任委员；四川省医学会骨科专业委员会微创学组组长；中华医学会骨科分会骨康复专业委员会委员；中国康复医学会骨质疏松预防和康复专业委员会委员；四川省医疗和健康促进会骨质疏松专业委员会副主任委员；中国医师协会内镜专业委员会委员。

原著编者名单

A. Karim Ahmed, MD
美国,马里兰州,巴尔的摩,约翰斯·霍普金斯大学医学院神经外科系住院医师

Adriel Barrios-Anderson, BSc
美国,罗德岛,普罗维登斯,布朗大学沃伦·阿尔伯特医学院神经外科系医学生

Phillip Behrens, MD
美国,加利福尼亚州,洛杉矶,加州塞达斯 - 西奈医疗中心骨科外科医生

Atiq Ur Rehman Bhatti, MD
美国,明尼苏达州罗切斯特,梅奥诊所神经外科研究员

Mohamad Bydon, MD
美国,明尼苏达州罗切斯特,梅奥诊所神经外科教授

Joaquin Q. Camara, MD
美国,罗德岛,普罗维登斯,布朗大学沃伦·阿尔伯特医学院神经外科系助理教授

Dean Chou, MD
美国,加利福尼亚州旧金山,加州大学旧金山分校神经外科系教授

Richard Danilkowicz, MAT, MD
美国,北卡罗来纳州达勒姆,杜克大学医院骨科外科医生

Nader Delavari, MD
美国,纽约州,纽约市,纽约大学神经外科住院总医师

Brian Dial, MD
美国,北卡罗来纳州,达勒姆,杜克大学骨科外科医生

Doniel Drazin, MD, MA
美国,亚基马,华盛顿州埃弗雷特,太平洋西北健康科学大学,普罗维登斯区域医疗中心神经外科医生

Jeff Ehresman, MD
美国,马里兰州,巴尔的摩,亚利桑那州凤凰城巴罗神经科学研究所神经外科住院医师

Cyrus Elahi MS, MD
美国,马里兰州,巴尔的摩,亚利桑那州凤凰城巴罗神经科学研究所神经外科住院医师

Melissa Erickson, MD
美国,北卡罗来纳州,达勒姆,杜克大学医学部骨科与神经外科副教授

S. Harrison Farber, MD
美国,马里兰州,巴尔的摩,亚利桑那州凤凰城巴罗神经科学研究所神经外科住院医师

Parastou Fatemi, MD
美国,加利福尼亚州,斯坦福大学神经外科住院医师

Anthony K. Frempong-Boadu, MD
美国,纽约大学脊柱外科主任,纽约大学朗格尼医学中心神经外科与骨科副教授

Anshit Goyal, MBBS, MS
佛罗里达州,杰克逊维尔,梅奥诊所神经外科住院医师

Joseph Hsieh, MD, MBA, MPH, MS
美国,得克萨斯州,UT 健康神经科学助理教授;得克萨斯大学健康神经科学助理教授

Jeremy Huang, BS
美国,加利福尼亚州,加州大学旧金山分校神经外科系临床研究协调员

Ibrahim Hussain, MD
美国，迈阿密，佛罗里达州，迈阿密大学神经外科系临床讲师

Bowen Jiang, MD
美国，加利福尼亚州，富尔顿，圣犹达医疗中心神经外科

Michael Jin, BS
美国，加利福尼亚州，斯坦福大学医学院医学生

J. Patrick Johnson, MS, MD, FACS, FAANS
美国，加利福尼亚州，洛杉矶，脊柱研究所基金会董事长兼首席执行官

Isaac Karikari, MD
美国，北卡罗来纳州，达勒姆杜克大学医学中心神经外科和骨科助理教授

Jayanidhi Kedda, BS
美国，马里兰州，巴尔的摩约翰斯·霍普金斯医院神经外科医学研究员

Terrence T. Kim, MD
美国，加利福尼亚州，洛杉矶西达-辛奈医学中心骨科教育与住院医师培训主任

Jason I. Liounakos, MD
美国，佛罗里达州，迈阿密，迈阿密大学神经外科住院医师

Ann Liu, MD
美国，马里兰州，巴尔的摩，约翰斯·霍普金斯医院神经外科住院医师

Sheng-Fu Larry Lo, MD, MHS
美国，马里兰州，巴尔的摩，约翰斯·霍普金斯医院神经外科助理教授

Victor Lo, MD, MPH
美国，加利福尼亚州，圣地亚哥，凯泽永久医疗集团-南加州神经外科

Nicolai Maldaner, MD
瑞士，苏黎世，苏黎世大学医院神经外科初级顾问

Rory R. Mayer, MD
美国，加利福尼亚州，旧金山，加州大学旧金山分校神经外科临床讲师

Praveen V. Mummaneni, MD, MBA
美国，加利福尼亚州，旧金山加州大学旧金山分校神经外科副主任；乔安·奥赖利基金会教席教授

Adetokunbo 'Toki' Oyelese, MD, PhD
美国，罗德岛，普罗维登斯罗德岛医院脊柱外科主任；布朗大学医学院神经外科教授

Mark A. Pacult, MD
美国，亚利桑那州，凤凰城巴洛神经科学研究所神经外科住院医师

Zach Pennington, MD
美国，明尼苏达州，罗切斯特，梅奥诊所神经外科住院医师

Robert C. Ryu, MD
美国，俄亥俄州，哥伦布市，俄亥俄州立大学韦克斯纳医学中心骨科系兼职助理教授

Ethan Schonfeld
美国，加利福尼亚州，斯坦福大学生物医学信息学硕士研究生

Marc Schroder, MD, PhD
荷兰，阿姆斯特丹，伯格曼诊所神经外科学系主任

Daniel M. Sciubba, MD
美国，纽约，曼哈塞特，霍夫斯特拉大学/诺斯韦尔神经外科学系教授兼系主任

Victor E. Staartjes, MD
瑞士，苏黎世，苏黎世大学医院临床神经科学机器智能实验室研究小组负责人、神经外科住院医师

Martin Nikolaus Stienen, MD, FEBNS
瑞士，圣加仑，圣加仑州立医院瑞士东部脊柱中心副主任、神经外科部高级主治医师

Nicholas Theodore, MD
美国，马里兰州，巴尔的摩，约翰斯·霍普金斯大学卡内基外科创新中心联合主任、神经外科脊柱中心主任；约翰斯·霍普金斯大学医学院生物医学工程骨科、儿科和整形外科教授、神经外科教授

Juan S. Uribe, MD
美国，亚利桑那州，凤凰城巴洛神经科学研究所沃尔克·K.H. 森塔脊柱研究教授、神经外科教授和副系主任、脊柱疾病科主任

Anand Veeravagu, MD, FAANS
美国，加利福尼亚州，斯坦福，斯坦福大学医学院微创神经脊柱外科主任、神经外科助理教授

Harsh Wadhwa, BS
美国，加利福尼亚州，斯坦福，斯坦福大学医学院神经外科医学生

Michael Y. Wang, MD, FAANS
美国，佛罗里达州，迈阿密，迈阿密大学医院神经外科主任兼神经外科脊柱专科培训项目主任；迈阿密大学米勒医学院神经外科学系神经外科学教授兼康复医学教授

Ketan Yerneni, BA
美国，加利福尼亚州，斯坦福，斯坦福大学神经外科学系

Corinna Clio Zygourakis, MD
美国，加利福尼亚州，帕洛阿尔托，斯坦福大学神经外科助理教授

译者前言

科技的发展日新月异，智能化工具已在脊柱外科手术中占据了举足轻重的地位。借助脊柱导航、脊柱手术机器人等尖端设备及技术，脊柱手术的安全性及准确性得以显著提升，术后并发症的发生率显著降低。这些新技术在众多医院已逐渐开展起来，以造福于更多的患者。因此，需要一部专著以详细介绍脊柱手术机器人和脊柱导航在脊柱外科领域的应用及进展，从而提升此类技术应用的规范性和安全性。

由阿南德·韦拉瓦古（Anand Veeravagu）和迈克尔·Y.王（Michael Y. Wang）两位教授联合主编的《机器人和导航脊柱手术：手术技术和进展》一书，深入探讨了脊柱手术机器人和脊柱导航技术在脊柱外科领域中的应用与发展，为已使用这些新技术的医生提供了最新和最权威的临床指导。为使这些新技术及新理论在国内更好地推广，我们邀请了国内该领域的知名专家参与翻译、审校此部专著。在翻译工作中，我们严格遵循原著，力求准确表达且符合中文表述习惯，做到精益求精。这项工作得到了廖博教授、孔清泉教授、王策教授、沈生军教授、毛路教授及李忠海教授等专家的大力支持。在此，作为本书翻译工作的主要组织者，我们对参与本书翻译、审校、排版等工作的各位专家表示感谢，也恳请各位读者能给予大力支持！

全书共有17章，全面总结了目前关于脊柱手术机器人和脊柱导航技术在脊柱外科的临床应用、研究进展和专家建议。本书通过理论与临床实践相结合的方式，清晰地向读者呈现了这些技术的实际应用效果，并为探索该领域的医师提供了行之有效的应用方法。希望这本《机器人和导航脊柱手术：手术技术和进展》能够推进新技术在国内脊柱外科领域的应用和发展，激发脊柱外科医师的创新潜能，推动该领域的不断进步！

首都医科大学附属北京朝阳医院

原著前言

随着机器人技术和计算机科技的飞速发展，人工智能在常规及复杂脊柱手术领域的应用日益广泛。自图像导航、脊柱内镜技术应用于脊柱手术以来，手术准确性得以提高。同时，先进的技术显著降低了术后并发症的发生率，减少了医患双方的辐射暴露。值得一提的是，计算机技术的融入不仅改变了临床决策的制定方式，还为术后结果的预测以及融合器选择、棒预弯角度和手术方案的实施提供了前所未有的可能性。

技术进步和发展的动力来源于数据。多年来，数据收集和共享困难成为开发医学智能系统方面进展缓慢的主要原因。目前，机器人系统可实现收集数据、分享和分析数据，替代了外科医生繁重的工作。需要强调的是，外科医生与机器人之间的协作显得更加重要。

随着各种先进技术的更新换代，外科医生始终保持站在创新的前沿至关重要。本书详细介绍了机器人基础技术 [共享控制、远程手术、机器学习和增强现实（AR）等]，并通过临床病例报告展示了它们在实践中的应用。通过二分法证实，无论简单还是复杂的机器人操作技术都能直接改善患者的预后。

阿南德·韦拉瓦古（Anand Veeravagu）
迈克尔·Y. 王（Michael Y. Wang）

致 谢

编者们要感谢爱思唯尔出版团队的 Humayra Khan、Laura Klein 和 Priyadarshini Pandey，他们的宝贵协助使本书的出版成为可能。编者们还要感谢 Ethan Schonfeld，他对内容、组织和管理方面的贡献对本书的出版至关重要。

阿南德·韦拉瓦古（Anand Veeravagu）
迈克尔·Y. 王（Michael Y. Wang）

谨以此书献给一直支持我的了不起的家庭，
以及面对全球新冠肺炎疫情时坚定不移的整个医疗界。

阿南德·韦拉瓦古（*Anand Veeravagu*）, *MD, FAANS*

致 Amy、Patrick、Evan 和 Sarah，感谢你们的帮助。

迈克尔·Y. 王（*Michael Y. Wang*）, *MD, FAANS*

目 录

第一章 计算机辅助脊柱手术——开创全新时代 ………………………………………… 1
    第一节 远程机器人手术 ………………………………………………………………… 1
    第二节 共享控制机器人和计算机导航 ………………………………………………… 2
    第三节 增强现实系统 …………………………………………………………………… 3
    第四节 机器学习和决策支持 …………………………………………………………… 3
    第五节 结论 ……………………………………………………………………………… 4

第二章 枕骨和颈椎手术导航 ……………………………………………………………… 7
    第一节 技术介绍 ………………………………………………………………………… 7
    第二节 脊柱病变的外科治疗 …………………………………………………………… 7
    第三节 结果 ……………………………………………………………………………… 20
    第四节 讨论 ……………………………………………………………………………… 22
    第五节 总结 ……………………………………………………………………………… 23

第三章 导航在脊柱创伤手术中的应用 …………………………………………………… 27
    第一节 技术介绍 ………………………………………………………………………… 27
    第二节 脊柱病变的外科治疗 …………………………………………………………… 29
    第三节 总结 ……………………………………………………………………………… 34
    第四节 展望 ……………………………………………………………………………… 34

第四章 导航在脊柱畸形矫正中的应用 …………………………………………………… 36
    第一节 技术介绍：成人脊柱畸形 ……………………………………………………… 36
    第二节 病例报道 ………………………………………………………………………… 40

第五章 导航技术在胸腰椎脊柱肿瘤和转移病灶中的应用 ……………………………… 47
    第一节 技术介绍 ………………………………………………………………………… 47
    第二节 脊柱病变的外科治疗 …………………………………………………………… 52
    第三节 总结 ……………………………………………………………………………… 61

第六章　导航下斜外侧腰椎椎间融合术 ········· 67
第一节　背景 ········· 67
第二节　脊柱病理的外科治疗之临床应用 ········· 69
第三节　详细的手术内容 ········· 74
第四节　总结 ········· 77

第七章　导航在非内固定脊柱手术中的应用 ········· 80
第一节　技术介绍 ········· 80
第二节　导航在非内固定脊柱手术中的应用现状 ········· 80
第三节　临床病例研究 ········· 85
第四节　未来方向 ········· 92
第五节　结论 ········· 93

第八章　机器人辅助下成人脊柱畸形矫正 ········· 98
第一节　技术介绍 ········· 98
第二节　成人脊柱畸形的手术治疗——病例1（退行性后凸畸形） ········· 105
第三节　成人脊柱畸形的手术治疗——病例2（重度腰椎滑脱） ········· 108
第四节　总结 ········· 111

第九章　机器人辅助经皮固定 ········· 117
第一节　技术介绍 ········· 117
第二节　脊柱疾病的手术治疗 ········· 123
第三节　总结 ········· 129

第十章　脊柱手术中机器人技术超椎弓根置钉应用 ········· 133
第一节　病例1：经椎体螺钉的放置 ········· 134
第二节　病例2：导航下椎体切除和置钉 ········· 136

第十一章　创伤性脊髓损伤与机器人重建 ········· 148
第一节　技术介绍 ········· 148
第二节　脊柱病理状况下的手术治疗 ········· 150

第十二章　机器人和导航辅助系统的成本效益 156

- 第一节　引言 156
- 第二节　机器人和导航辅助脊柱手术的范围 156
- 第三节　图像引导导航系统的成本效益 158
- 第四节　机器人在手术中的成本效益 158
- 第五节　未来的考虑 161
- 第六节　总结 161

第十三章　脊柱外科的虚拟现实和增强现实 166

- 第一节　技术介绍 166
- 第二节　脊柱病理的外科治疗 167
- 第三节　总结和未来方向 171

第十四章　活动监测在脊柱外科中的应用 173

- 第一节　技术介绍 173
- 第二节　当功能测试的结果相互矛盾时，由活动监测器来指导决策——病例1 176
- 第三节　运动能力缺失为主要症状的残疾程度评估——病例2 179
- 第四节　实时活动评估的视频 181
- 第五节　总结 181

第十五章　人工智能与机器学习在脊柱外科的应用 185

- 第一节　技术介绍 185
- 第二节　临床实践中的机器学习：合成CT和预测分析 189
- 第三节　总结和未来方向 194

第十六章　机器人脊柱手术的数据库、研究小组和证据 201

- 第一节　引言 201
- 第二节　机器人辅助脊柱手术的最新证据 201
- 第三节　数据库的利用 203
- 第四节　脊柱手术的研究小组 203
- 第五节　结合方法：脊柱机器人研究小组和数据库 204
- 第六节　总结 204

第十七章　在脊柱手术中利用机器人的组合技术　207

第一节　引言　207
第二节　脊柱机器人和内镜　208
第三节　未来方向　215
第四节　结论　216

第一章 计算机辅助脊柱手术——开创全新时代

Anand Veeravagu，Ethan Schonfeld，Michael Y. Wang 著

王建强 译

海 涌 校

智能外科技术理念终于融入临床实践中。随着计算机和机器人辅助技术的独立及联合应用的增加，脊柱外科手术领域的潜在变革已崭露头角。计算机辅助技术可提高手术精细度、减少术后并发症及再手术风险，并赋予医生基于数十万既往病例进行决策支持的新能力。以往发现，外科医生在预测手术风险和获益方面的相关能力并不理想[1]。在创建复杂的分析模型时，使用患者人口统计学和手术特征能够开发患者衰弱评分系统，以便更好地预测患者风险和获益[1]。将这种决策支持工具（如棒弯曲角度）与机器人执行的精确性相结合，可持续改善患者的手术效果。迄今为止，机器人技术在外科手术中的应用已改善了螺钉植入和导航，减少了辐射剂量、住院时间和翻修手术的需求[2-6]。然而，与许多新兴技术的应用一样，计算机和机器人技术也面临着一系列挑战。这些挑战包括依赖单中心的回顾性数据和有限的数据共享、罕见病例和不常见手术的数据不足、机器人运动的直线轨迹、计算机和机器人辅助的高成本（对于小型医疗中心可能不切实际）、陡峭的学习曲线、有限的技术应用范围（目前主要用于螺钉置入），以及不良事件发生时的法律责任问题。

近来，在触觉反馈系统、三维（three-dimensional，3D）打印和机械技术进步的不断推动下，机器人在脊柱手术中的应用正从螺钉置入扩展到包括以组织为中心的领域，例如肿瘤切除术[7]。通过增强现实（augmented reality，AR）的支持，基于显微镜的手术类型进一步扩展，能够在不影响手术视野的情况下可视化感兴趣的解剖结构[8]。在5G技术的推动下，类似的技术进步也带来了远程机器人手术的显著进展，2020年12例首批病例已成功演示[9]。随着这些进步，计算机和机器人技术在脊柱外科领域的4个主要应用已变得明朗起来：远程机器人手术、具有计算机导航的共享控制机器人、AR系统及机器学习、决策支持。

第一节 远程机器人手术

虽然之前受到网络带宽和速度的限制，但5G的应用以其高速度、高带宽和低延迟消除了这些困扰。远程脊柱手术的演示使用一对多的工作流程，为优秀的外科医生接触无法到医院就诊的人群打开了一扇门。以下展示了12例成功的脊柱机器人远程手术的工作流程[9]。

远程手术演示包括骨折、腰椎滑脱或腰椎狭窄患者的椎弓根螺钉置入，需要当地的外科手术团队参与。首先，患者接受麻醉，然后机器人系统进行注册和定位。接下来，可活动 C 型臂拍摄 3D 图像，这些图像通过 5G 系统传输到控制室（位于另一地区）。外科医生使用机器人软件在导航引导下选择进钉点、螺钉方向和手术路径。克氏针和螺钉的置入，所有的图像采集、工具和设备的定位，以及患者准备和患者示踪器的安装，都由台上的外科医生完成。此外，任何截骨和神经减压都将在患者侧进行。因此，要实现远程手术的全面应用，需要进一步技术创新，包括先进的机器人活动能力。

未来，关于脊柱手术的远程技术必要的创新包括更好的控制、增加对主刀医生的依赖，以及手术术式类型的扩大。触觉反馈有可能通过模仿手的运动来改善主刀医生对机器人的控制[10]。尽管尚未有完善的数据支持，但远程手术系统似乎可以完成软组织手术。然而，使用达芬奇手术系统的病例报告支持了软组织手术的安全性[11]。

第二节　共享控制机器人和计算机导航

目前，用于脊柱手术的机器人大多采用共享控制机器人，包括 Mazor X、Excelsius GPS 和 ROSA One。这些技术使外科医生和机器人都能控制器械和运动，从而改善了置入、弯曲和切割等操作。由于能够沿着预先计划的轨迹放置机械臂，外科医生能够进行术前规划，从而减少手术期间的复杂操作和决策。在多数共享控制流程中，主要包括 5 个步骤：①外科医生在机器人系统中的术前 CT 上标记轨迹；②将安装框架连接至患者身体进行图像配准；③进行透视成像以促进与术前成像的同步；④将机器人连接至安装框架上；⑤沿导丝置入螺钉。

共享控制螺钉固定手术操作已被证明可以改善螺钉置入和导航，减少辐射剂量、住院时间，并降低翻修手术发生率[2-6]。此外，手术期间使用机器人可以收集数据，而无须外科医生参与。收集和共享这些术中数据，能够根据既往病例的疗效为融合器适配和棒弯曲的开发提供更好的决策支持[12]。

然而，这样的工作流程仍存在局限性，其中之一是，手术期间患者的轻微移动会使机器人路径与预先计划的轨迹不同步；而要解决这一问题，我们需要依赖术中成像。这种依赖方式对患者和外科医生都存在辐射问题。此外，机器人的线性运动导致在执行某些组织操作时存在路径受限。然而，目前最先进的共享控制机器人技术已取得了显著的进展，包括机械优势，如运动稳定性（包括禁止区域，基于预先计划的运动限制以及有效的震颤过滤）以及大幅减少的辐射暴露。后者是通过计算机导航的使用来实现的。

由于机器人手术通常采用微创方法，故外科医生在手术中失去了对关键解剖标志的直视能力，而这在传统开放手术中是能够实现的。因此，医生开始依赖术中的透视成像。为了解决这一问题，计算机导航开始充分利用机器学习的优势。机器学习是一种让计算机根据既往数据知识进行预测的技术。在脊柱外科手术中，通过输入摄像机捕捉到的（无须辐射）患者脊柱图像，计算机的目标是定位特定的解剖标志，并将其与术前计算机断层扫描（Computed Tomography，CT）图像中相应位置的标志进行匹配。计算机通过重复性训练对已知输出结果的既往病例预测出期望的输出结果。这样，每个病例都有助于计算机更好地预测所期望的结果。使用这种技术，计算机导航已成功减少了80%的辐射暴露；这种方法依赖于低质量和低剂量的术中成像，并利用这些成像来预测如何生成更高质量的图像[13]。类似的计算机视觉技术进步已采用了非辐射成像技术来捕捉患者的标志性特征，并与术前成像进行同步预测，以解决手术过程中患者运动不同步的问题[14]。虽然基于光学相机的同步和导航还需要进一步研究和发展，但这种技术为未来的无辐射术中操作铺平了道路，突显了计算机导航在共享控制和微创手术中的潜在益处。

第三节 增强现实系统

上述所有操作涉及在屏幕上显示术中影像，这就需要不停地中断外科医生的手术操作，以确保他们的手术设备和工具的方向与附近屏幕上显示的解剖结构相匹配。这些额外的显示时间增加了手术时间，降低了外科医生对工具解剖方向的理解，并需要更多的辐射暴露来进行持续的术中成像。目前已经获得美国食品药品监督管理局（Food and Drug Administration，FDA）批准的AR系统（如XVision），可以将手术工具的位置实时成像在CT上，并将AR的结果显示在外科医生佩戴的头盔上[8]。AR的类似应用包括将预先规划的手术路径投射至患者身上，以更好地导航。此外，椎体分节与螺钉方向的可视化与AR相结合，可指导准确地置入。将O型臂成像与显微镜的实时视野相叠加的视频，可以在肿瘤手术和退行性脊柱疾病手术中指导外科医生[15]。

AR的应用并不仅限于螺钉规划。在微创颈椎前路椎间盘切除融合术、颈椎后路椎板和椎间孔减压术中，AR亦可在手术过程中将必要的解剖标志投射到外科医生的显微镜视野中。此外，在截骨手术中，AR显示的切除平面已能够与显微目镜结合使用[16]。

利用AR系统进行脊柱手术也可以作为一种教育工具。在AR环境中重建复杂的手术操作可以帮助培训外科医生。未来，这种技术还可以扩展到更多用途，包括模拟预计划技术，并且允许外科医生在手术之前根据患者的解剖情况和可视化AR系统来修改手术方案。

第四节 机器学习和决策支持

已经讨论了机器学习在脊柱手术中的应用，包括低剂量成像、患者运动期间与术前成像的解剖标志同步、融合器选择和棒弯曲等方面。所有这些技术都依赖于一个共享的基础设施。它们通过输入患者相关信息（人口统计学变量、手术特征、术前影像和术中影像）而输出预测结果（最佳融合器形状、最佳棒弯曲角度、模拟高剂量成像、解剖方向和同步）。这一设施建立在每个机器学习驱动系统的基础上，并且已经接受了来自既往数千个脊柱手术病例的培训。

然而，机器学习在脊柱外科手术中的应用已扩展到成像信息的转换（从MRI到CT）、路径规划的算法决策支持以及风险预测等领域[17-19]。已开发的系统可以帮助进行手术路径规划，规避危险区域，并在复杂的导航过程中协助外科医生避免障碍物。此外，风险预测对当前的手术流程具有直接的潜在益处。通过利用现有的人口统计学数据和手术特征信息（包括并发症状态、手术史、术前影像学和手术计划等），外科医生通常难以凭借自身医疗经验来准确预测手术的成功程度以及可能引发的并发症风险。在高风险和高成本的手术中，高度精准的预测具有极大的价值。机器学习可以通过在类似患者的病例中学习，提高相关的预测能力。外科医生无法在考虑患者相似性的同时将当前患者与数十万其他患者进行比较。然而，目前的算法可以实现这一技术。最新的系统旨在支持手术决策，而不仅是提供预测结果的黑匣子。这意味着外科医生可以查看与当前患者最相似的 5 个或 10 个既往病例，以及这些病例各自的疗效。在最新的研究中，这种相似性的确定是基于包括人格类型和遗传信息等复杂信息进行综合考虑[1]。此类算法在风险因素的识别方面发挥了重要作用。一项利用机器学习工作流程的最新研究发现了术后持续使用阿片类药物的危险因素[20]。

为了训练更准确、更具预测性的机器学习算法，大量的数据是必不可少的。然而，在相对罕见和专业的领域，获取足够的数据可能是一项极大的挑战。但是，随着不断的努力，我们见证了更先进的方法和这类数据可用性的更多提升。机器人技术的应用使我们能够在无须外科医生的协助下连续收集数据。一些公司已经开发了数据共享技术，将其与机器人系统相结合，可用于手术计划的模拟[21]。

第五节　结　论

计算机和机器人技术正在对外科手术领域产生重要的临床影响，使其能够融入最新的医疗实践。然而，我们需要进行正规的成本效益分析，以明确是否有必要将脊柱机器人系统整合到实际手术中。这是因为这项技术本身可能伴随着潜在的高成本、长时间的操作准备、较长的培训周期，以及因医生不熟悉系统而导致的手术时间增加。然而，这些潜在问题可能会因术后的结果改善而弥补，从而减少术后翻修手术、再次入院以及住院时间。

此外，不同数据分布在机器学习训练中的潜力需要进一步研究。脊柱手术任务的数据通常很有限，可能只从一个临床中心获取数据。例如，用于椎体分节的机器学习系统可能仅使用来自某一家医院的 CT 扫描数据进行训练。然而，其他医院的 CT 扫描数据可能与这家医院的数据在解剖结构分布和成像格式方面存在差异。这种分布差异可能对机器学习系统在不同脊柱外科用户中的成功应用带来干扰。因此，在这个领域的进一步发展中，使用来自多个医疗中心的数据训练，以涵盖各种条件、成像和格式类型将变得至关重要。未来，我们可能会看到机器人在手术过程中实现半自动化甚至全自动化的可能性。随着决策过程更多地依赖于机器人和计算机系统的预测，将这些算法应用于患者治疗的标准化和常规化将成为必然趋势。

总之，计算机和机器人技术已经为脊柱外科领域带来了革命性的进步，提高了地理覆盖范围、手术精度，改善了决策支持并降低了辐射暴露。

参考文献

1. UCSF. Neurosurgery. How Big Data Is Changing Practice in Adult Deformity. YouTube. https://www.youtube.com/watch?v=TfgWilYXuJs. Accessed10/15/2021. November 17, 2020.
2. Benech CA, Perez R, Benech F, et al. Navigated robotic assistance results in improved screw accuracy and positive clinical outcomes: an evaluation of the first 54 cases. J Robot Surg. 2020;14(3):431–437.https://doi.org/10.1007/s11701-019-01007-z.
3. Fan M, Liu Y, He D, et al. Improved accu racy of cervical spinal surgerywith robot-assisted screw insertion: a prospective,randomized, controlled study. Spine. 2020;45(5):285–291.https://doi.org/10.1097/BRS.0000000000003258.
4. Zhang Q, Han XG, Xu YF, et al. Robotic navigation during spine surgery. Expert Rev Med Devices. 2020;17(1):27–32.https://doi.org/10.1080/17434440.2020.1699405.
5. D'Souza M, Gendreau J, Feng A, et al. Robotic-assisted spine surgery: history, efficacy, cost,and future trends. Robot Surg. 2019;6:9–23. https://doi.org/10.2147/RSRR.S190720.
6. Staub BN, Sadrameli SS. The use of robotics in minimally invasive spinesurgery. J Spine Surg. 2019;5(suppl 1):S31–S40. https://doi.org/10.21037/jss.2019.04.16.
7. Sayari AJ, Pardo C, Basques BA, et al. Review of robotic-assisted surgery: what the future looks like through a spine oncology lens. AnnTransl Med. 2019;7(10):224.https://doi.org/10.21037/atm.2019.04.69.
8. Dibble CF, Molina CA. Device profile of the XVision-spine (XVS) augmented-reality surgical navigation system: overview of its safety and efficacy. Expert Rev Med Devices. 2021;18(1):1–8. https://doi.org/10.1080/17434440.2021.1865795.
9. Tian W, Fan M, Zeng C, et al. Telerobotic spinal surgery based on 5G network: the first 12 cases.Neurospine. 2020;17(1):114–120. https://doi.org/10.14245/ns.1938454.227.
10. Mohan A, Wara UU, Arshad Shaikh MT, et al. Telesurgery and robotics: an improved and efficient era. Cureus. 2021;13(3):e14124. https://doi.org/10.7759/cureus.14124.
11. Trybula SJ, Oyon DE, Wolinsky JP. Robotic tissue manipulation and resection in spine surgery. Neurosurg Clin N Am. 2020;31(1):121–129. https://doi.org/10.1016/j.nec.2019.08.014.
12. Eisner W. FDA clearance completes Medicrea's AI spine platform. Orthop This Week. https://ryortho.com/breaking/fdaclearance-completes-medicreas-ai-spine-platform/. Accessed 10/15/2021. August 15, 2019.
13. Isaacs RE, Karikari IO, Anderson DG. Reducing radiation an order of magnitude during x-ray intensive spine procedures using a standard fluoroscope. Spine J. 2014;14(11).https://doi.org/10.1016/j.spinee.2014.08.206.
14. Burström G, Nachabe R, Persson O, et al. Augmented and virtual reality instrument tracking for minimally invasive spine surgery: a feasibility and accuracy study. Spine. 2019;44(15):1097–1104.https://doi.org/10.1097/BRS.0000000000003006.
15. Carl B, Bopp M, Saß B, Voellger B, et al. Implementation of augmented reality support in spine surgery. Eur Spine J. 2019;28(7):1697–1711. https://doi.org/10.1007/s00586-019-05969-4.
16. Yoo JS, Patel DS, Hrynewycz NM, et al. The utility of virtual reality and augmented reality in spine surgery. Ann Transl Med.2019;7(suppl 5):S171 https://doi.org/10.21037/atm.2019.06.38.
17. Goyal A, Ngufor C, Kerezoudis P, et al.Can machine learning algorithms accurately predict discharge to nonhomefacility and early unplanned readmissions following spinal fusion? Analysis of a national surgical registry. J Neurosurg Spine. 2019;31(4):1–11. https://doi.org/10.3171/2019.3.SPINE181367.
18. Staartjes VE, Seevinck PR, Vandertop WP, et al. Magnetic resonance imaging–based synthetic computed tomography of thelumbar spine for surgical planning: a clinical proof-of-concept. NeurosurgFocus. 2021;50(1):E13. https://doi.org/10.3171/2020.10.FOCUS20801.

19. Zhang Q, Li M, Qi X, et al. 3D Path planning for anterior spinal surgery based on CT images and reinforcement learning. IEEE International Conference on Cyborg and Bionic Systems (CBS). 2018. https://doi.org/10.1109/cbs.2018.8612190.
20. Karhade AV, Ogink PT, Thio QCBS, et al. Machine learning for prediction of sustained opioid prescription after anterior cervical discectomy and fusion. Spine J. 2019;19(6):976–983.https://doi.org/10.1016/j.spinee.2019.01.009.
21. Surgimap. Overview. https://www.surgimap.com/overview/.

第二章 枕骨和颈椎手术导航

Robert C. Ryu，Phillip Behrens，Doniel Drazin，Victor Lo，Joseph Hsieh，
Terrence T. Kim，J. Patrick Johnson 著

王建强 译

海 涌 校

第一节 技术介绍

颈椎后路内固定是处理创伤、肿瘤、畸形和颈椎病的常见方法，通常涉及棘突之间的骨关节融合[1]。最早的技术是通过棘突间钢缆以实现骨性融合。随后，出现了多种器械系统和螺钉类型，包括加压钳、钩棒系统和最终的椎弓根螺钉[2-7]。1979 年，Roy Camille 等首次提出了侧块螺钉的概念，后来 Anderson 等、An 等和 Jeanneret 等对其进行了改进[6-10]。

出于多种原因，侧块螺钉在颈椎后路的应用逐渐增多[8,11,12]。其优点包括侧块周围的解剖结构相对安全、椎板切除后能够增加固定、多节段固定、具备扩展结构的能力以及生物力学强度[8,13-15]。然而，侧块螺钉也存在一些缺陷，包括可损伤椎动脉和（或）神经根、侵犯关节突关节及侧块骨折[16]。一些研究表明，错误地判断螺钉的长度和路径可能是导致上述并发症的原因之一[17-20]。

CT 引导神经导航技术的引进带来了现代脊柱外科的变革，提高了手术准确性，增强了对脊柱显微解剖结构的可视化，同时减少了辐射暴露。这一技术已经在胸椎、腰椎及骨盆中成功应用[21-24]。对于颈椎，已经有多项研究评估导航植入内固定的准确性和并发症发生率[25-27]。此外，有关使用导航技术在颈椎部分成像困难区域（包括枕颈交界处、颈胸交界处和颈椎横突等方面）的报道相对较少[27-32]。在本章中，我们介绍了一种借助现代 CT 引导的神经导航技术，能够安全有效地放置颈椎后路内固定装置，包括从枕骨到下颈椎的区域。

第二节 脊柱病变的外科治疗

一、临床研究

（一）临床表现

颈椎后路导航没有绝对禁忌证。颈椎后路内固定具有多种适应证，包括因创伤、肿瘤、感染、医源性或先天性因素导致的颈椎不稳定，以及伴有颈椎退行性不稳定、畸形或后凸的多节段颈椎管狭窄等疾病。CT 图像引导下的颈椎导航通常适用于对可视化较有利的显微骨结构解剖区域。在枕颈交界区域，准确定

位枕骨隆突、椎管和椎动脉非常关键，以确保安全地进行脊柱内固定。在下颈椎和颈胸交界处，由于肩胛带上的软组织和骨性结构通常会妨碍传统透视成像，因此图像导航成为更好的选择[33]。图像引导的神经导航除了提高颈椎内固定手术的准确性和安全性外，还额外带来了更小的手术切口和软组织松解[34]。

（二）术前影像

术前影像学检查是非常重要的。需要仔细检查所有可用的高级影像，包括 CT、MRI 和颈椎 X 线片。有时，这些影像可能会显示出异常的解剖结构。例如，寰椎后桥的存在。寰椎后桥的发生率为 16.7%（4.3%~52.9%）[35]。在 C_1 螺钉固定手术中，容易将寰椎后桥误认为后弓增厚，导致椎动脉损伤的潜在危险增加。此外，C_2 及以下颈椎背侧解剖结构也可能存在高度变异性。术前影像学检查可以帮助发现闭锁或先天性骨性 C_2 椎弓根异常、下颈椎解剖标志异常及椎间孔的变异解剖结构[36,37]。这些异常解剖结构可能导致的潜在风险可通过神经导航系统在手术中小心、安全地避免。

（三）手术计划和工作流程

1. 术间布局

在我们的手术室中，使用美敦力移动 CT 扫描仪的 O 型臂和 StealthStation® 导航系统（美敦力公司，位于明尼阿波利斯，MN 开发）。通常情况下，我们将 StealthStation® 导航系统和光学跟踪摄像机放置在手术床的头侧或尾侧，以确保获得最佳的手术视野和可视化效果。我们的手术床是 Skytron 3100，带有凝胶垫；或是两侧装有手臂架的 Jackson（瑞穗 OSI®）手术床。患者处于俯卧位，其颅骨由 Mayfield® 透光头架固定。需要注意的是，不建议使用任何手术台扩展器，以免妨碍移动 CT 扫描仪的进入、闭合和成像过程。

2. 参考框架

选择理想的光学动态参考框架（dynamic reference frame，DRF）取决于颈椎手术的类型及所需的暴露程度。主要的参考框架选择包括固定在 C_2~T_1 棘突上的棘突夹和能够将 DRF 安装于枕骨附近的 Mayfield 延伸臂（图 2.1 和图 2.2）。通常情况下，DRF 被固定在 StealthStation® 光学跟踪摄像机和手术工具的工作平面之间，以确保提供最佳的不间断视线。DRF 应放置在手术工作区域之外，而摄像机则放置在患者的头侧或床尾位置。我们常规进行运动诱发电位和体感电位监测，并对所有患者进行肌电图监测。

（四）术中影像

以正中纵行切口来显露手术节段。完成显露后放置撑开器，为避免在 O 型臂扫描并配准图像后再次调整撑开器，需在扫描获取图像过程中将撑开器保留在原位置不动。然后使用 O 型臂进行图像采集（图 2.3）。整个扫描过程中，麻醉医师要使患者呼吸运动减弱并保持稳定，在图像采集完成后恢复患者正常呼吸运动节律。如果条件允许，扫描时患者呼吸潮气量至少减至基线的 30%，以减少胸廓节律运动引起的导航偏移。最后对所有导航辅助器械进行注册，并根据解剖结构进行置钉规划，选择合适的螺钉直径、长度和轨迹等（图 2.4）。

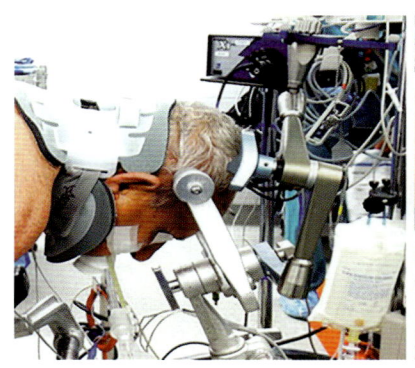 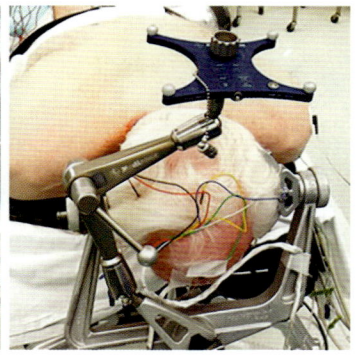 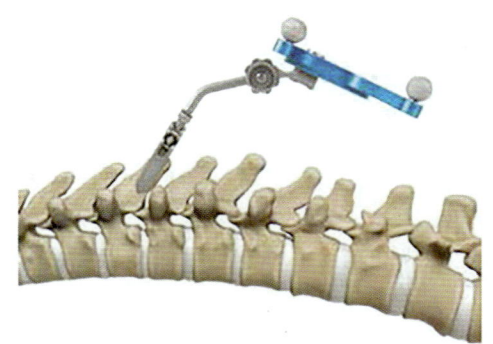

图 2.1　连接在 Mayfield 延伸臂上的光学动态参考框架　　　图 2.2　带有棘突夹的光学动态参考框架

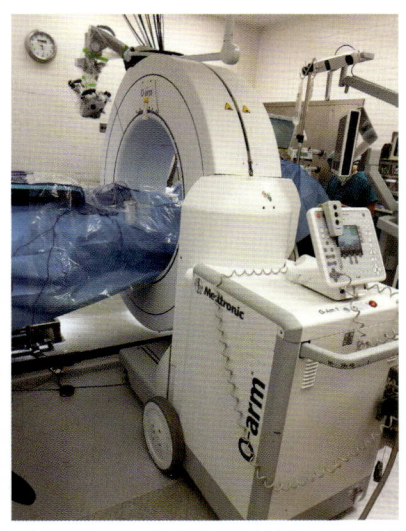 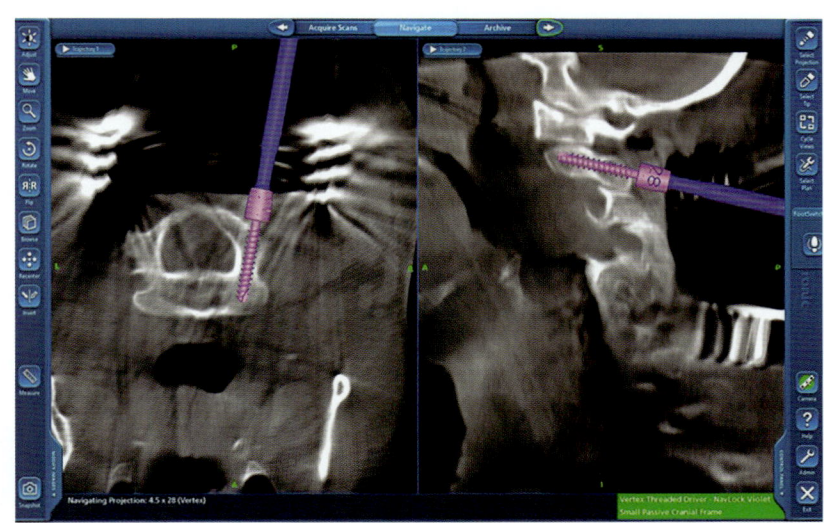

图 2.3　美敦力移动 CT 扫描仪 O-arm® 进行术中扫描成像　　　图 2.4　StealthStation® 导航系统（美敦力公司）显示置钉规划

　　导航辅助下颈椎后路螺钉置入有几种不同的方法。一般来说，临床上先用高速钻头在骨性结构表面磨出置钉点。导航辅助确认该置钉点位置是否合适并分析深部结构，以确定理想的置钉轨迹。导航系统在术中任何情况下都是良好的确认工具，对术中直视观察和触觉信息进行反馈。

　　应用导航对置钉规划进行微调，各螺钉的置钉点和置钉轨迹如下：通过触及 C_1~C_2 关节突关节的内、外侧缘，初步确定 C_1 侧块螺钉置钉点。置钉点选择在 C_1 侧块中心与后弓下缘交点处，矢状位置钉轨迹与 C_1 后弓平行，向内侧倾斜约 10°（图 2.5）。C_2 神经根在 C_1 侧块螺钉置钉点下方走行，应注意识别和保护（图 2.6）。用 2.4 mm 或 2.9 mm 钻头在置钉点处开孔，通过导航确认置钉轨迹。StealthStation® 工作站允许用户将置钉轨迹保存投影在图像上，并提供测量螺钉长度和宽度的功能。最后，使用探针确认钉道骨壁无破损，并将螺钉置入导航规划的理想钉道中（图 2.7）。

　　C_2 椎弓根螺钉置钉点位于 C_2 侧块中点，应用导航引导钻头钻至 C_2 椎弓根的松质骨钉道内。一般情况下，C_2 椎弓根螺钉置钉从 C_2~C_3 关节面上方 3~4 mm 处开始，向内侧倾斜 20°~30°，向头侧倾斜 20°~30° 进钉。在椎管内显露 C_2 椎弓根的内壁和上壁，可直接观察是否由置钉导致骨壁破损。由于椎弓根方向、大小和椎动脉解剖存在较多变异，故 C_2 椎弓根螺钉的长度和轨迹差异性较大（图 2.8）。术前必须仔细评估枕颈交界处的影像，以预测任何解剖变异。

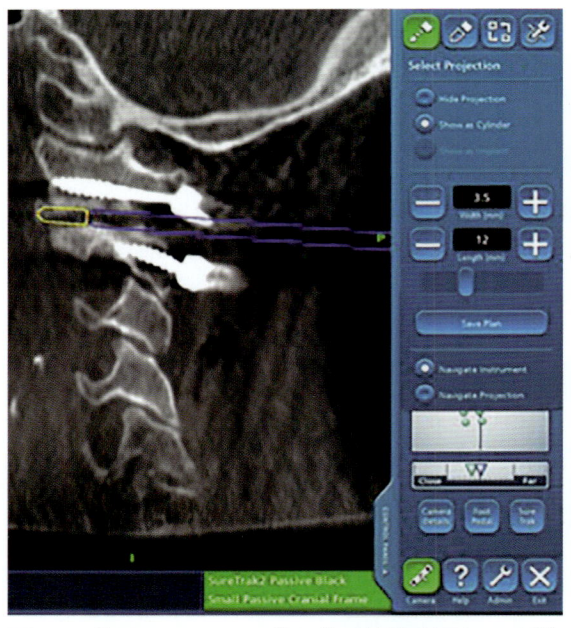

图 2.5 使用 StealthStation® 导航系统辅助置入 C_1 侧块螺钉

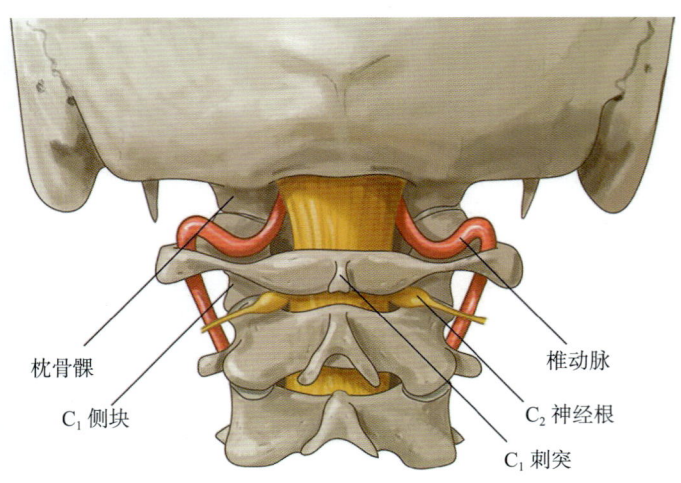

图 2.6 寰枢椎后路解剖示意图显示 C_1 侧块螺钉置钉点位于 C_2 神经根上方（摘自 Pittman JL, Bransford RJ. 颈椎手术：标准和高级手术技术。2019:201-206.）

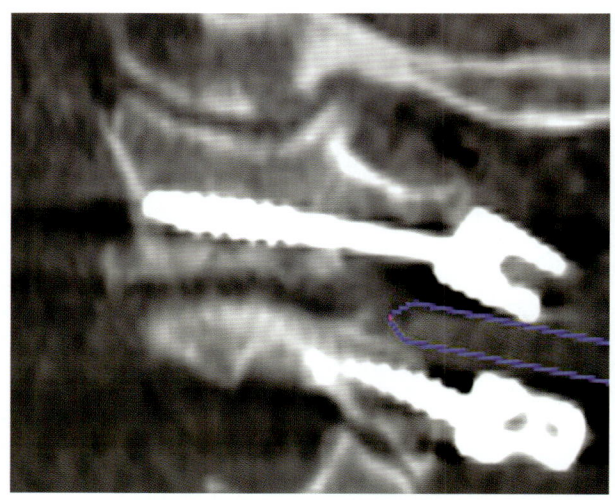

图 2.7 使用 StealthStation® 导航系统辅助置入 C_1 侧块螺钉

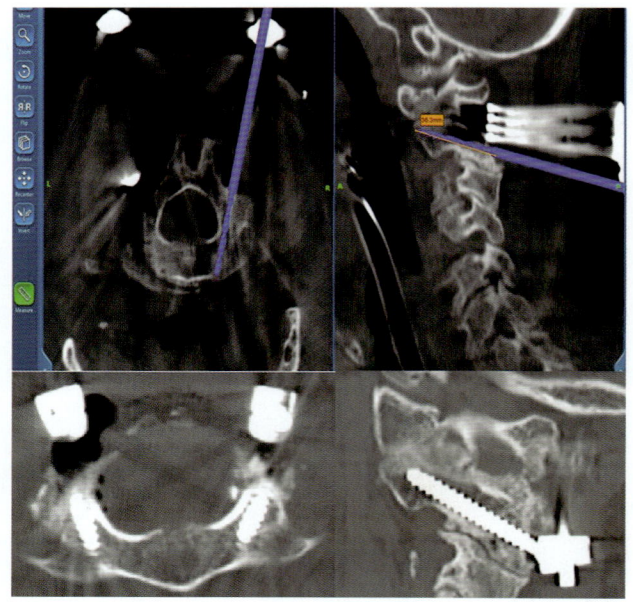

图 2.8 使用 StealthStation® 导航系统辅助置入 C_2 椎弓根螺钉

在导航引导下，还可轻松完成其他方式的 C_2 后路内固定。C_2 pars 螺钉置钉点位于 $C_2 \sim C_3$ 关节面上方 3 mm、椎板与侧块交界处外侧 3 mm 处，向内侧倾斜 10°~15°，向头侧倾斜 35° 进钉（图 2.9）。C_2

关节突螺钉从关节面上方 2~3 mm、椎板与侧块交界处外侧 3 mm 处进钉，进钉方向为对准 C_1 前结节方向内侧倾斜 10°~15°。C_2 椎板螺钉的置钉点有所偏移，其置钉倾斜度略小于 C_2 椎板相对于 C_2 椎体的倾斜度。得益于导航对深部骨性组织可视化分析的能力，所有 C_2 螺钉的置钉轨迹都能做到良好的规划，且钉尾也可规划到合适的位置以便于置入连接棒。

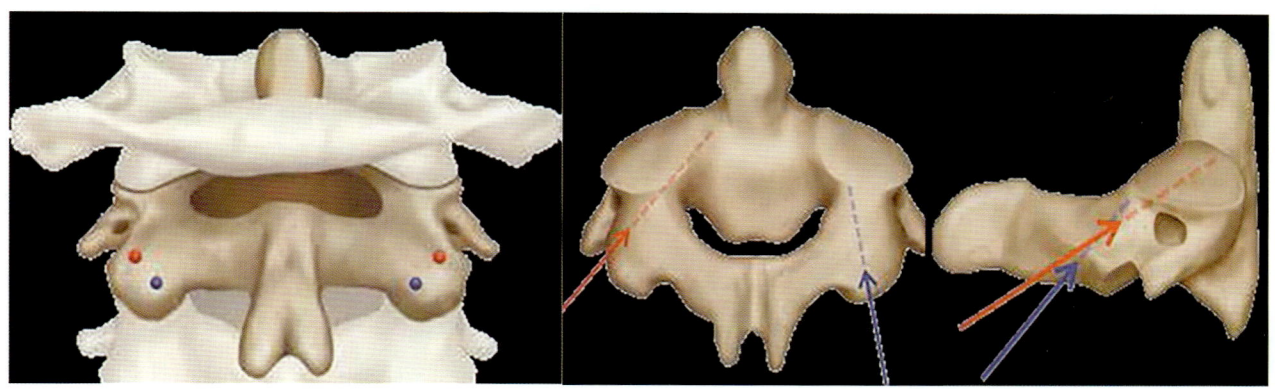

图 2.9　C_2 pars 螺钉的置钉点和置钉轨迹

从 C_3~C_7 的侧块螺钉置入采用改良的安德森技术，置钉点为侧块中心偏内侧约 1 mm，置钉轨迹平行于关节突关节面，在矢状面上倾斜约 30°[8]（图 2.10）。虽然徒手置钉和透视下置钉技术已被广泛描述及应用，但导航技术可避免螺钉破坏近端和远端关节突关节面，有益于防止邻近节段退变。此外，应用导航技术可确保所有侧块螺钉的置钉点对齐，有助于最终连接棒的置入。

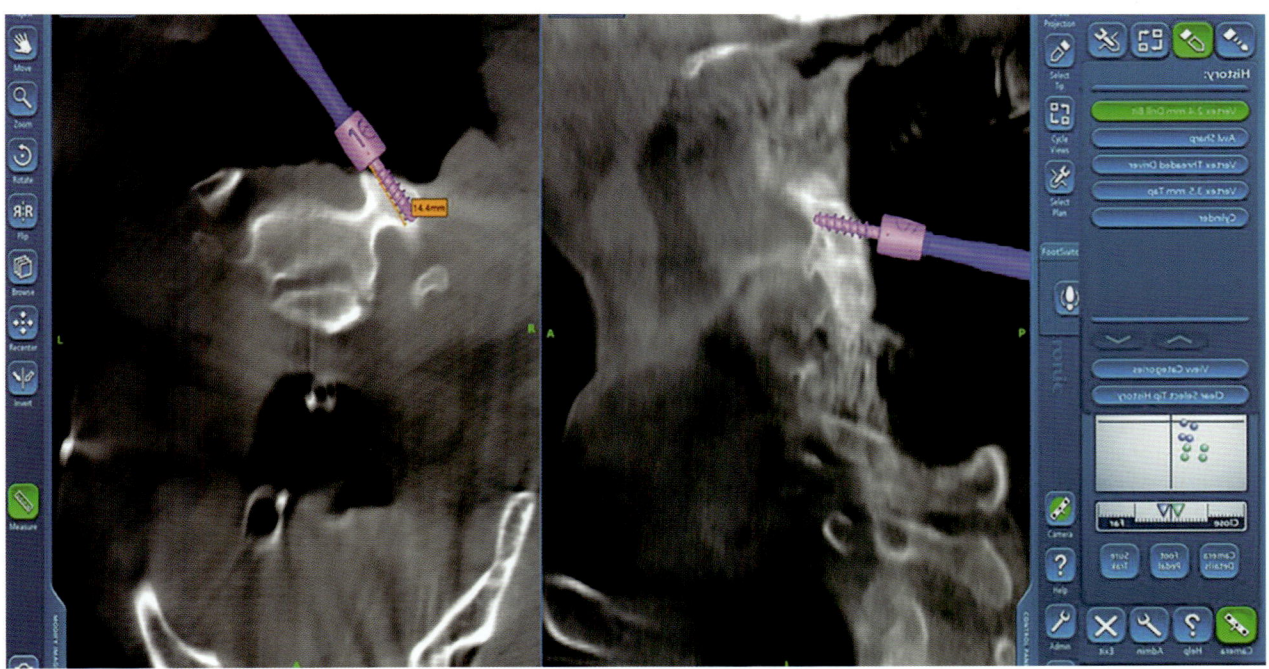

图 2.10　使用 StealthStation® 导航系统辅助置入侧块螺钉

在没有导航辅助的情况下，椎弓根螺钉并不作为C_3~C_7后路内固定的首选。随着导航技术的应用，C_3~C_7椎弓根螺钉受到越来越多的青睐，尤其是在解剖条件较好的翻修手术中[26]。此外，C_7椎弓根螺钉越来越多地被应用于颈胸交界区的固定。从C_3~C_7，椎弓根螺钉的轨迹逐渐变化，内侧倾角从25°过渡到45°，而最终理想的轴向和矢状面螺钉轨迹需要通过导航辅助来确定。

CT辅助的术中导航系统也被应用于枕骨内固定的置入。颅骨后部解剖存在较大变异。枕外隆突的位置可在直视下直观的辨别。然而，识别枕骨内部骨性结构是内固定置入的关键。应用导航系统可以简单地可视化定位枕内隆突、枕内嵴和下项线等结构。了解螺钉深度并选择枕骨最厚的部分作为内固定的附着点，可以确保枕骨螺钉和钢板最大程度置入枕骨骨性结构内。此外，了解枕骨后部最薄的区域（尤其是枕骨鳞部内侧面）有助于避免损伤其内部结构，如横窦、小脑血管或小脑。

一般来说，应用于枕颈内固定的所有器械（包括探针、高速磨钻、锥子、椎弓根探子、丝锥和进钉器在内）都要进行校准以便于导航辅助下操作。具体来说，我们首先根据标准解剖位置将导航探针放置在合适的置钉点处。将CT图像以扫描中心为基准重新格式化并进行显示，以便在轴向、矢状面和冠状面上规划适当的置钉点和置钉轨迹。导航探针放置的位置和角度是可调的，便于术中实时检查置钉轨迹。再应用导航辅助高速磨钻在置钉点处完成骨皮质磨除及钻孔，同时检查矢状面和轴向的置钉轨迹。然后，在导航下应用磨钻/锥子钻孔并确定钉道，椎弓根探子探查钉道侧壁是否破损并确定置钉深度。再应用导航辅助丝锥制备钉道，最后用导航辅助进钉器将螺钉置入理想位置。

（五）术后影像

为了减轻患者的辐射暴露，并不常规在术中进行CT扫描以确认导航辅助置钉的准确性。我们在术后会对患者进行立位X线平片检查，并在术后3个月和12个月再次进行相应的影像学复查。如果术中出现钉道侧壁破损、导航不准确、外科医师术中需要或术中神经监测出现异常变化等特殊情况，我们会采用低剂量的CT扫描以确认内固定的位置。

（六）术后康复与随访

术后应立即评估患者是否有神经功能损害的表现。此外，在患者住院及门诊随访期间，评估是否出现与螺钉位置不良有关的临床症状。除骨质疏松患者或术中发现骨质较差的患者外，内固定牢固的患者术后无须使用颈托外固定。术中常规放置引流管，并在引流量较少时拔除。所有缝合均采用连续皮下或皮内缝合并覆盖无菌敷料，术后2周内进行首次随访。

二、操作细节

每置入一枚螺钉，都需要将导航探针放在已知的解剖标志，并在直视下确认图像引导系统的准确性，从而检查导航系统的准确性。通常情况下，我们将棘突定位夹的六角形固定钉头作为参照标识，以确定导航系统的误差。如果导航系统精确度偏差超过1 mm，则需对同一区域进行再次扫描。

三、治疗的不良反应

尽管导航系统是脊柱手术中有效的辅助工具,并使外科医生和手术人员的辐射暴露量显著降低,但也增加了患者的辐射暴露量。Urbanski 等报道称接受导航辅助下椎弓根螺钉置入术治疗的患者比接受传统透视引导下椎弓根螺钉置入术治疗的患者受到的平均辐射剂量更大（1071 ± 447 mGy/cm *vs.* 391 ± 53 mGy/cm；$P < 0.001$）[38]。我们认为在某些需要多次透视评估的颈椎手术中,患者实际受到的辐射暴露量可能比导航手术更多。文献中对这一比较尚无明确结果,最好由外科医生来决定采用尽可能低辐射暴露（as low as reasonably achievable，ALARA）的技术。

四、工作流程中断

导航辅助下颈椎手术的工作流程中断会导致各种负面效应,包括外科医生的负面情绪、手术时间延长、失血量增加,甚至内固定位置不准确等。在手术室实施这项新技术时需要格外谨慎,避免出现对外科医生工作效率产生负面影响的各种干扰。这里列举了最常见的几个问题。

参考坐标相对于脊柱的位移会显著改变导航系统的准确性。发生这种情况的原因可能是患者身体受倚靠、参考坐标意外移动或软组织撑开器的调整所致。术中获取 CT 图像后,导航系统无法根据脊柱的动态变化进行调整,这是导航系统存在的一个主要问题。

参考坐标与 LED（Light-Emitting Diode）摄像头探测器之间视线受阻会对导航精度造成重大影响并导致时间延迟。无论是术区内的人员阻挡,还是血液或组织的反光造成视线受阻,均会对手术进程产生不良影响并引起导航偏差。

手术团队对脊柱导航系统掌握的熟练程度是导航辅助下颈椎手术取得成功的关键。从设备操作技师、图像成像技师到导航操作技师,每个成员都必须完全胜任图像成像、设备操作和软件操作的工作,这对避免工作流程中断至关重要。此外,手术团队和导航团队的协作对脊柱导航手术的成功实施也尤为关键。手术团队等待时间过长和导航团队经验不足,会导致手术时间延长、外科医生疲劳度增加,甚至被迫在颈椎手术中放弃这项技术的应用。

五、并发症的处理

确保参考坐标牢固地固定在稳定结构上(如完整的棘突或 Mayfield 头架),并使其位于工作区域之外,以免意外碰撞或妨碍任何器械使参考坐标移位,包括探针、高速磨钻、锥子、椎弓根探子、丝锥和进钉器。

尽量减少会导致参考坐标相对脊柱发生位移的活动。例如,倚靠在患者身上、调整或移动撑开器、改变手术床的高度或位置等。为了尽量减少呼吸时的胸廓偏移,我们还要求麻醉医师在螺钉置入的操作过程中降低患者呼吸的潮气量。

清除 DRF 和所有手持导航工具上引起反光的血液或组织,以免妨碍摄像头探测器的检测功能。

将手持导航探针放在已知的解剖标志（如棘突或关节突关节）以检查导航系统的准确性,确保它们与显示的图像相对应。如果发现导航显示的位置与真实解剖位置有任何偏差，则需重新校准导航仪器，分析坐标的移动或位移，并以较低剂量重复扫描 CT 图像。

首先置入距离参考坐标最远或最需要导航辅助置入的螺钉，因为导航的精确度会随着时间的推移及与参考坐标距离的增加而降低。置钉尽量按照朝向参考坐标移动的顺序完成。此外，随着手术的进行，由于颈椎活动性好，钻孔和置钉等操作可能会导致参考坐标相对于脊柱发生位移，从而导致投影不准确。建议经常检查导航系统准确性并重新注册手持设备。

为了优化工作流程并提高手术效率，外科医生应尽量全程留在手术室内。外科医生辅助 O 型臂的定位和移除，根据手术需要协调所有人员并重新刷手完成手术，这些都能最大限度地减少时间延误，并提高整体工作效率。

六、典型病例

（一）病例 1

患者，男，67 岁，有转移性肾细胞癌病史，伴有右侧 C_1 侧块损伤（图 2.11）。患者主诉为严重的颈部轴性疼痛和无法直立或坐立，这是由于 C_1 侧块的病理性骨折和继发性颈椎不稳所致（图 2.12）。该患者经过长期的非手术治疗过程，下一步将选择进行手术治疗。患者在 O 型臂 CT 导航技术的辅助下接受了从枕骨到 C_2 的后路脊柱固定术（图 2.13 和图 2.14）。患者术后恢复良好，未见明显的颈部或上肢疼痛症状。

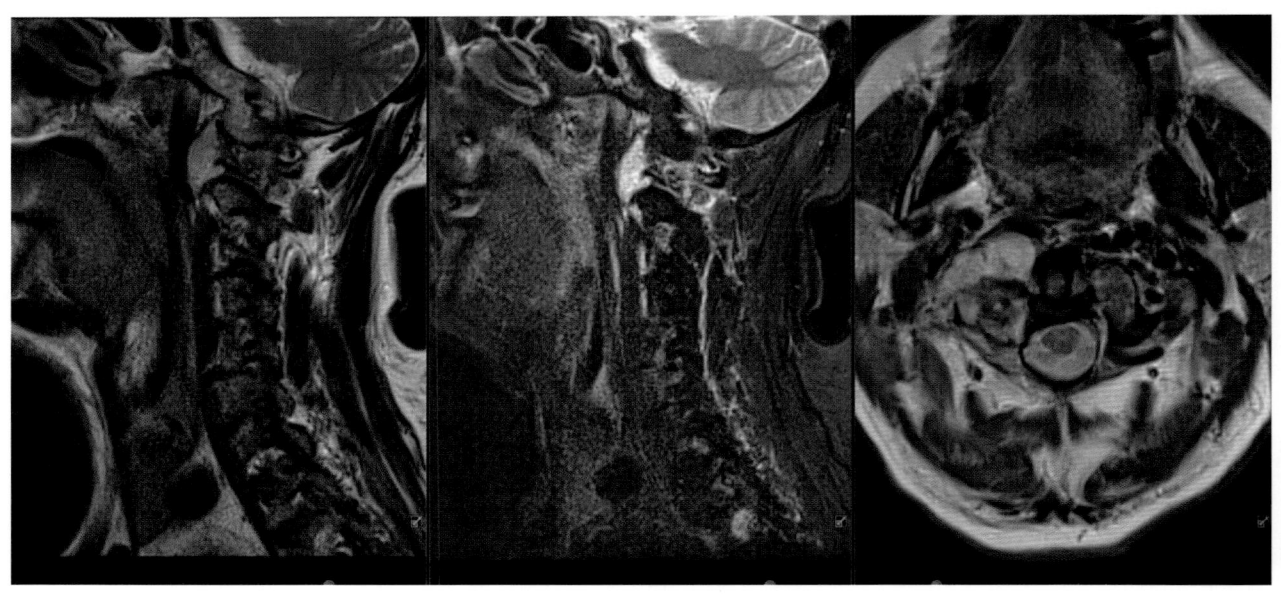

图 2.11　颈椎 MRI 显示转移性肾细胞癌导致的不稳定性 C_1 侧块病理性骨折

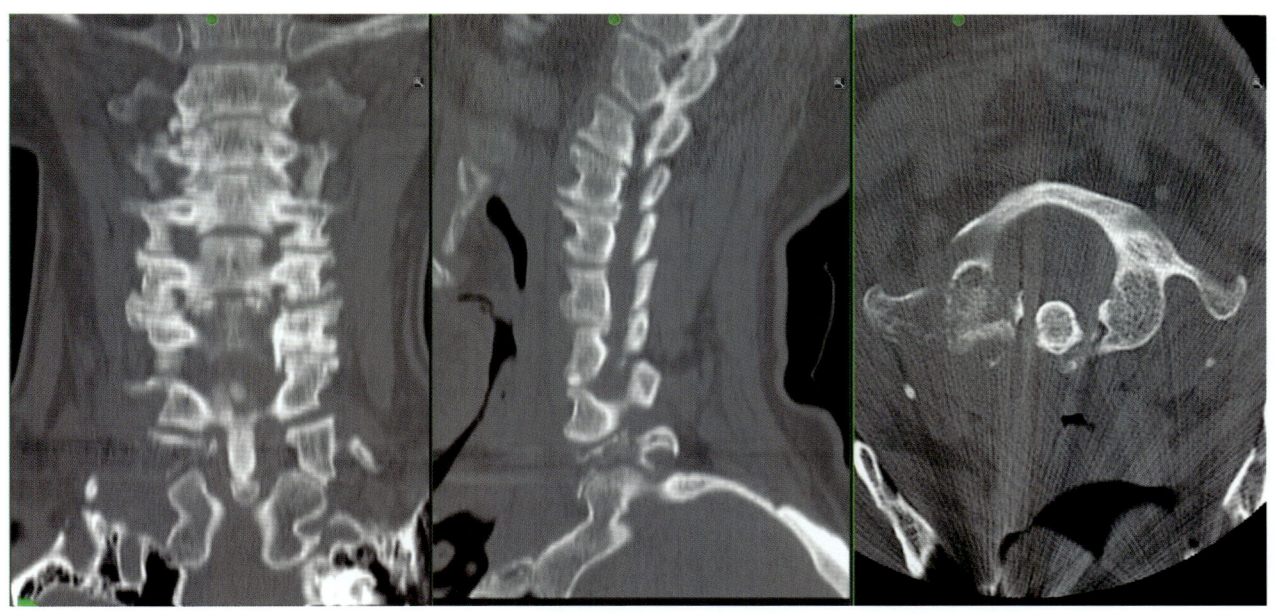

图 2.12　颈椎 CT 显示转移性肾细胞癌导致的不稳定性 C_1 侧块病理性骨折

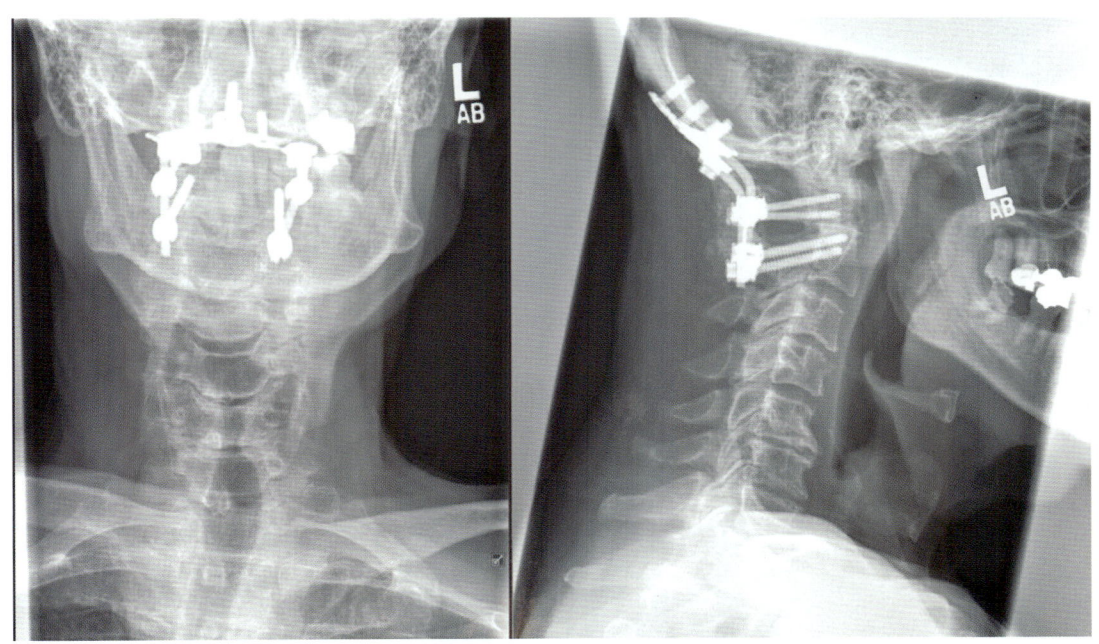

图 2.13　术后 X 线片显示枕骨至 C_2 后路固定融合术

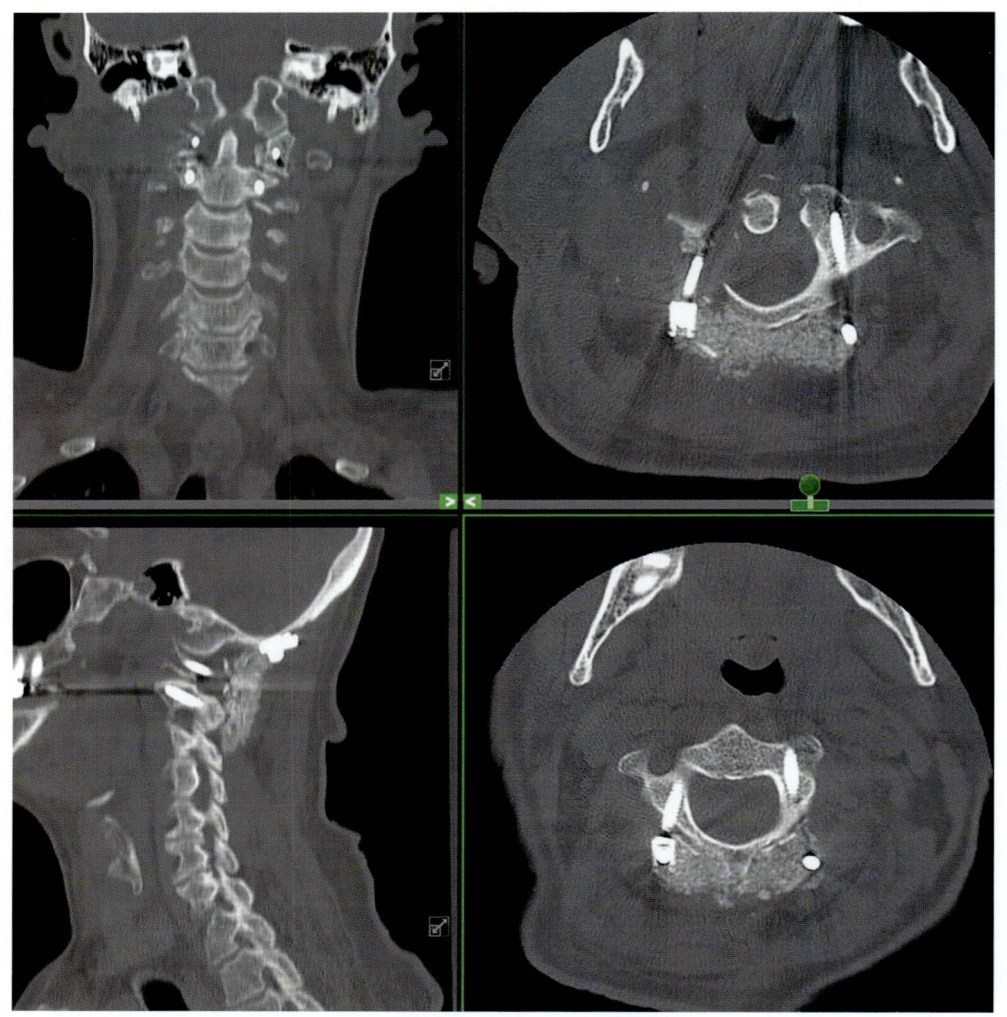

图 2.14 术后颈椎 CT 显示枕骨至 C_2 后路内固定融合和螺钉位置良好

(二) 病例 2

患者，男，89 岁，在跌倒后发生 $C_1 \sim C_2$ 骨折脱位。影像学显示 C_1 前弓骨折，C_2 Ⅱ 型齿突骨折、进行性不稳，伴 $C_1 \sim C_2$ 旋转与小关节脱位（图 2.15）。患者的 $C_1 \sim C_2$ 颈椎脱位进行了手法闭合复位，随后在 O 型臂 CT 引导下进行枕骨至 C_2 后路脊柱内固定融合术（图 2.16）。术后治疗过程顺利，恢复良好。

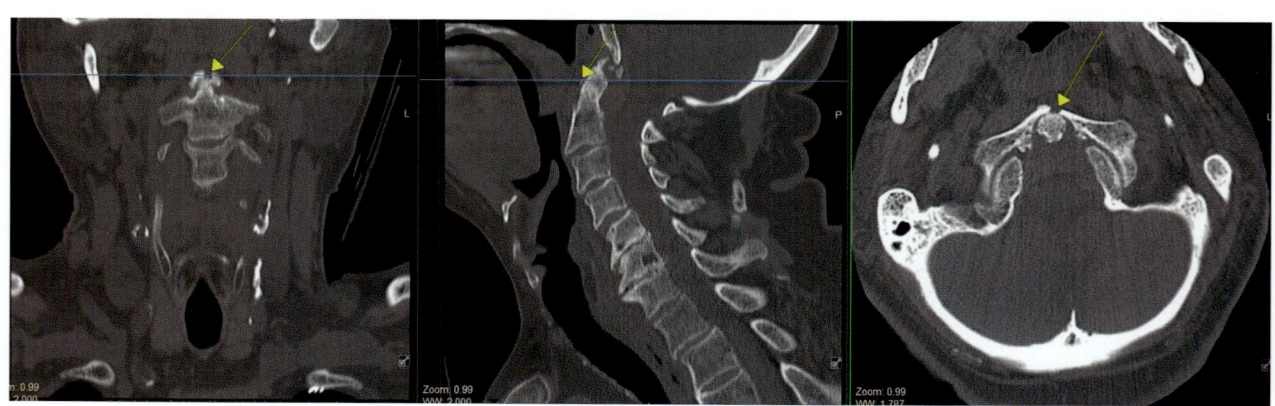

图 2.15 颈椎 CT 显示 $C_1 \sim C_2$ 骨折脱位伴 C_1 前弓骨折，C_2 Ⅱ 型齿突骨折，进行性不稳定伴 $C_1 \sim C_2$ 旋转性小关节脱位

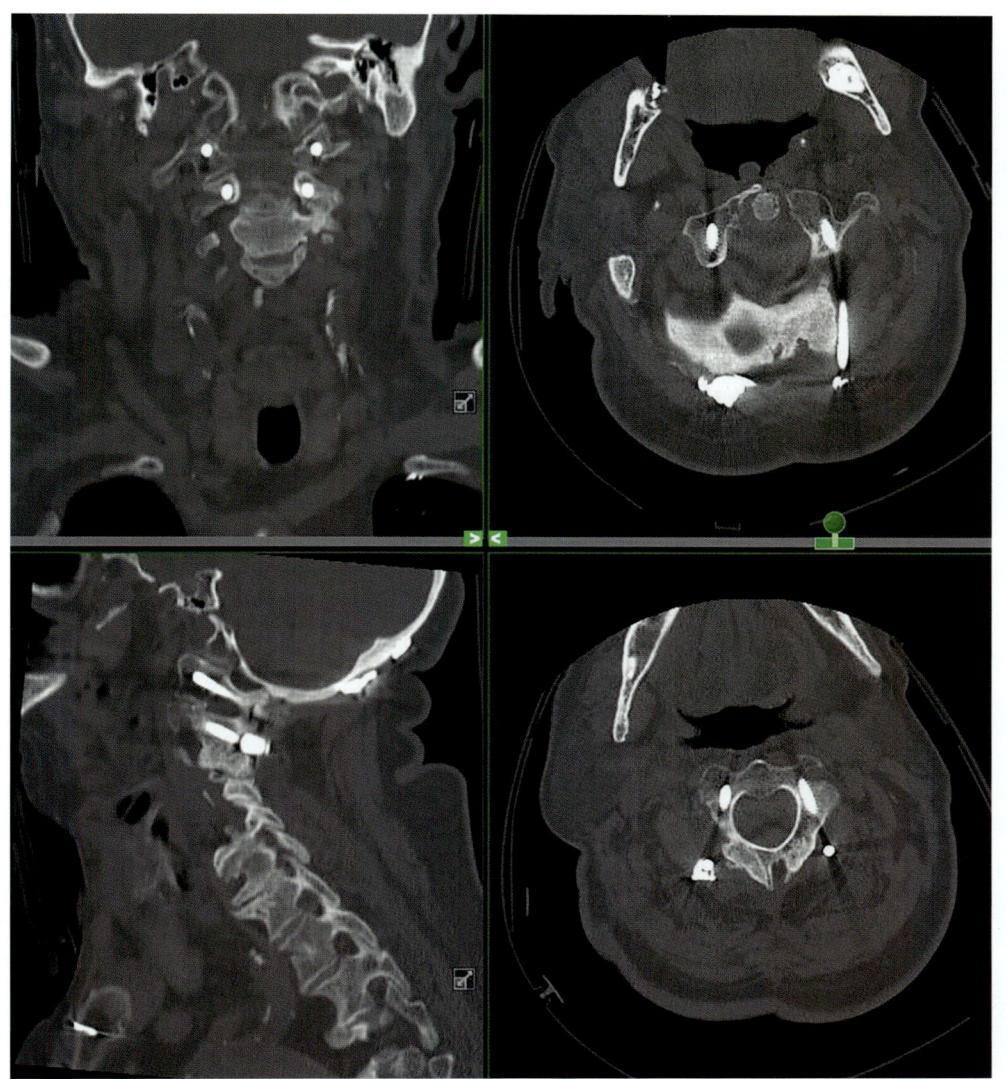

图 2.16 术后颈椎 CT 显示骨折复位，$C_1 \sim C_2$ 后路内固定融合、螺钉位置良好

（三）病例 3

患者，男，64 岁，病史复杂，既往曾行扁桃体癌放射治疗，随后发展为罕见的、发作性和痉挛性癫痫样疾病，同时伴有僵人综合征。患者存在严重的颈胸后凸畸形，最终发展为颌触胸畸形（图 2.17）。考虑到患者严重的慢性颈部疼痛，无法维持功能性水平注视，且采用非手术治疗无法得到纠正，故选择进行手术治疗干预。患者在 O 型臂 CT 引导下接受了枕骨至 T_6 后路脊柱内固定融合术，矫正了矢状面后凸畸形（图 2.18 和图 2.19）。术后，患者恢复良好，疼痛和水平注视均有显著改善。

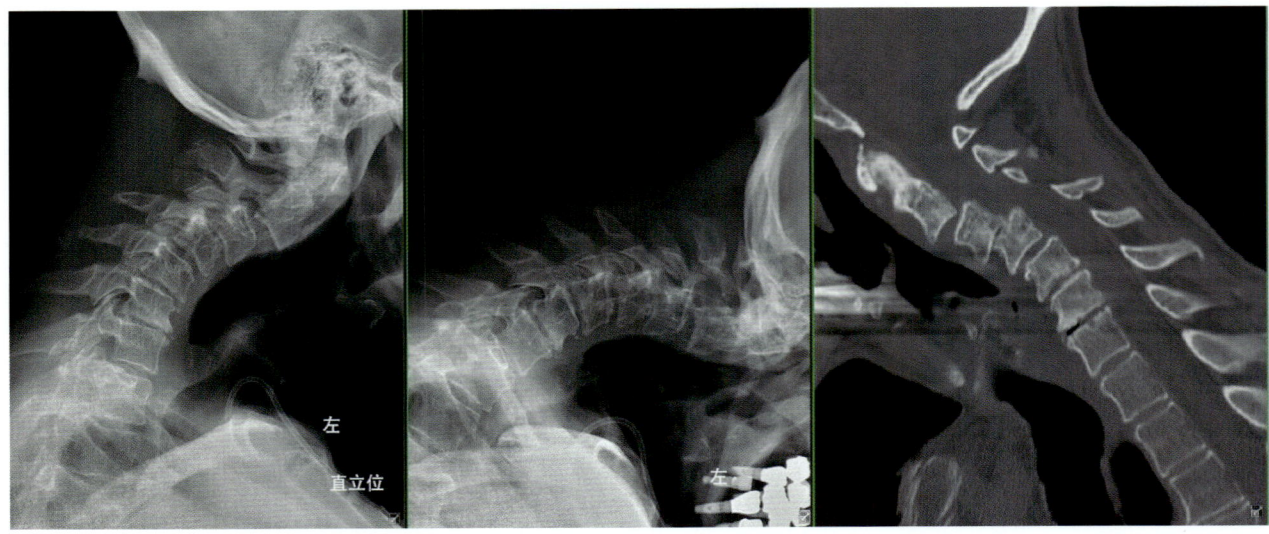

图 2.17　术前颈椎 X 线片和 CT 扫描显示多节段颈椎椎体向前滑移导致的严重颈胸后凸，在 $C_2 \sim C_3$ 处更为严重，在屈伸位上有移动

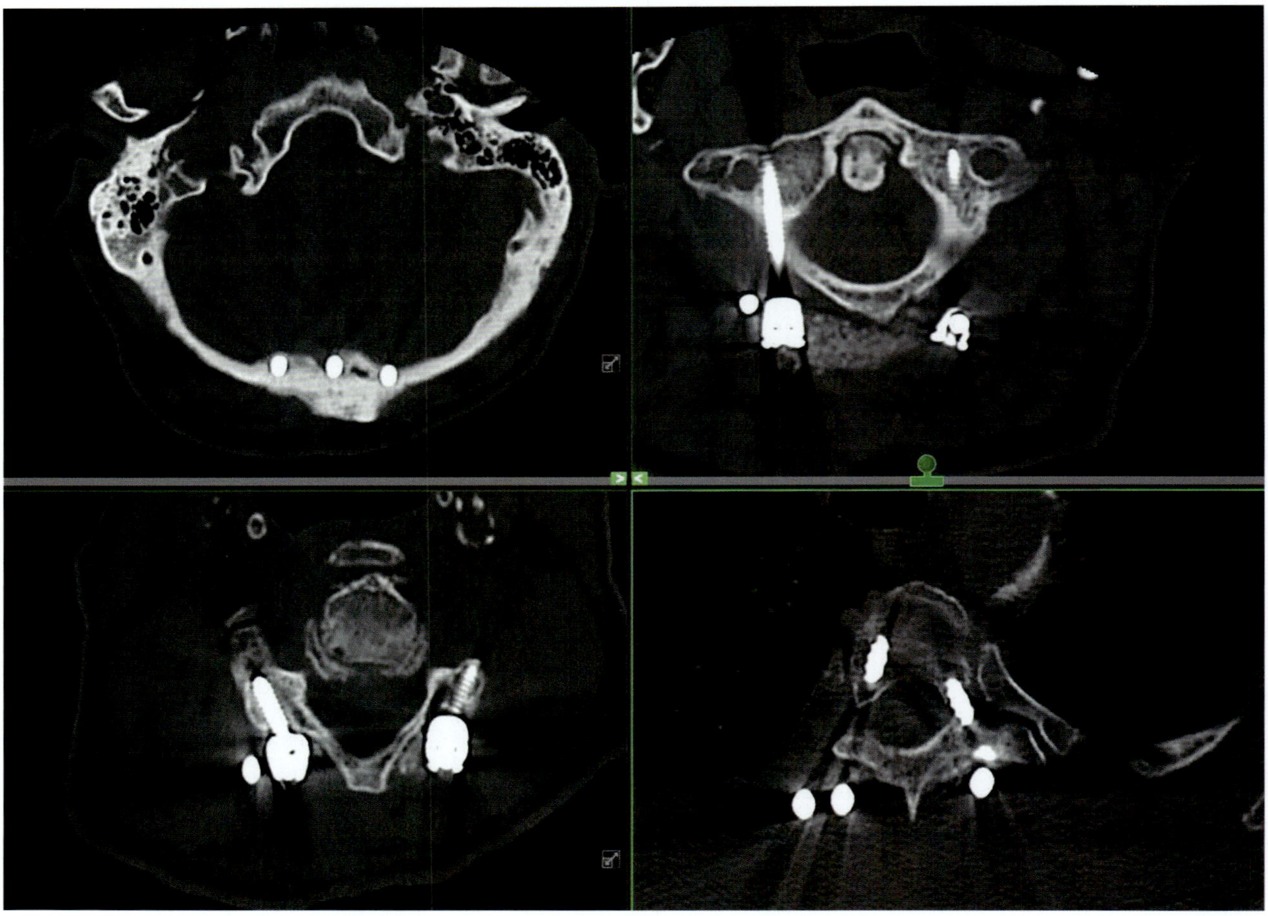

图 2.18　术后 CT 显示枕骨螺钉、C_1 侧块螺钉、下颈椎侧块螺钉和上胸椎弓根螺钉位置良好

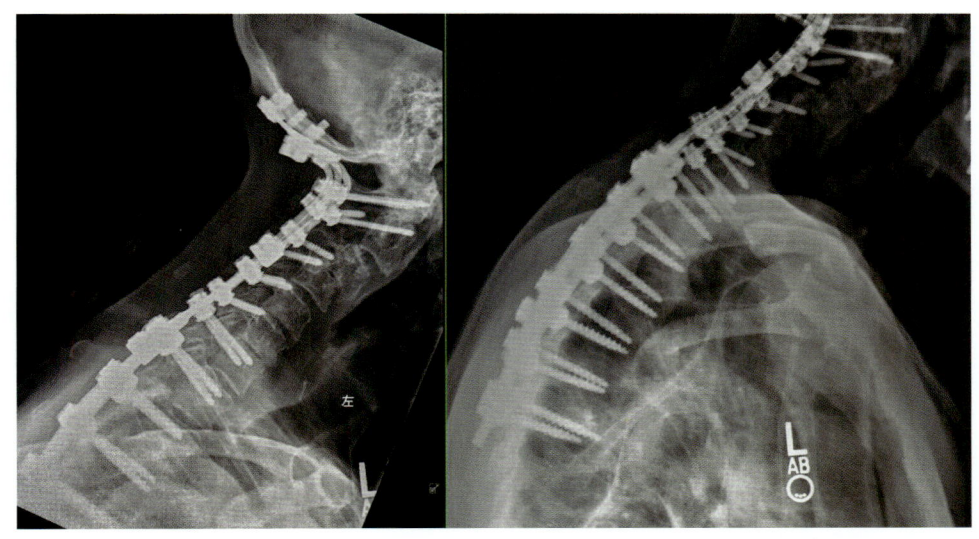

图 2.19　术后颈椎 X 线片显示枕骨至 T_6 后路内固定融合术和颈胸后凸矫正的内固定位置良好

（四）病例 4

患者，女，56 岁，有复杂的手术史，先前行 C_2~C_7 脊柱前路融合术，随后出现下方交界区退行性改变、手术部位螺钉拔出和骨折脱位，并进一步出现颈胸后凸伴不稳定，导致严重的颌触胸畸形（图 2.20）。左侧斜颈加重了该患者的畸形，并导致冠状面畸形。该患者接受了多次分阶段的手术干预，包括 Halo 架放置、牵引及后路颈椎板切除术、减压截骨术，并行前路 C_7~T_1 椎体切除术。最后阶段的手术治疗包括在 O 型臂 CT 导航引导下的 C_2~T_3 脊柱后路翻修融合术（图 2.21 和图 2.22）。手术过程顺利，患者恢复良好，疼痛情况和身体姿势均有明显改善。

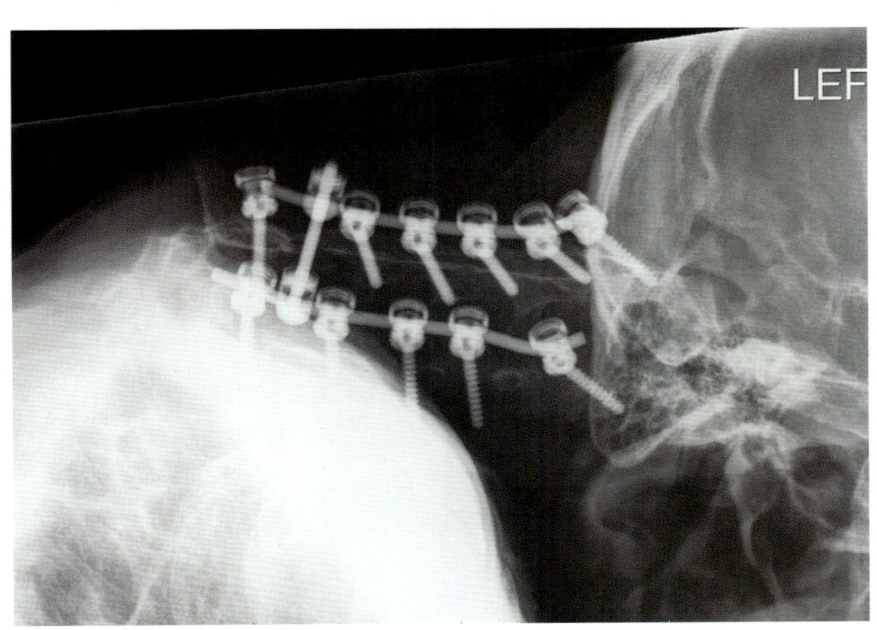

图 2.20　术前颈椎 X 线片显示严重的颈胸后凸

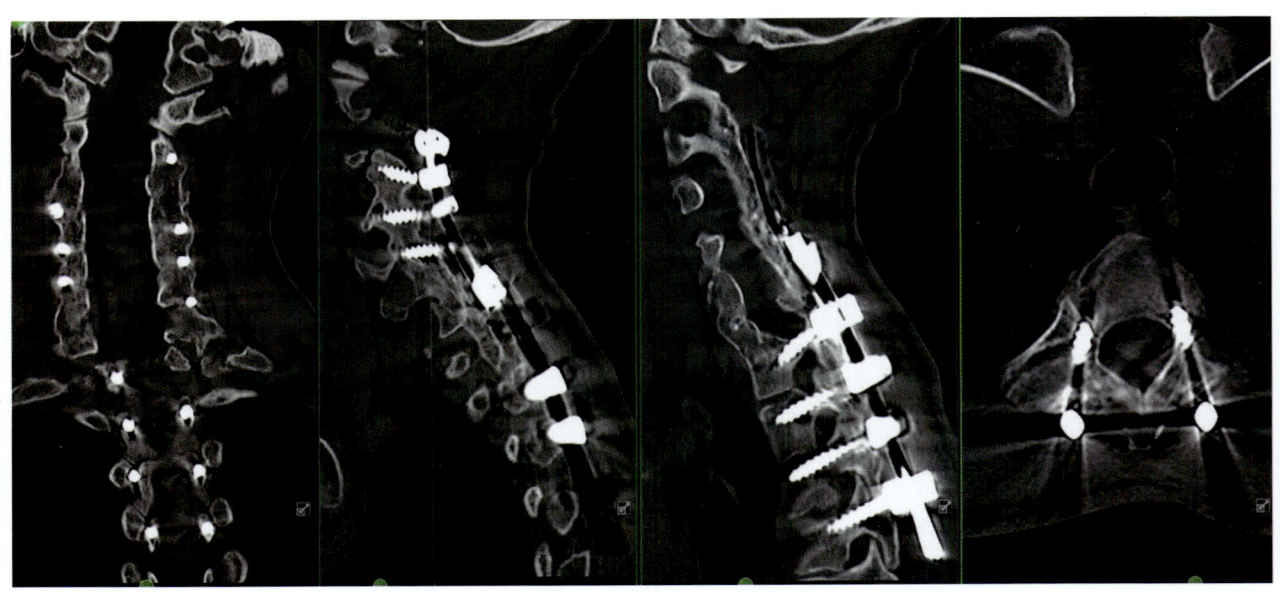

图 2.21　术后颈椎 CT 显示 $C_2 \sim T_3$ 后路内固定融合螺钉位置良好

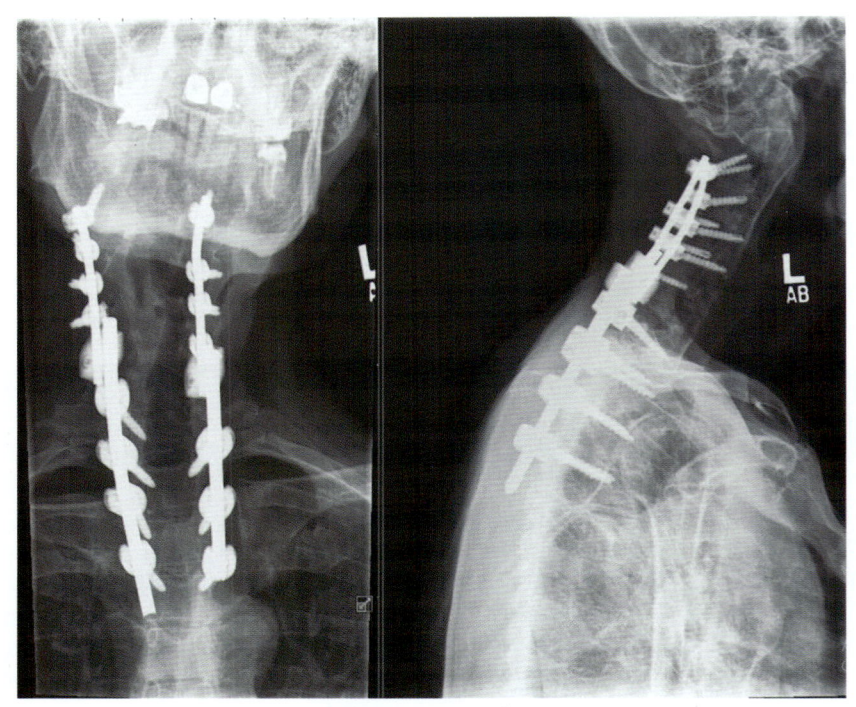

图 2.22　术后颈椎 X 线片显示 $C_2 \sim T_3$ 后路固定融合术矫正颈胸后凸

第三节　结　果

在一篇回顾性分析中，讨论了我们的经验，并提出了相关发现，涉及与 C 型臂透视引导下相比，使用美敦力 O 型臂®手术成像与 StealthStation® 导航放置侧块螺钉的准确性和并发症情况。我们评估了 83 例连续型患者（年龄 24~93 岁）。在 2008—2014 年，他们接受了首次或翻修的 C_1 经侧块、C_2 经侧块 / 椎弓根

及 C_3~C_7 经侧块内固定术，并接受了术后 CT 检查（表 2.1）。

在比较置钉长度时，将置钉情况分为单皮质置钉、双皮质置钉或穿透螺钉（螺钉穿过第二层皮质＞2 mm），O 型臂组有 69.6% 的单皮质置钉、28.2% 的双皮质和 1.8% 的穿透螺钉。透视组有 24.2% 的单皮质，69.7% 的双皮质，6.1% 的穿透螺钉。我们通过在理想情况下置钉过程中关键解剖结构的破坏来评估螺钉轨迹。横突孔（11.0% $vs.$ 2.5%；$P=0.0003$）和小关节突处（14.0% $vs.$ 3.6%；$P=0.001$）的理论偏差率明显更高。

透视组（28.8%）的总体理论置钉偏差率明显高于导航组（7.1%）。在评估侧块螺钉的生物力学最佳放置位置时，将螺钉放置在 Heller 等[18]定义的 3 个侧块区域之一称为骨内固定。与透视引导组相比，导航组在区域 2 放置的螺钉数目有明显的统计学差异（81.5% $vs.$ 65.2%；$P=0.0002$）。与 O 型臂组相比，透视组置入至 3 区（即小关节内）的生物力学不理想的螺钉比例更高（27.3% $vs.$ 6.8%；$P<0.0001$）。在 40 例 O 型臂组的患者中，1 例患者因神经根疼痛需再次手术，与螺钉置入的关系不明显。在 43 例解剖型 C 型臂组中，1 例危重患者死亡，5 例因螺钉拔出、假关节、邻近节段退变和伤口冲洗而需再次手术。

表 2.1 患者人口学统计和诊断

患者情况	透视引导	O 型臂导航
患者的人口学数据		
患者数量	43	40
年龄范围	24~93	48~92
平均年龄 ± 标准差	60±17.6	67.3±10.4
男性	39.5%	60%
诊断	病例数（%）	病例数（%）
C_1~C_2 半脱位	3（7.0）	2（5）
骨髓炎	1（2.3）	2（5）
DDD/狭窄	10（23.2）	24（60）
硬膜外脓肿	2（4.7）	0
骨折	8（18.6）	2（5）
齿状突	3（7.0）	0
假关节	12（27.9）	8（20）
节段性不稳	2（4.7）	2（5）
邻近节段疾病	1（2.3）	0
齿状突肌	1（2.3）	0

注：DDD：椎间盘退行性疾病

第四节 讨 论

自 Gallie 最初报道棘突连接技术以来，颈椎后路固定术已取得显著进展[1]。器械技术和材料的进步增加了我们对颈椎病变治疗方式的选择。侧块螺钉技术是颈椎后路固定的常用方法，被认为是除椎弓根螺钉技术之外的另一种安全选择[39,40]。尽管该技术相对安全，但侧块置入螺钉仍存在椎动脉或神经根损伤、关节突侵犯和侧块骨折的潜在风险[16]。Punyarat 等发现，即使是经验丰富的术者，在没有导航的情况下徒手置钉，仍可能有高达 23% 的 C_2 椎弓根螺钉和 11% 的 C_2 侧块螺钉出现错位[41]。Ludwig 等发现，在颈椎椎弓根螺钉精确置钉方面，导航比参考局部解剖结构更准确[42]。3 项系统综述已经阐明了神经导航在颈椎中的各种应用，提高了准确性和安全性[25,43,44]。神经导航的应用还具有提高准确性、增加脊柱解剖可视化和减少外科医生的辐射暴露等优点。

Wang 等比较了基于 CT 的导航与传统 C 型臂透视的辐射暴露，发现基于 CT 导航的总体辐射暴露减少 91.8%（$P < 0.0001$）[45]。虽然导航系统在脊柱外科手术中是一种有用的辅助工具，可以显著减少外科医生和手术人员的辐射暴露，但却增加了患者的辐射暴露。Urbanski 等报道，导航椎弓根螺钉置入的患者接受的平均辐射剂量高于传统透视引导下置钉的患者（1071 ± 447 mGy/cm *vs.* 391 ± 53 mGy/cm；$P < 0.001$）[38]。

Harel 等回顾性评估了在透视引导或导航下采用 Harm 方法治疗 C_1~C_2 螺钉固定的患者[27]。虽然他们发现导航组放置 C_1 和 C_2 螺钉的准确率更高，但无显著的统计学差异。值得注意的是，O 型臂的平均手术时间比透视组长 27 分钟（$P=0.03$）。

Kraus 等对侧块螺钉置入进行了分析，在需要融合治疗骨折的患者中比较了导航辅助（Arcadis Orbic 3D，西门子，爱尔兰根，德国）和透视引导手术的置钉准确性[46]。研究发现，就螺钉穿透骨皮质和接触关键结构的百分比而言，导航辅助侧块置钉的准确性明显高于透视引导[46]。

我们还评估了侧块螺钉相对于骨皮质的置钉位置，将其分为透过单层皮质、双层皮质和过长（穿透皮质 2 mm 以上）三种情况。有趣的是，与 O 型臂导航组相比，透视引导组的双层皮质置钉数量明显较多。这可能是由于螺钉置入技术的差异造成的。在透视引导下置入侧块螺钉时，每个孔都是用手电钻从 10 mm 处开始钻入，并用球形探针检查是否有骨质破坏。为了最大限度地获取骨质，需将手钻导向器继续向前推进 2 mm，钻孔并探查是否有骨质破坏。在球形探针探测到骨质破损的孔中，插入与导向器相同长度的螺钉。在钻孔、攻丝和置入螺钉的过程中，导航的加入提供了三维（3D）的实时轨迹，使得外科医生可以比透视引导更详细地监控螺钉的置入。因此，螺钉的长度是由导航系统上看到的情况决定的。这解释了多数导航侧块螺钉都是单皮质的原因。外科医生可以在不破坏远端皮质的情况下精确观察到螺钉的最大长度。过长的侧块螺钉会增加损伤或并发症的可能性。在回顾过长（即超出皮质 2 mm 以上）的侧块螺钉时，与导航组相比，透视引导组过长螺钉数量明显较多。

置钉轨迹被认为是导致潜在并发症的一个重要因素[17-20]。因此，对违反轨迹的情况进行分析有助于量化最佳轨迹和次优轨迹。我们的数据显示，使用导航置入侧块螺钉时，横椎孔和关节面的破损率明显较低。在导航或透视引导下，螺钉侵犯椎管和神经孔的情况没有显著差异。这可能更多归因于透视组和导航组都采用了一般的侧向放置螺钉技术，即引导螺钉喙突和外侧以避开神经。总体而言，与透视引导组相比，O型臂导航组的置钉违规率明显较低。鉴于置钉轨迹的重要性及其对潜在并发症的影响，我们认为这一发现是确立最佳置钉位置的良好标志。在翻修病例中，置钉轨迹可能更为重要，因为解剖结构往往会发生变异。

侧块螺钉的理想置钉位置是上关节突（第1区）或侧块主体（第2区）。从生物力学的角度来看，这些位置是最佳的，因为可以获得最大的置钉长度和稳固性[18]。在侧块下部（第3区）置钉是次优选择，因其骨性固定最小。我们的研究结果还显示，通过导航放置的侧块次优螺钉在统计学上显著减少。导航组在第2区放置螺钉的比例也明显增加。两组在第1区内置钉比例没有统计学差异，但有统计学意义的趋势。与轨迹的改善相同，生物力学次优螺钉置入的减少也是由于导航技术在螺钉置入时具有更好的解剖可视性。

由于瘢痕组织和被破坏的解剖结构，翻修手术通常比初次手术更具挑战性。对翻修病例的分析发现，在O型臂导航的侧块螺钉放置中，合适的置钉长度（即透过单皮质和双皮质）比例明显更高。相当大比例的螺钉在理论上未侵犯重要结构（即椎管、神经、横孔和小关节），并且位于生物力学上较为有利的区域（即第1区和第2区）。我们的研究结果表明，导航的应用在翻修手术中是有益的，因为直视操作和透视检查中的正常解剖标志经常会失真。

从最初收集数据以来，我们一直常规使用导航进行颈椎侧块螺钉置入及C_1和C_2螺钉置入。根据我们的经验，持续使用该技术可以提高置钉的准确性和效率。在颈椎手术中，对导航系统、设置和仪器不熟悉，可能会错误地评估导航准确性。对于决定采用导航技术进行颈椎手术的外科医生，建议开始即在所有连续性病例中使用，并在术中确认解剖标志，直到形成舒适和高效的工作流程。必须通过最初的学习曲线才能获得最大的准确性和明显的临床疗效。

第五节　总　结

导航下枕骨和颈椎置钉是一项安全、准确、有效的技术进步。持续使用导航辅助置钉使脊柱外科医生能够准确地按照理想的内固定轨迹进行置钉，从而降低对神经或血管结构的潜在损伤。此外，在我们的研究中，导航引导下螺钉置入到最佳生物力学位置的比例也有所增加。与传统的透视引导相比，优越的成像质量和深部骨解剖的3D视图使导航在初次和翻修手术中成为理想的选择。我们建议在定位枕骨和颈椎之前就使用脊柱导航。一旦使用，其可以作为解剖可视化的优秀辅助工具，并为患者和脊柱外科医生提供安全的临床效果。

声明：原作者提示，与文中提到个商无利益关系。

参考文献

1. Gallie WE. Skeletal traction in the treatment of fractures and dislocations of the cervical spine. Ann Surg. 1937;106(4):770–776. https://doi.org/10.1097/00000658-193710000-00026.
2. Aldrich EF, Crow WN, Weber PB, et al. Use of MR imaging-compatible Halifax interlaminar clamps for posterior cervical fusion. J Neurol Surg. 1991;74(2):185–189.https://doi.org/10.3171/jns.1991.74.2.0185.
3. Statham P, O'Sullivan M, Russell T. The Halifax interlaminar clamp for posterior cervical fusion: initial experience in the United Kingdom. Neurosurgery. 1993;32(3):396–398.discussion 398. https://doi.org/10.1227/00006123-199303000-00009.
4. Abumi K, Itoh H, Taneichi H, et al. Transpedicular screw fixation for traumatic lesions of the middle and lower cervical spine: description of the techniques and preliminary report. J Spinal Disord. 1994;7(1):19–28. https://doi.org/10.1097/00002517-199407010-00003.
5. Abumi K, Kaneda K. Pedicle screw fixation for nontraumatic lesions of the cervical spine. Spine. 1997;22(16):1853–1863.https://doi.org/10.1097/00007632-199708150-00010.
6. Roy-Camille R, Gaillant G, Bertreaux D. Early management of spinal injuries. In: McKibben B, ed. Recent Advances in Orthopedics. Edinburgh: Churchill Livingstone; 1979:57–87.
7. Roy-Camille R, Sailant G, Mazel C, eds Internal fixation of the unstable cervical spine by a posterior osteosynthesis with plates and screws. In: Sherk H, Dunn H, Eismont F, et al., eds. The Cervical Spine. 2nd ed. Philadelphia: JB Lippincott Publishers; 1989:390–404.
8. Anderson PA, Henley MB, Grady MS, et al. Posterior cervical arthrodesis with AO reconstruction plates and bone graft. Spine. 1991;16(3 suppl):S72–S79.https://doi.org/10.1097/00007632-199103001-00012.
9. An HS, Gordin R, Renner K. Anatomic considerations for plate-screw fixation of the cervical spine. Spine. 1991;16(10 suppl):S548–S551. https://doi.org/10.1097/00007632-199110001-00019.
10. Jeanneret B, Magerl F, Ward EH, et al. Posterior stabilization of the cervical spine with hook plates. Spine.1991;16(3 suppl):S56–S63. https://doi.org/10.1097/00007 632-199103001-00010.
11. Cooper PR, Cohen A, Rosiello A, et al. Posterior stabilization of cervical spine fractures and subluxations using plates and screws. Neurosurgery. 1988;23(3):300–306.https://doi.org/10.1227/00006123-198809000-00003.
12. Swank ML, Sutterlin CE, Bossons CR, et al. Rigid internal fixation with lateral mass plates in multilevel anterior and posterior reconstructionof the cervical spine. Spine. 1997;22(3):274–282. https://doi.org/10.1097/00007632-199702010-00009.
13. Errico T, Uhl R, Cooper P, et al. Pullout strength comparison of two methods of orienting screw insertion in the lateral masses of the bovine cervical spine. J Spinal Disord. 1992;5(4):459–463. https://doi.org/10.1097/00002517-199212000-00011.
14. Shapiro S, Snyder W, Kaufman K, et al. Outcome of 51 cases of unilateral locked cervical facets: interspinous braided cable for lateral mass plate fusion compared with interspinous wire and facet wiring with iliac crest. J Neurol Surg. 1999;91(1 suppl):19–24. https://doi.org/10.3171/spi.1999.91.1.0019.
15. Ulrich C, Arand M, Nothwang J. Internal fixation on the lower cervical spine—biomechanics and clinical practice of procedures and implants. Eur Spine J. 2001;10(2):88–100.https://doi.org/10.1007/s005860000233.
16. Heller JG, Silcox DH, Sutterlin CE. Complications of posterior cervical plating. Spine. 1995;20(22):2442–2448. https://doi.org/10.1097/00007632-199511001-00013.
17. Ebraheim NA, Klausner T, Xu R, et al. Safe lateral-mass screw lengths in the Roy-Camille and Magerl techniques. An anatomic study. Spine. 1998;23(16):1739–1742.https://doi.org/10.1097/00007632-199808150-00006.
18. Heller JG, Carlson GD, Abitbol JJ, et al. Anatomic comparison of the Roy-Camille and Magerl techniques for screw placement in the lower cervical spine. Spine. 1991;16(10 suppl):S552–S557. https://doi.

org/10.1097/00007632-1991 10001-00020.

19. Barrey C, Mertens P, Jund J, et al. Quantitative anatomic evaluation of cervical lateral mass fixation with a comparison of the Roy-Camille and the Magerl screw techniques. Spine. 2005;30(6):E140–E147. https://doi.org/10.1097/01.brs.0000155416.35234.a3.

20. Seybold EA, Baker JA, Criscitiello AA, et al. Characteristics of unicortical and bicortical lateral mass screws in the cervical spine. Spine.1999;24(22):2397–2403. https://doi.org/10.1097/00007632-199911150-00018.

21. Yson SC, Sembrano JN, Sanders PC, et al. Comparison of cranial facet joint violation rates between open and percutaneous pedicle screw placement using intraoperative 3-D CT (O-arm) computer navigation.Spine. 2013;38(4):E251–E258. https://doi.org/10.1097/BRS.0b013e31827ecbf1.

22. Jeswani S, Drazin D, Hsieh JC, et al. Instrumenting the small thoracic pedicle: the role of intraoperative computed tomography image-guided surgery. Neurosurg Focus. 2014;36(3):E6.https://doi.org/10.3171/2014.1.FOCUS13527.

23. Hsieh JC, Drazin D, Firempong AO, et al. Accuracy of intraoperative computed tomography image-guided surgery inplacing pedicle and pelvic screws for primary versus revision spine surgery. Neurosurg Focus. 2014;36(3):E2. https://doi.org/10.3171/2014.1.FOCUS13525.

24. Kim TT, Drazin D, Shweikeh F, et al.Clinical and radiographic outcomes of minimally invasive percutaneous pedicle screw placement with intraoperative CT (O-arm) image guidance navigation. Neurosurg Focus. 2014;36(3):E1.https://doi.org/10.3171/2014.1.FOCUS13531.

25. Tjardes T, Shafizadeh S, Rixen D, et al. Image-guided spine surgery: state of the art and future directions.Eur Spine J. 2010;19(1):25–45. https://doi.org/10.1007/s00586-009-1091-9.

26. Chachan S, Bin Abd Razak HR, Loo WL, et al. Cervical pedicle screw instrumentation is more reliable with O-arm-based 3D navigation: analysis of cervical pedicle screw placement accuracy with O-arm-based 3D navigation. Eur Spine J. 2018;27(11):2729–2736. https://doi.org/10.1007/s00586-018-5585-1.

27. Harel R, Nulman M, Knoller N. Intraoperative imaging and navigation for C1–C2 posterior fusion. Surg Neurol Int.2019;10:149. https://doi.org/10.25259/SNI_340_2019.

28. Guppy KH, Chakrabarti I, Banerjee A. The use of intraoperative navigation for complex upper cervical spine surgery. Neurosurg Focus. 2014;36(3):E5. https://doi.org/10.3171/2014.1.FOCUS13514.

29. Richter M, Mattes T, Cakir B. Computer-assisted posterior instrumentation of the cervical and cervico-thoracic spine.Eur Spine J. 2004;13(1):50–59. https://doi.org/10.1007/s00586-003-0604-1.

30. Rajasekaran S, Kanna PR, Shetty TA. Intra-operative computer navigation guided cervical pedicle screw insertion in thirty-three complex cervical spine deformities. J Craniovertebr Junction Spine. 2010;1(1):38–43. https://doi.org/10.4103/0974-8237.65480.

31. Theologis AA, Burch S. Safety and efficacy of reconstruction of complex cervical spine pathology using pedicle screws inserted with stealth navigation and 3D image-guided (O-Arm) technology. Spine (Phila Pa 1976). 2015;40(18):1397–1406.https://doi.org/10.1097/BRS.0000000000001026.

32. Verma R, Krishan S, Haendlmayer K, et al. Functional outcome of computer-assisted spinal pedicle screw placement: a systematic review and meta-analysis of 23 studies including 5,992 pedicle screws. Eur Spine J. 2010;19(3):370–375. https://doi.org/10.1007/s00586-009-1258-4.

33. Djurasovic M, Dimar JR, Glassman SD, et al. A prospective analysis of intraoperative electromyographic monitoring of posterior cervical screw fixation. J Spinal Disord Tech. 2005;18(6):515–518. https://doi.org/10.1097/01.bsd.0000173315.06025.c6.

34. Schlenzka D, Laine T, Lund T. Computer-assisted spine surgery. Eur Spine J. 2000;9(suppl 1):S57–S64. https://doi.org/10.1007/pl00010023.

35. Zhang XL, Huang DG, Wang XD, et al. The feasibility of inserting a C1 pedicle screw in patients with ponticulus

posticus: a retrospective analysis of eleven patients. Eur Spine J. 2017;26(4):1058–1063. https://doi.org/10.1007/s00586-016-4589-y.

36. Sioutas G, Kapetanakis S. Clinical anatomy and clinical significance of the cervical intervertebral foramen: a review.Folia Morphol. 2016;75(2):143–148. https://doi.org/10.5603/FM.a2015.0096.
37. Karaikovic EE, Daubs MD, Madsen RW, et al. Morphologic characteristics of human cervical pedicles. Spine. 1997;22(5):493–500. https://doi.org/10.1097/00007632-199703010-00005.
38. Urbanski W, Jurasz W, Wolanczyk M, et al. Increased radiation but no benefits in pedicle screw accuracy with navigation versus a freehand technique in scoliosis surgery.Clin Orthop Relat Res. 2018;476(5):1020–1027. https://doi.org/10.1007/s11999.0000000000000204.
39. Katonis P, Papadakis SA, Galanakos S, et al. Lateral mass screw complications: analysis of 1662 screws. J Spinal Disord Tech. 2011;24(7):415–420. https://doi.org/10.1097/BSD.0b013e3182024c06.
40. Sekhon LH. Posterior cervical lateral mass screw fixation: analysis of 1026 consecutive screws in 143 patients.J Spinal Disord Tech. 2005;18(4):297–303. https://doi.org/10.1097/01.bsd.0000166640.23448.09.
41. Punyarat P, Buchowski JM, Klawson BT, et al. Freehand technique for C2 pedicle and pars screw placement: is it safe? Spine J.2018;18(7):1197–1203. https://doi.org/10.1016/j.spinee.2017.11.010.
42. Ludwig SC, Kramer DL, Balderston RA, et al. Placement of pedicle screws in the human cadaveric cervical spine: comparative accuracy of three techniques. Spine. 2000;25(13):1655–1667. https://doi.org/10.1097/00007632-200007010-00009.
43. Tian NF, Huang QS, Zhou P, et al. Pedicle screw insertion accuracy with different assisted methods: a systematic review and meta-analysis of comparative studies. Eur Spine J. 2011;20(6):846–859. https://doi.org/10.1007/s00586-010-1577-5.
44. Mason A, Paulsen R, Babuska JM, et al. The accuracy of pedicle screw placement using intraoperative image guidance systems. J Neurosurg Spine. 2014;20(2):196–203. https://doi.org/10.3171/2013.11.SPINE13413.
45. Wang TY, Hamouda F, Sankey et al. Computer-assisted instrument navigation versus conventional C-arm fluoroscopy for surgical nstrumentation: accuracy, radiation time, and radiation exposure. AJR Am J Roentgenol. 2019;213(3):651–658.https://doi.org/10.2214/AJR.18.20788.
46. Kraus M, von dem Berge S, Perl M, Krischak G, Weckbach S. Accuracy of screw placement and radiation dose in navigated dorsal instrumentation of the cervical spine: a prospective cohort study. Int J Med Robot Comput Assist Surg.2014;10(2):223–229. https://doi.org/10.1002/rcs.1555.

第三章 导航在脊柱创伤手术中的应用

Joaquin Q. Camara, Adetokunbo 'Toki' Oyelese 著

冯子鹤 译

韩超凡 海涌 校

第一节 技术介绍

一、临床实践和诊疗标准

我们正处在这样一个新技术时代：图像导航系统及最先进的手术器械、机器人技术和机器学习／神经网络及调节技术为神经外科手术创造新的可能。这使得患者在临床体验、疾病诊疗和转归等方面有了诸多变化和进步。脊柱外科手术高度依赖于手术设备、生物制剂及成像技术，所以这些因素对脊柱外科有重要影响。目前，医生可以利用新型工具进行更为微创的脊柱手术，如视频辅助下的内镜手术以及完全依靠计算机辅助导航（computer assisted navigation，CAN）进行的微创脊柱手术（minimally invasive spine surgery，MISS）。这些技术的有机结合，可以使脊柱肿瘤、脊柱退变、脊柱畸形、脊柱微创和脊柱创伤的手术，有了不断的突破。

虽然传统的术中成像工具（如X线成像、C型臂透视、双平面透视）仍然是脊柱外科手术的主流，但诸如3D透视、锥形束CT、实时配准和术中CT（intraoperative CT，iCT）/MRI等新兴技术，使新一代脊柱外科医生可以更安全、准确地置入内固定及对复杂解剖结构更好地实时定位。上述新技术还产生了其他益处。例如，降低了医生、手术相关工作人员及患者在术中的射线暴露。然而，这些新技术也有其局限性，使其无法完全取代传统手术中成像技术在脊柱外科手术中的应用（如前所述）。新技术所面对的挑战之一是合理有效地使用之前所经历的一个陡峭学习曲线。与所有新事物的发展规律一样，在全面采用新技术之前，我们需要考虑相关的初期成本投入，即对患者的治疗效果和长期的成本效益进行关键性的分析。对于脊柱创伤手术而言，其更多受益于新技术的发展，因此我们需要从这些技术的局限性中深入学习，以便于脊柱外科医生更好地应用这些新技术。

二、结果

在过去的10年中，从疾病诊断的影像学到脊髓损伤的治疗，脊柱创伤患者的临床管理已经取得了飞速的进展。计算机辅助导航技术是脊柱外科手术中最具革命性的辅助技术之一，它通过依赖术中X线成像[如3D X线、CT和（或）MRI]和配准点，实现了术中的实时反馈。研究已经证明，计算机辅助导航技术在椎弓根螺钉的置入过程中相比于徒手操作具有更高的准确性[1]。在Kakarla等的病例报道中，他

们对 6 例伴有不稳定脊柱骨折的脊柱外伤患者进行了导航下经皮胸椎椎弓根螺钉置入术[2]。在总共置入的 37 枚椎弓根螺钉中，16% 的螺钉皮质破裂 < 2 mm，而仅 3% 的螺钉皮质破裂 > 2 mm。值得注意的是，该研究中未发现神经相关并发症，也没有需术后翻修的病例。无论是多项择期手术还是脊柱创伤手术的研究中，都证明了计算机辅助导航技术在椎弓根螺钉的置入过程中的准确性和安全性，以及其减少了因螺钉位置不佳而需要进行翻修手术的可能性。

其他脊柱创伤手术方法（如经皮微创脊柱手术技术）可以通过减少软组织的损伤进而避免传统开放手术的风险，从而改善患者术后的恢复，这也缩短了术后的康复和住院时间[3]。此外，这种技术还可以降低术中的失血量，这对于开放性创伤患者来说尤其重要，因为这类病例在手术过程中常会出现大量失血，且由于多系统并发症而使情况变得更加复杂。对于这类患者，经皮计算机辅助导航技术提供了一个重要的替代方案。另外，对于由于损伤和（或）预先干预使解剖位置发生了变化的患者，可以借助导航技术进行实时反馈和畸形矫正评估。尽管目前越来越多的研究证据开始支持经皮微创脊柱手术技术在治疗退行性疾病中的应用，但相比之下，该技术在创伤患者中应用的证据还不够充分[4]。

尽管最初人们认为手术时长可能是计算机辅助导航技术的一个劣势，但如今这种担忧已经得到了缓解。的确，外科医生和手术室工作人员在初期都需要一段适应和学习时间。然而，随着这项技术在某些医疗中心和机构的逐渐普及，研究表明手术时长实际上并未增加，甚至有所缩短。例如，Lang 等使用术中 3D 透视导航进行 $C_2 \sim C_3$ 椎弓根螺钉固定术治疗 Hangman 骨折的研究显示，采用计算机辅助导航技术并不会延长手术时间（微创组 134.2 ± 8.0 分钟 vs. 开放组 139.3 ± 25.8 分钟，$P > 0.01$）[5]。为了解决手术时长的问题，Navarro-Ramirez 等已经采用了微创脊柱手术全导航系统，并开发了新的算法来优化手术流程，多数情况下完全避免了术中的透视检查[6]。他们的八步全导航手术流程就是一个很好的例子。这个例子表明，即使在处理脊柱创伤的病例中，相比于开放手术，全导航系统在计算机辅助导航技术的辅助下也能有效地缩短手术时长。

除了能缩短手术时间外，使用计算机辅助导航技术还能显著降低患者和医护人员的辐射暴露[7,8]。随着对辐射危害认识的深入，外科医生、手术室工作人员及医院管理人员正在改变手术室的管理方式，以使其对所有相关人员更为安全。一般来说，脊柱外科医生接受的辐射剂量通常是其他骨科亚专科医生（如髋关节外科医生）的 50 倍[9]。这是由于脊柱的复杂解剖结构、术中缺乏明显的解剖标记，以及脊柱手术的复杂性所导致的（脊柱微创手术、肿瘤手术和创伤手术都需要依赖术中透视）。因此，所有的脊柱外科医生都会受到相对于其他骨科亚专科医生更高剂量的辐射。计算机辅助导航技术的特性在于能够帮助降低这种影响，因为其不依赖于同样的辐射剂量，同时还具有实时 3D 视觉体验的优点。

第二节　脊柱病变的外科治疗

一、临床案例 1

(一) 病史及临床表现

患者，男，80岁，既往有高血压和骨质疏松病史，住院前1个月站立过程中跌倒。CT 显示 T_{12} 轻度压缩性骨折，考虑到其影像学特征及主诉中轻微背部疼痛，患者采用支具保守治疗（图 3.1A）。然而，在接下来的1个月中，患者背部疼痛明显加重，因此再次入院。入院后神经系统查体显示，患者肌力及括约肌张力正常和反射正常引出。然而患者有明显的背部疼痛，且在触诊时表现出显著的压痛。

(二) 术前影像

患者在1个月前摔倒后的 CT 扫描结果显示，T_{12} 处存在轻度的上终板骨折，但未发现其他骨折或相关的局部后凸（图 3.1A），且骨折椎体的后方结构也无异常。然而，在1个月后重新入院时，MRI 检查发现 T_{12} 的骨折情况已经恶化，椎体高度明显降低，并且有爆裂分散的骨块进入椎管，同时形成局部后凸（图 3.1B）。MRI 检查显示后方韧带复合体无受损。在轴向图像上，可以看到 T_{12}/L_1 处的爆裂分散的骨块紧贴在脊髓圆锥旁，导致中度椎管狭窄（图 3.1C）。

(三) 手术计划

为了对爆裂分散的骨块进行减压，恢复椎体的高度和整体排列，我们计划采用患者右侧卧位、经胸腔的微创脊柱手术进行 T_{12} 椎体切除术，随后进行后路经皮固定术。这一过程将通过 CT 引导的术中导航（BrainLab）完成。术中，我们通过放置带有配准点的髂骨针进行导航（图 3.1D）。放置配准点后，进行了术中 CT 扫描。4个小切口（在 T_{12} 椎体上下方各2个切口）用于后路经皮固定术，这些切口的位置将通过导航确定，以确保它们能正确覆盖螺钉的轨迹。

(四) 术中影像

术中我们进行了胸腰椎 CT 扫描，确保预计切除的椎体（即 T_{12}）上下各有至少3个节段范围。在目标椎弓根上方的筋膜处（$T_{10}\sim T_{11}$ 和 $L_1\sim L_2$）进行切开。在每个椎弓根上放置导航棒，并在 $T_{10}\sim L_2$ 的每个椎弓根上确定轨迹，包括轴面角度、矢状面角度、螺钉长度和螺钉宽度。确定所有轨迹后，对导航钻头、导航丝锥和导航螺丝刀进行校准。在使用空心套管和丝锥操作后，将螺钉按照预先计划的轨迹置入。所有螺钉放置完成后，使用 BrainLab AIRO 获得新的 CT 图像（图 3.1E），以确认螺钉位置正确。接下来，我们选择合适大小的连接棒，并穿过筋膜将其收紧到位。在术中透视下获得最终侧位 X 线片，确保连接棒正确地沿着螺钉轨迹放置，并确保两端均可看见连接棒（图 3.1F）。

(五) 术后影像

患者术后6个月胸腰椎前后位（Antero-posterior，AP）及侧位 X 线片显示 T_{12} 椎体重建稳定，$T_{10}\sim L_2$ 后路经皮内固定稳定，脊柱整体序列恢复良好，椎体高度恢复良好（图 3.1G 和图 3.1H）。

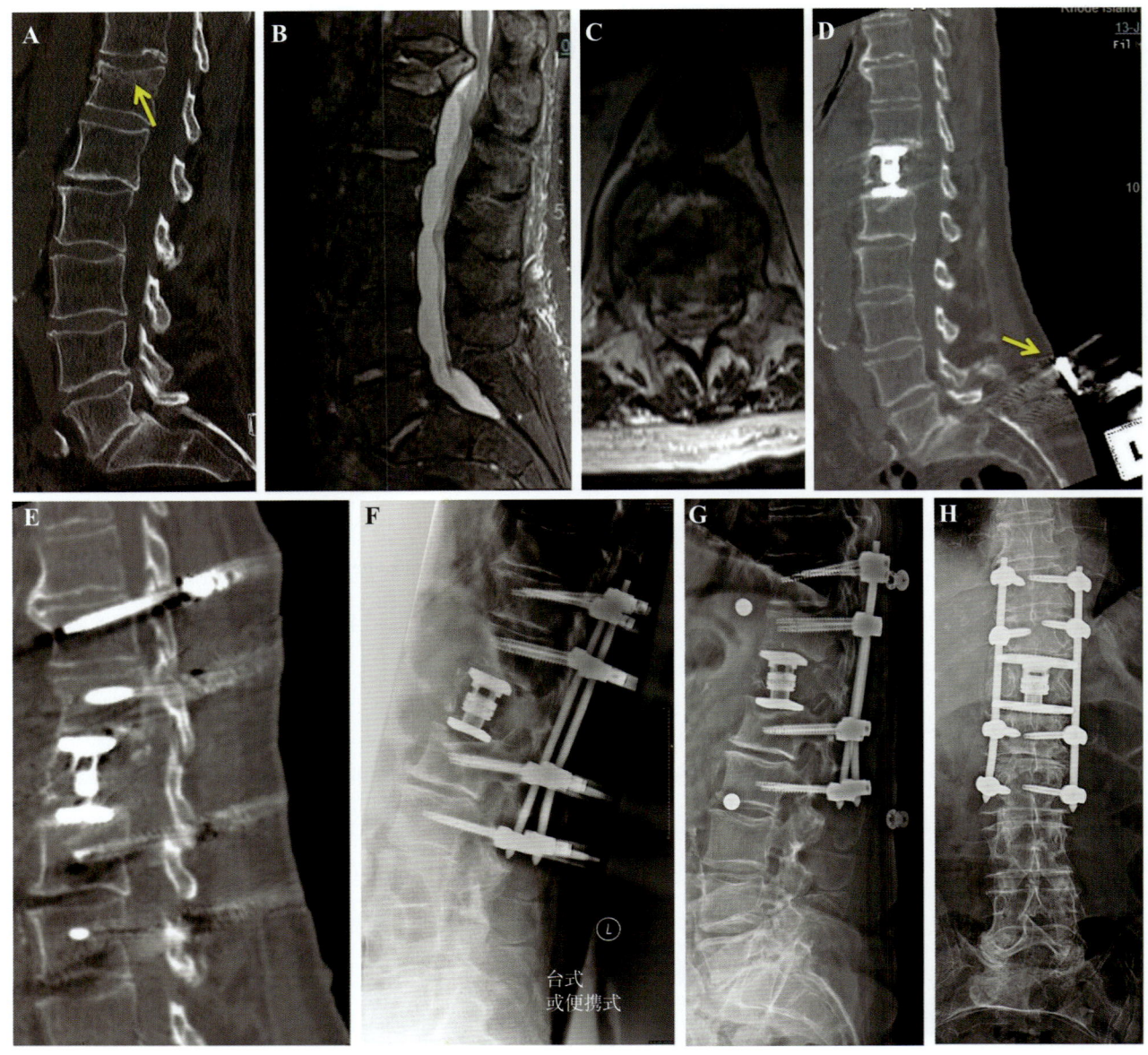

图 3.1 80 岁男性患者家中站立时跌倒

A. 初始 CT 扫描矢状位显示 T_{12} 压缩性骨折（黄色箭头表示骨折线）；B、C.1 个月后，患者因背部疼痛加剧再次入院，T_{12} 发展为爆裂性骨折，伴骨块向后移位和椎管狭窄；D. 术中 CT（BrainLab AIRO）显示钛笼重建后的 T_{12} 和用于配准以完成后路经皮内固定的髂骨钉（黄色箭头）；E. 利用术中 CT 扫描（BrainLab AIRO）放置经皮螺钉；F. 术中侧位 X 线片显示通过 T_{10}~L_2 置入经皮棒；G、H. 术后 6 个月前后正/侧位 X 线片

（六）术后康复及随访

手术后，患者在护理康复机构进行恢复，并进行了为期 6 个月的术后随访。在床下活动时，患者使用了定制的胸腰骶部矫形支具（Thoraco Lumbar Sacral Orthosis，TLSO）为期 3 个月。之后患者的双下肢力量恢复至正常，行走无障碍，背部疼痛症状也明显缓解。

二、临床案例 2

（一）病史及临床表现

患者，女，77 岁，既往有高血压和骨质疏松病史，夜间在浴室地板上滑倒，并于急诊就诊。CT 扫描显示 T_{12} 爆裂性骨折，骨块轻微向后方移位，椎体高度轻微丢失，无明显成角（图 3.2A）。神经系统查体显示下肢肌力和感觉均正常，腰部中线部位有明显压痛。

（二）术前影像

腰椎 MRI 显示 T_{12} 椎体短 T_1 反转恢复序列（Short Tau Inversion Recovery，STIR）信号阳性，但无后方韧带复合体损伤的证据，且该节段无狭窄。值得注意的是，患者 L_4~L_5 出现 I 级腰椎滑脱，该病变为退行性改变，与本次跌倒无关（图 3.2B）。

（三）手术计划

根据患者的影像学证据，我们最初选择了保守治疗，包括定制支具。然而，穿戴支具后的站立位 X 线片显示，在 T_{12} 椎体上楔形变程度增加，并出现局部后凸（图 3.2C）。考虑到这些临床表现，医生评估后认为支具治疗效果并不理想，后凸会进一步发展。同时患者尽管已经接受了治疗，但腰痛仍然明显。因此，鉴于上述发现和分析，并考虑到患者骨质疏松的情况，我们最终决定采取经皮内固定和骨水泥加固的手术方案，以达到稳定。

首先，我们使用导航定位棒来确定手术切口的位置，确保覆盖目标区域（T_{11}~L_1）。随后在目标椎体的椎弓根上方切开筋膜。将导航定位棒放置于每个椎弓根上，并在 T_{11}~L_1 的每个椎弓根上确定轨迹，包括轴面角度、矢状面角度、螺钉的长度和宽度。所有路径确定后，我们校准导航钻头、导航丝锥和导航螺丝刀。在进行空心套管和丝锥操作后，螺钉按照预定路径置入。此外，在手术的目标节段上方双侧的 T_{10} 椎弓根中置入导航 Jamshidi 套管，用水泥增强邻近节段，以避免由于骨质疏松症导致相邻节段进一步的病变。所有螺钉放置好后，使用 BrainLab AIRO 获取新的 CT 图像，确认螺钉和 Jamshidi 套管的位置是否正确（图 3.2E）。手术过程中，采用透视技术对椎弓根螺钉和 Jamshidi 骨水泥加固等步骤进行监控（图 3.2F），之后在术中完成正/侧位 X 片透视，以确保骨水泥在 T_{10}~L_1 椎体中充分填充（图 3.2G）。然后，选择合适大小的连接棒，穿过筋膜收紧到位。在透视下获取最后的侧位 X 线片，确认连接棒沿螺钉正确放置，并确保两端都能看到连接棒（图 3.2H 和图 3.2I）。

（四）术中影像

患者俯卧位，通过侧位透视确定 L_2 椎体棘突（图 3.2D），并在正中做一个小切口，剥离骨膜，以便将导航配准点夹在 L_2 棘突上。夹紧后，利用 BrainLab AIRO 获得术中 CT 以用于螺钉的配准和导航。放置螺钉后，再进行一次 CT 扫描，以确保螺钉置入过程及螺钉位置正确。

（五）术后影像

术后 6 个月的正侧位 X 线片显示 T_{11}~L_1 在骨水泥加固后结构稳定，脊柱后凸无进展（图 3.2J）。

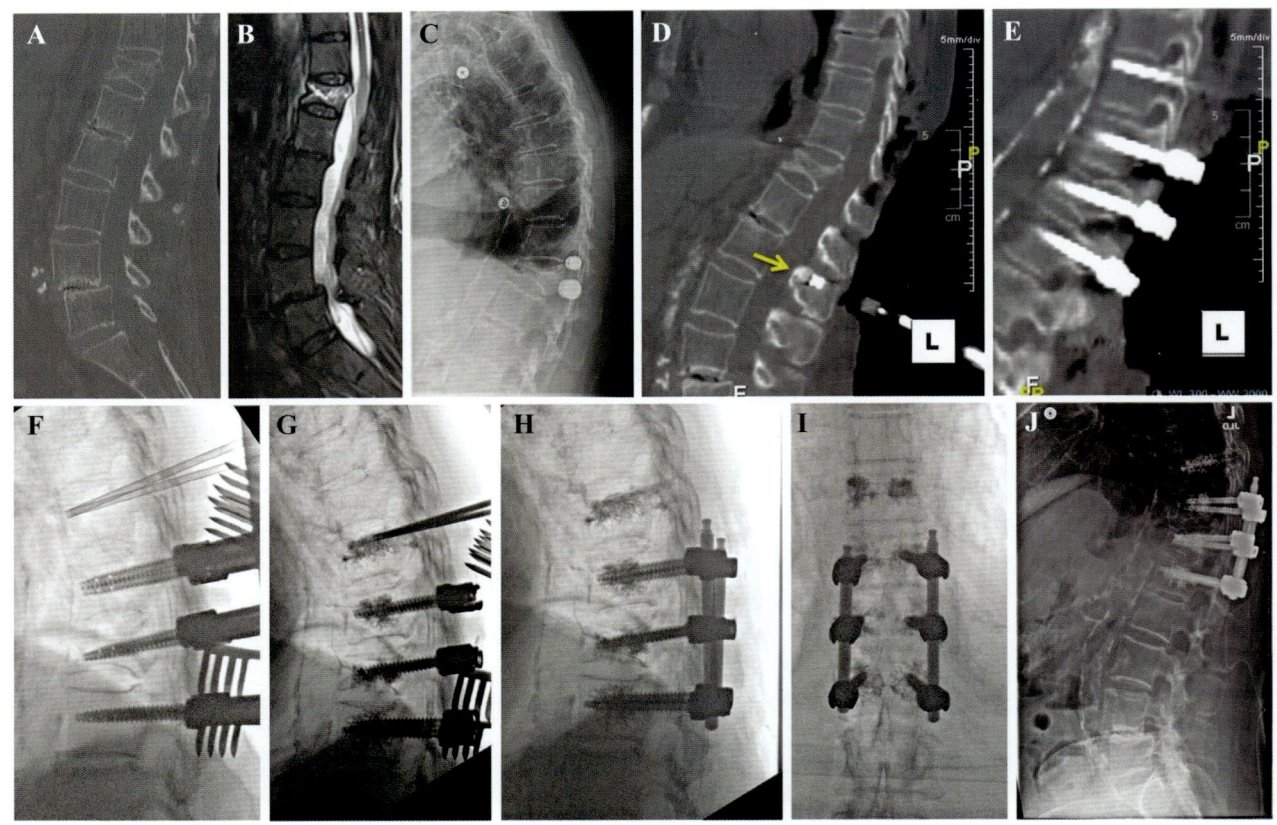

图3.2　77岁老年女性，家中跌倒

A. 初始的矢状位 CT 扫描显示 T_{12} 爆裂性骨折，椎体高度轻度下降，无骨块向后移位；B. MRI 显示 T_{12} 椎体短 T_1 反转恢复序列（STIR）信号；C. 佩戴定制支具后的站立片示 T_{12} 骨折逐渐成角并伴有后凸；D. L_2 棘突上夹持术中配准点（箭头所指）；E. 术中 CT 扫描（BrainLab AIRO）显示 T_{11}~L_1 的空心螺钉的放置、骨折的 T_{12} 椎体，以及 T_{10} 双侧 Jamshidi 套管的放置；F. 螺钉和 Jamshidi 套管骨水泥加固前侧位 X 线透视；G~I. 末次术中透视显示骨水泥加固后的内固定结构；J. 术后 6 个月随访时侧位 X 线片

（六）术后康复及随访

患者在医院接受了数日的术后恢复治疗，出院时情况稳定，随后被转入了一个短期康复机构。在康复期的 3 个月中，医生为其配备了一个软支具，以便在下床活动时使用。6 个月门诊复查时，虽然患者背部仍有轻微疼痛，但行走活动并无障碍。

三、手术操作关注细节

对 MISS 和导航应用来说患者体位的正确摆放至关重要。此外，还要对需导航的手术节段、需术中配准的手术器械，以及配准点所需放置的位置（为获取精确实时导航）进行规划，以确保手术全过程的顺利进行。如果用于导航的器械无法使用或无法排除故障（比如从导航钻头到导航 Jamshidi 套管等步骤），外科医生还须考虑其他解决方案。导航的配准设备及精度也需在手术的全过程中和器械使用前进行检查。如果有任何疑问及顾虑，应在进行下一步操作之前检查其准确性和（或）进行新的 CT 扫描，以重新使系统配准并检查已放置的所有器械。脊柱创伤手术导航可能有一个陡峭的学习曲线，但重要的术前计划及对手术过程中细节的准确关注，可以使患者获得理想的临床结局。此外，外科医生还必须找到他们对导航工具的偏好，以及使用工具的正确步骤。

四、手术不良事件

脊柱创伤术中导航技术的使用及其对操作准确性的提升可以显著减少手术相关不良事件，包括术中大量失血、螺钉位置欠佳和神经/血管损伤。然而上述不良事件，即使使用导航也可能出现。根据经验，这是由于椎弓根上放置套管和（或）置入螺钉阶段导航的准确性丧失所造成的。在手术的整个导航过程中，准确性的检查非常重要，在准确性得到验证之前，术者不能进行下一步的操作。脊柱外伤术中导航技术相关的其他不良事件包括经皮固定术后未融合。对于老年人、吸烟、服用慢性类固醇和（或）已有骨质减少/骨质疏松症的患者来说，可能还需要考虑这些自身的问题。外科医生在进行脊柱外伤经皮内固定手术时，应权衡剥离皮质骨和植骨的风险或收益。重要的是，应选择适合的患者进行导航下经皮内固定手术，并通过支具、骨水泥增强等方法减少不融合的发生。

五、潜在隐患

如前所述，外科医生在熟悉计算机辅助导航技术的过程中，通常会经历一个陡峭的学习曲线。这种学习过程可能对手术团队成员的工作流程产生显著影响。因此，提高所有涉及手术的人员（包括麻醉团队在内）的工作效率变得尤为重要。这里要特别注意，麻醉团队所使用的设备不能与术中扫描设备产生冲突。

然而，随着我们对技术的依赖程度不断加深，术中扫描仪和导航系统出现技术故障的可能性也在增加。例如，数据传输错误、软件故障等。同时操作这些专业系统和设备需要经过专门的培训。这些挑战都可能产生负面影响，不仅会延缓手术进度，增加手术时间，还可能需要进行额外的术中操作（进一步增加辐射暴露），甚至由于无法准确判断方位而对患者造成损伤。例如，如果配准点的放置不当或在操作过程中无意中被触碰，可能会改变配准过程，从而产生器械和术中扫描结果之间的立体定向误差。如果误差未能及时发现，可能会导致螺钉位置不准确，甚至导致患者受伤。另外，如果配准点操作不当导致配准不准确，就需要重新进行术中扫描，获取患者新的脊柱图像以进行精确导航，这无疑会增加辐射暴露的风险[1]。

六、并发症的处理

计算机辅助导航技术的推广可以让所有手术室工作人员熟悉工作流程，并使外科医生清楚自身对于该技术的学习曲线[6]。如此一来，大部分由导航产生的挑战都能被避免或迅速解决，从而使该技术的益处大于可能产生的问题。若准确性方面出现误差，或者检测到设备位置发生变动，则外科医生应对患者进行重新扫描。另外，提前准备好与导航相关的仪器，以及熟悉导航过程中所涉及的器械，能够帮助减少在故障排除过程中可能出现的问题，也能简化问题的复杂程度。

第三节 总　结

脊柱导航技术已经彻底改变了脊柱外科医生进行手术的方式[10]，成为治疗颈椎、胸椎、腰椎和骶骨创伤患者的强大辅助工具。利用计算机辅助导航技术，医生能够精确确定螺钉的置入位置，从而最大限度地减少手术过程中的出血，缩短手术时间，并降低医护人员辐射暴露的风险[11]。尽管掌握和运用导航技术需要经历一个陡峭的学习曲线，但考虑到该技术能在保证所有手术相关人员安全方面发挥的显著作用，无疑是值得尝试的[12]。

第四节 展　望

计算机辅助导航技术在脊柱外科手术中的效果和安全性已得到了广泛证实。考虑到这种技术的发展速度日新月异，其未来的发展潜力无法预估。然而，我们可以肯定地说，计算机辅助导航技术将是脊柱创伤外科的未来发展方向。医疗器械公司的下一步任务是与脊柱外科医生紧密合作，将导航技术整合到椎体间植入物和椎体切除术中钛笼的置入中。

目前，导航技术已经可以用于螺钉的置入，规划某些骨相关操作的轨迹，检查矫形效果，以及实时评估解剖结构[4]。但是，在需要放置钛笼的情况下，医生仍然需要依赖透视技术来确定准确的位置和深度。一旦计算机辅助导航技术能够很好地完成这个步骤，将可以在手术过程中全程参与，有可能避免所有工作人员的辐射暴露。计算机辅助导航技术与机器人脊柱手术的进展如何互相影响仍是未知，但在不远的将来，随着成像技术的不断提升和新型成像方式的引入[7]，计算机辅助导航技术有望提升脊柱外科医生的手术效果，使手术更安全、更准确、侵入性更小。显然，手术室需要进行重新设计以适应这些新兴技术，并允许外科医生和手术团队成员充分利用这些设备。更重要的是，为了评估这些新技术的成本效益，需要对患者的长期临床疗效和医疗成本的长期数据进行更深入的研究。

参考文献

1. Gelalis ID, Paschos NK, Pakos EE, et al. Accuracy of pedicle screw placement: a systematic review of prospective in vivo studies comparing free hand, fluoroscopy guidance and navigation techniques. Eur Spine J. 2012;21(2):247–255. https://doi.org/10.1007/s00586-011-2011-3.
2. Kakarla UK, Little AS, Chang SW, Sonntag VK, Theodore N. Placement of percutaneous thoracic pedicle screws using neuronavigation. World Neurosurg. 2010;74(6):606–610.https://doi.org/10.1016/j.wneu.2010.03.028.
3. Wood KB, Li W, Lebl DR, Ploumis A. Management of thoracolumbar spine fractures. Spine J. 2014;14(1):145–164.https://doi.org/10.1016/j.spinee.2012.10.041.
4. Oh T, Scheer JK, Fakurnejad S, Dahdaleh NS, Smith ZA.Minimally invasive spinal surgery for the treatment of traumatic thoracolumbar burst fractures. J Clin Neurosci.2015;22(1):42–47. https://doi.org/10.1016/

j.jocn.2014.05.030.

5. Lang Z, Tian W, Liu Y, Liu B, Yuan Q, Sun Y. Minimally invasive pedicle screw fixation using intraoperative 3-dimensional fluoroscopy-based navigation (CAMISS Technique) for hangman fracture. Spine (Phila Pa 1976). 2016;41(1):39–45. https://doi.org/10.1097/BRS.0000000000001111.

6. Navarro-Ramirez R, Lang G, Lian X, et al. Total navigation in spine surgery: A concise guide to eliminate fluoroscopy using a portable intraoperative Computed Tomography 3-Dimensional Navigation System. World Neurosurg. 2017;100:325–335.https://doi.org/10.1016/j.wneu.2017.01.025.

7. Overley SC, Cho SK, Mehta AI, Arnold PM. Navigation and robotics in spinal surgery: where are we now? Neurosurgery.2017;80(3S):S86–S99. https://doi.org/10.1093/neuros/nyw077.

8. Tinelli M, Matschke S, Adams M, Grützner PA, Münzberg M, Suda AJ. Correct positioning of pedicle screws with a percutaneous minimal invasive system in spine trauma.Orthop Traumatol Surg Res. 2014;100(4):389–393. https://doi.org/10.1016/j.otsr.2014.03.015.

9. Theocharopoulos N, Perisinakis K, Damilakis J, Papadokostakis G, Hadjipavlou A, Gourtsoyiannis N. Occupational expo-sure from common fluoroscopic projections used in orthopaedic surgery. J Bone Jt Surg Am. 2003;85(9):1698–1703.https://doi.org/10.2106/00004623-200309000-00007.

10. Fehlings MG, Ahuja CS, Mroz T, Hsu W, Harrop J. Future advances in spine surgery: the AOSpine North America perspective. Neurosurgery. 2017;80(3S):S1–S8. https://doi.org/10.1093/neuros/nyw112.

11. Harrop JS, Rymarczuk GN, Vaccaro AR, Steinmetz MP,Tetreault LA, Fehlings MG. Controversies in spinal trauma and evolution of care. Neurosurgery. 2017;80(3S):S23–S32.https://doi.org/10.1093/neuros/nyw076.

12. Moses ZB, Mayer RR, Strickland BA, et al. Neuronavigation in minimally invasive spine surgery. Neurosurg Focus. 2013;35(2):E12. https://doi.org/10.3171/2013.5.FOCUS13150.

第四章 导航在脊柱畸形矫正中的应用

Brian Dial，Richard Danilkowicz，Melissa Erickson，Isaac Karikari 著

闫 康 译

廖 博 校

第一节 技术介绍：成人脊柱畸形

一、成人脊柱畸形的背景

成人脊柱畸形（adult spinal deformity，ASD）被定义为椎体的异常弯曲或异常排列[1]。ASD已被证实会严重限制患者的生活质量，颈椎和胸腰椎畸形患者的健康相关生活质量（health-related quality of life，HRQOL）会明显下降[2,3]。在最严重的情况下，腰椎侧弯和矢状面畸形患者的生活质量相当于上肢或下肢能力丧失的患者[4]。脊柱侧弯的定义是Cobb测量值>10°。然而，在新发成人退行性脊柱侧弯中，当Cobb测量值超过20°~30°时，被认为是冠状面畸形。脊柱侧凸研究协会（Scoliosis Research Society，SRS）的Schwab脊柱畸形分类法将主要的冠状面畸形归类为胸椎、胸腰椎或腰椎侧弯超过30°[5]。

脊柱整体对齐可使维持直立姿势、双足步态和水平注视所需的能量消耗最小。在脊柱整体对齐的情况下，C_7垂直线应位于骶骨后上角和股骨头中心之间，骶骨中央垂直线（central sacral vertical line，CSVL）应横穿C_7棘突。冠状面失衡超过4 cm与疼痛加剧和功能下降有关，而矢状面失衡与HRQOL的关系更为密切，是成人畸形矫正的主要重点[6]。

随着骨盆参数概念的提出，矢状面对齐的重要性被提出，并成为脊柱畸形矫正的基石，因为证明其与HRQOL相关[7-9]。人体试图通过一系列机制来补偿矢状面失衡，这些机制包括胸椎后凸、腰椎后凸、骨盆后倾和膝关节屈曲[10]。确定这些临床和影像学代偿机制十分重要，因为它们可以掩盖潜在的脊柱畸形。用于描述整体矢状面对齐的最常见的脊柱骨盆参数是骨盆入射角（pelvic incidence，PI）、骶骨倾斜角（sacral slope，SS）、骨盆倾斜角（pelvic tilt，PT）、腰椎前凸角（lumbar lordosis，LL）和矢状面垂直轴（sagittal vertical axis，SVA）[1,2]。同样，C_2~C_7的SVA和颏眉垂直角（chin-brow vertical angle，CBVA）也可用于评估颈椎畸形的程度[3]。为了最大程度地改善患者的HRQOL，术后应达到以下参数：PT<25°，PI-LL不匹配+11°，SVA<5 cm[9]。一直以来，脊柱畸形的治疗都是支持性的，目的是延缓患者整体健康水平的逐步下降。然而，目前的治疗是矫正性的，旨在改善患者的生活质量。已有大量证据表明，通过ASD手术矫正脊柱畸形后，患者的HRQOL指标在临床上有显著改善[11-14]。

通过手术可以显著改善脊柱畸形患者的生活质量，这一点已得到广泛认可。然而，在讨论手术干预

的潜在益处时，不讨论与实施这些手术相关并发症的高发生率是有失偏颇的。在一项为期 2 年的前瞻性多中心研究中，ASD 矫正术后的并发症发生率为 70%，翻修手术率为 28%[15]。ASD 手术后最常见的并发症包括断棒、近端交界性后凸（proximal junctional kyphosis，PJK）、术后贫血、手术部位感染和神经损伤。目前，人们正在开发预测分析模型，以确定那些可从手术矫正中获益且并发症风险较低的脊柱畸形患者[16]。利用基于机器学习的现代技术来预测 ASD 手术的成功率，是现代技术改善脊柱外科领域的一个完美范例。

二、脊柱畸形中的脊柱导航和机器人技术

自 1911 年首次实施脊柱融合术以来，技术一直是推动脊柱外科进步的动力。工程师和志同道合的发明家一直在推动这一领域的发展。随着成像模式、椎间器械、微创手术（minimally invasive surgical，MIS）技术、生物制剂、导航软件和机器人技术的发展，脊柱外科的面貌也在不断变化。尽管脊柱外科的技术发展有很多途径，但在过去 30 年中，技术进步主要体现在成像模式的改进、立体定向图像引导的重新定义及机器人辅助手术的引入[17]。《牛津词典》将"导航"定义为确定自身位置、规划或遵循既定路线的过程或活动。导航的概念是脊柱外科的基础，就像航海或航空旅行的基础一样。脊柱手术的核心是依靠可见的解剖标志和头脑中对脊柱三维（3D）的重建来安全地导航手术。术中成像技术提高了脊柱外科医生可视化脊柱 3D 解剖的能力，减少了对基于可见标志的推测的依赖。脊柱导航扩展了术中成像，利用立体定向技术使外科医生能够在患者脊柱的 3D 放射影像中看到他们的器械[18]。机器人共享控制设备代表了当前导航技术的顶峰。利用机器人技术，外科医生在术前或术中成像上规划椎弓根螺钉轨迹，随后由自动机械臂完成。

在 ASD 中使用计算机辅助导航技术和机器人技术的最终目的是提高脊柱外科医生的精确度和准确性，从而减少并发症，改善手术效果。导航和机器人技术的理论优势在于：①提高椎弓根螺钉置入的准确性；②提高脊柱微创手术的能力；③减少脊柱外科医生的辐射暴露；④避免术者疲劳和人为失误。本章其余部分将重点介绍导航和机器人技术在 ASD 中的应用。

三、椎弓根螺钉放置的准确性

椎弓根螺钉置入的准确性一直是脊柱导航和机器人辅助手术研究最多的课题。在畸形手术中，准确放置椎弓根螺钉变得越来越困难，这是因为在翻修手术中失去了解剖标志，旋转性脊柱侧凸需要独特的椎弓根螺钉轨迹，以及存在发育不良的椎弓根（图 4.1）。脊柱导航和机器人技术有助于在上述困难的临床情况下准确置入螺钉，在初治和翻修的临床病例中，CT 脊柱导航的使用已被证明在椎弓根螺钉置入中具有同等的准确性[19]。

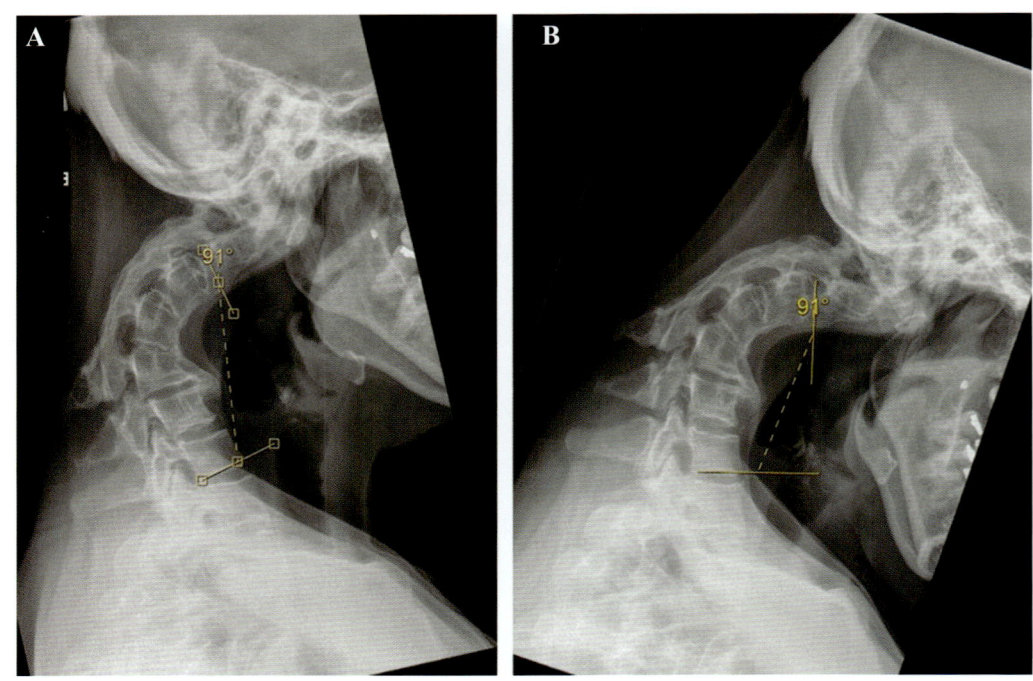

图 4.1 颈椎屈曲（A）和伸展（B）X 线图像显示固定颈椎畸形；椎板切除术后的后凸畸形不能通过颈部伸展来矫正

已有多项研究对徒手技术、透视技术、导航技术和机器人技术的椎弓根螺钉置入准确性进行了比较。一项大型荟萃分析比较了使用传统透视、二维透视导航或三维透视导航放置椎弓根螺钉的准确率，结果发现准确率分别为 68.1%、84.3% 和 95.5%[20]。在一项随机对照试验（randomized controlled trial，RCT）中，比较了 100 例连续使用传统技术或导航技术放置椎弓根螺钉的患者，结果发现传统组的椎弓根断裂率为 13.4%，导航组为 4.6%[21]。一项针对 1116 例胸腰椎椎弓根螺钉置入的前瞻性 RCT 表明，与徒手技术相比，机器人辅助椎弓根螺钉置入具有更高的准确性、更低的近端小关节囊侵犯率和更低的内侧椎弓根断裂率[22]。在畸形情况下，脊柱导航也有类似的提高准确性的结果。一项研究比较了脊柱畸形患者使用导航和不使用导航的椎弓根螺钉置入的准确性，结果显示使用导航的椎弓根断裂率为 2%，不使用导航的椎弓根断裂率为 23%[23]。一项针对神经肌肉性脊柱侧凸和顶端椎弓根发育不良患者的研究显示，使用导航的椎弓根螺钉的准确置入率达到了 79%，未使用导航的椎弓根螺钉的准确置入率为 67%[24]。一项系统性回顾比较了脊柱侧凸患者中使用导航和不使用导航的椎弓根螺钉置入情况，发现不使用导航的椎弓根螺钉穿孔率更高。不过，两组患者因螺钉错位而进行的翻修治疗率并无差异[25]。

除胸腰椎椎弓根螺钉外，导航对颈椎椎弓根螺钉内固定和腰椎-骨盆固定也很有效。许多技术指南和病例系列都证明了在 CT 引导下植入 S_2AI 螺钉的实用性[26-28]。颈椎椎弓根螺钉的技术要求很高，因为外侧破口会威胁到椎动脉，而内侧破口则会危及脊髓。徒手放置颈椎椎弓根螺钉的意外发生率为 14.3%~29.1%[29]。使用三维导航放置颈椎椎弓根螺钉的准确率为 89.7%[30]。在上颈椎，CT 导航已被证明是放置 C_1 和 C_2 内固定的有效工具[31]。然而，一项头对头研究比较了 C_2 椎弓根螺钉置入的徒手技术和导航技术，发现徒手技术的准确性更高[32]。

四、微创导航在畸形矫正中的应用

在 ASD 中，利用 MIS 技术进行畸形矫正的趋势越来越明显。MIS 技术可减少术中失血量、总体并发症发生率和住院时间。然而，选择合适的患者非常重要，因为与传统的开放手术相比，畸形参数恢复不足的报道屡见不鲜[33,34]。目前已开发出一套分类系统，帮助选择合适的可通过 MIS 技术成功矫正的脊柱畸形患者[34]。一般来说，固定矢状面畸形对于纯 MIS 技术应谨慎考虑，这些畸形手术最好通过开放或混合技术来解决。常见的畸形矫正 MIS 技术是采用腰椎侧方椎间融合术（lateral lumbar interbody fusion，LLIF）和经皮椎弓根螺钉的双体位手术。一种混合技术是先进行 LLIF，然后结合 Smith Peterson 截骨术进行开放式后路融合术，从而实现更大的矢状面矫正。一种相对较新的 MIS 技术是前柱松解重建（anterior column realignment，ACR），通过松解前纵韧带（anterior longitudinal ligament，ALL），使 LL 得到更大程度的恢复[35]。采用导航和机器人辅助手术很有前景，可实现单体位手术，从侧卧位放置 LLIF 融合器和经皮椎弓根螺钉。单体位手术不需要进行分期手术，也不需要术中改变患者体位，以及同时导航椎间融合器和经皮椎弓根螺钉时不需要进行 2 次术中 CT 扫描[36,37]。

为准确放置侧位椎体间架和经皮椎弓根螺钉而进行的可视化操作历来通过传统的透视法来完成，而且非常成功。然而，事实清楚地表明，MIS 手术中的透视会使外科医生暴露在高水平的电离辐射中，而三维导航可大大降低外科医生的辐射暴露[38]。对 CT 导航下 LLIF 的初步研究表明，导航可以成功的、并且可重复的放置椎间融合器[39,40]。使用 CT 导航后，准备椎间盘空间、试用不同尺寸的椎间孔融合器及实际放置椎间孔融合器所需的器械都可实时导航[38]。

经皮椎弓根螺钉可通过传统透视成像、二维或三维导航或机器人辅助导航置入。迄今为止最大规模的研究报告显示，机器人辅助经皮椎弓根螺钉置入的准确率为 97%[41]。一项研究比较了传统的经皮螺钉置入术、二维导航经皮螺钉置入术和三维导航经皮螺钉置入术，结果显示螺钉错位率分别为 5.16%、7.29% 和 1.23%[42]。导航经皮椎弓根螺钉置入术除了能减少辐射暴露外，导航和机器人辅助螺钉置入术还能最大限度地降低侵犯近端小关节囊的风险。近端小关节囊损伤会导致邻近节段退化和 PJK 的发生率增加。一项尸检研究表明，在使用传统透视法植入的经皮螺钉中，58% 的近端小关节囊受到了损伤[43]。LLIF 和经皮椎弓根螺钉置入术可通过传统透视成像或三维导航技术安全有效地进行。然而，导航技术的使用大大降低了手术医生和患者的辐射剂量，而且在使用机器人和导航技术时，更有可能保护近端小关节囊。

五、脊柱导航和机器人技术在畸形治疗中的独特应用

目前，机器人是准确放置经皮和开放式椎弓根螺钉的辅助工具。机器人技术可以帮助脊柱外科医生在椎弓根旋转和发育不良的困难情况下准确置入椎弓根螺钉。虽然目前机器人技术的应用仅限于椎弓根螺钉置入，但脊柱导航技术在畸形手术中的应用要广泛得多。除椎弓根螺钉置入外，脊柱导航还被用于规划颈胸椎经椎弓根截骨术（pedicle subtraction osteotomie，PSO）、确定腰椎 PSO 的切除平面，以及患者头部在空间中对齐的 3D 可视化。文献中的病例报告描述了脊柱导航如何用于规划切除平面和导航截

骨器，以准确实施腰椎 PSO[44,45]。在翻修手术中，先前的融合会掩盖腰椎解剖结构，从而成倍增加三柱截骨术的难度。导航可以帮助安全地通过先前的融合术区从而顺利进行三柱截骨术[46]。除腰椎截骨术外，一份病例报告也证明了脊柱导航对颈椎 PSO 的实用性[45]。多项研究报告显示脊柱导航在肿瘤切除术中的应用。同样，在脊柱畸形的文献中，脊柱导航也被证明有助于实施半椎体的椎体切除术，这种半椎体往往被认为会导致先天性脊柱侧凸[47,48]。正如我们的病例报告所示，术中 CT 可用于创建患者头部的空间 3D 图像。这种应用在矫正颈椎畸形或实施枕颈融合术时非常有用。在我们的病例中，能够在术中成功测量 CBVA，以确保在畸形矫正后充分恢复水平注视。在将患者的头部融合在固定位置或矫正颈椎畸形时，最重要的是将头部定位在患者能轻松地看到外界的位置。据报道，畸形矫正后的 CBVA 应在 10°~20°，以提供最大的功能效果[49]。术中在患者头颈关系的 3D 图像上有效测量 CBVA 确保了脊柱融合前头部的适当位置。

六、脊柱畸形导航的局限性

尽管立体定向导航发明于 1908 年，脊柱导航也在 20 世纪 90 年代进入市场，但用于脊柱畸形的脊柱导航仍处于起步阶段。许多外科医生对使用该技术有抵触情绪，这并不是没有原因的。导航是以参照物为基础的，患者或参照框架在注册后的移动会导致导航仪器与患者解剖结构的位置不准确。手术外科医生需要了解该技术的这一局限性，在整个手术病例中经常评估导航的准确性仍是当务之急。使用术中导航或机器人辅助手术需要额外的设备，而且需要复杂的手术室设置和工作流程。为了不严重耽误手术时间，手术室工作人员必须熟练掌握使用这些技术的工作流程。在当前技术飞速发展的时代，导航和机器人技术在脊柱畸形领域的发展前景令人振奋。随着技术的进步，我们的目标仍然是最大限度地减少并发症，以及最大限度地提高患者在畸形矫正后的治疗效果。

第二节　病例报道

一、病史及临床表现

患者，女，66 岁，主诉颈部严重畸形，并逐渐出现平衡感下降和手部灵活性差的症状。患者曾于 1970 年因脊髓内室管膜瘤接受过颈椎后路椎板切除术。经检查，患者的运动和感觉功能完好，但深腱反射亢进，步态不稳。患者无法直立。

二、术前影像

术前的颈椎 X 线片显示固定性后凸为 91.5°（图 4.2）。随后进行的颈椎 CT 扫描证实，C_1~C_5 椎体小关节融合。椎板切除术后脊柱后凸的影像学诊断得到证实。患者的 SVA 为 1.7 cm，C_2~C_7 的 SVA 为 3.5 cm，CBVA 为 22°（图 4.3）。

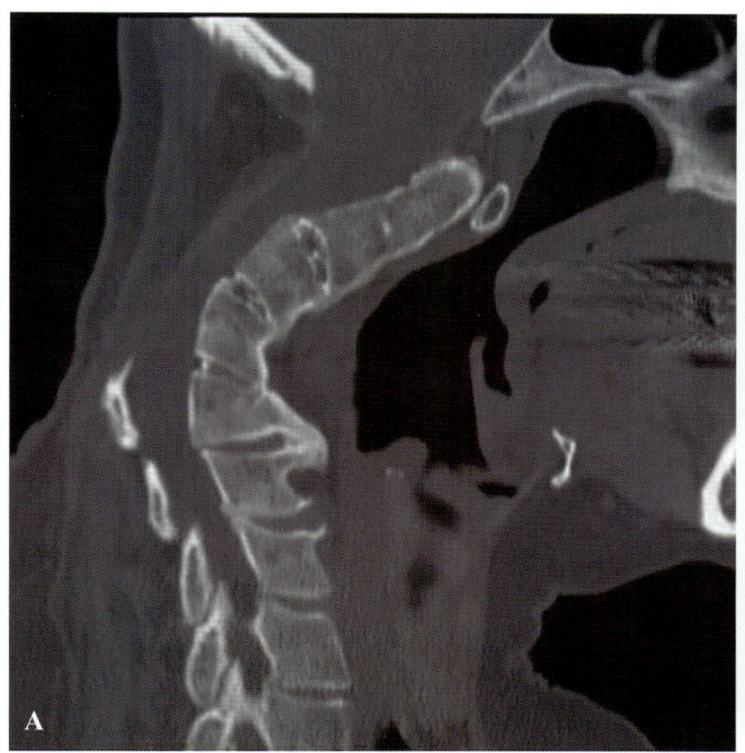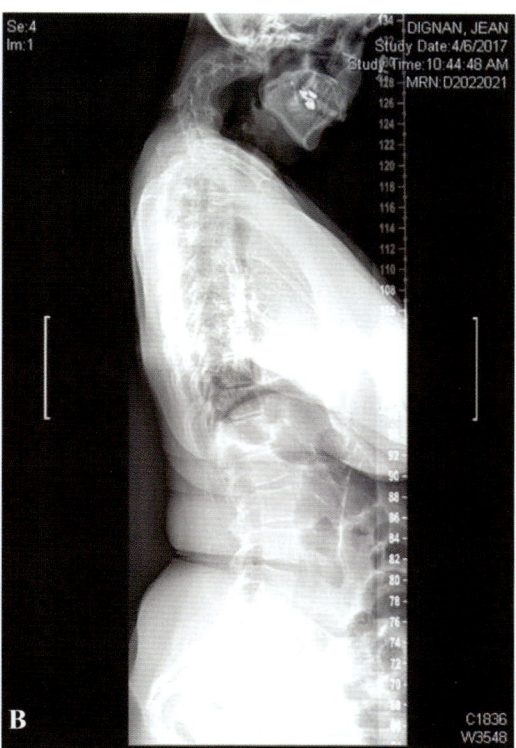

图 4.2　A. 颈椎 CT 扫描显示颈椎后凸，$C_{5/6}$ 处有一个巨大的骨桥；B. 全长立位 X 线片显示脊柱保持整体矢状面排列，畸形仅限于颈椎

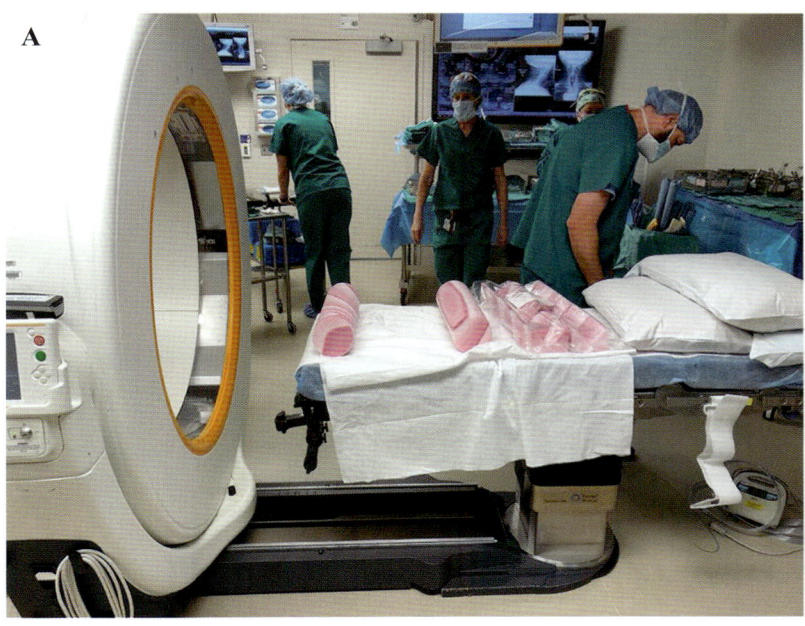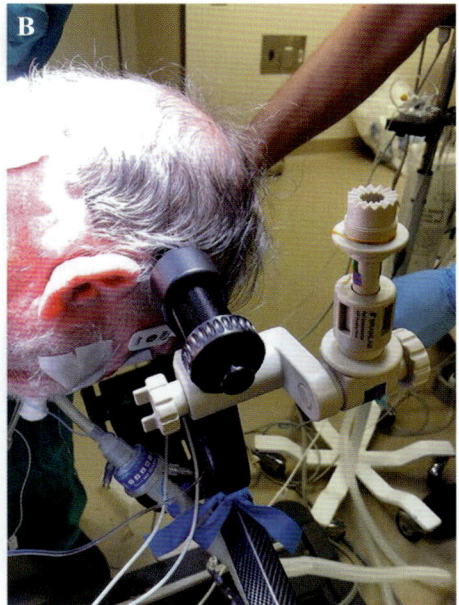

图 4.3　A. 利用术中 CT 导航治疗颈椎畸形时的经典手术室设置；B. 临床照片，显示连接到 Mayfield 头部定位器的参考架的位置

三、手术计划

手术的目的是解决颈椎畸形问题，重建水平注视，防止脊髓病症状恶化。患者被送往手术室，使用 Mayfield（Integra LifeSciences©，Plainsboro，NJ）头部定位器俯卧在手术台上。在乳头线和髂前上棘处放置了支撑物，以降低腹压。使用了 Airo 基于 CT 的移动式术中脊柱导航仪（Brainlab©，Feldkirchen，Germany）。术中 CT 扫描仪置于患者头部上方，在麻醉和手术区域之间（图 4.4）。进行碰撞检查以确保患者可以在不与 CT 扫描仪接触的情况下通过扫描仪。将参考架固定在 Mayfield 头部定位器上。按照标准方式对患者进行准备和铺巾。在帘布上开一个洞，以便将无菌参考架固定到定位器上，如图 4.4 所示。将帘布固定在 CT 扫描仪上，以形成无菌区域。脊柱从 C_2~T_1 被暴露出来。然后，将无菌巾盖在患者身上，并进行 CT 扫描。用示踪器检查 CT 扫描的准确性。利用导航在 C_2、C_7 和 T_1 处放置螺钉。根据解剖标志，从 C_3~C_6 放置了侧块螺钉。在 $C_{5/6}$ 处进行了 Smith Peterson 截骨术，以恢复颈椎前凸和水平注视。畸形矫正是通过 Mayfield 头部定位器定位实现的。一旦手术团队确定患者的头部位置良好，就将 Mayfield 定位器锁定在伸展位置。术中利用神经监测确保畸形矫正后运动诱发电位或躯体感觉诱发电位不会丢失。此时，进行了第二次术中 CT 扫描。CT 扫描首先用于检查螺钉的适当位置，其次用于创建患者头部空间位置的 3D 图像（图 4.5）。根据 3D 图像测量患者的矫正后 CBVA，以确保充分的畸形矫正。然后向后放置临时棒。利用一根辅助杆为整个截骨部位提供额外的稳定性。在完成后方操作后，患者取仰卧位，进行了从 C_5~T_1 前路融合及 C_6 的椎间盘切除术。

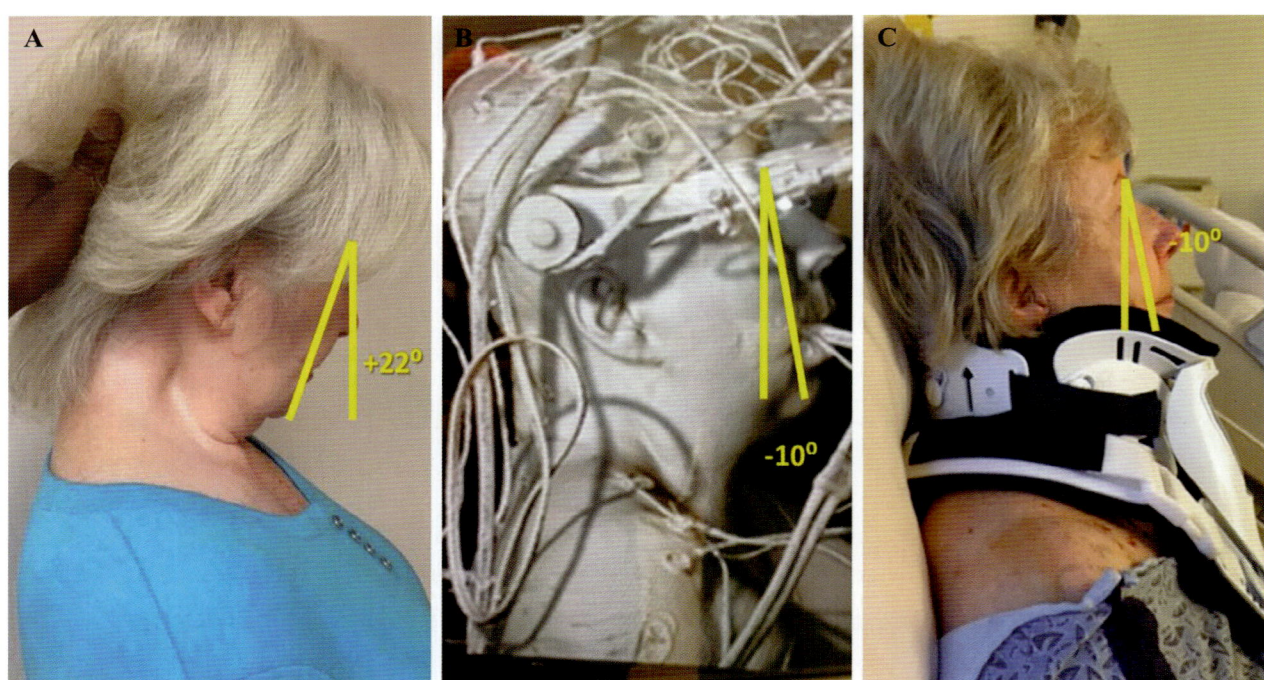

图 4.4　A. 临床照片显示术前 CBVA 为 22°；B. 术中头部位置的 3D 图像。可通过该 3D CT 图像测量 CBVA，以确保在融合术前进行充分的畸形矫正。在该病例中，在 $C_{5/6}$ 处进行 Smith Peterson 后路截骨术并使用 Mayfield 定位器进行颈部操作后，CBVA 被矫正为 –10°；C. 术后第 2 天拍摄的临床照片，显示患者恢复了水平注视

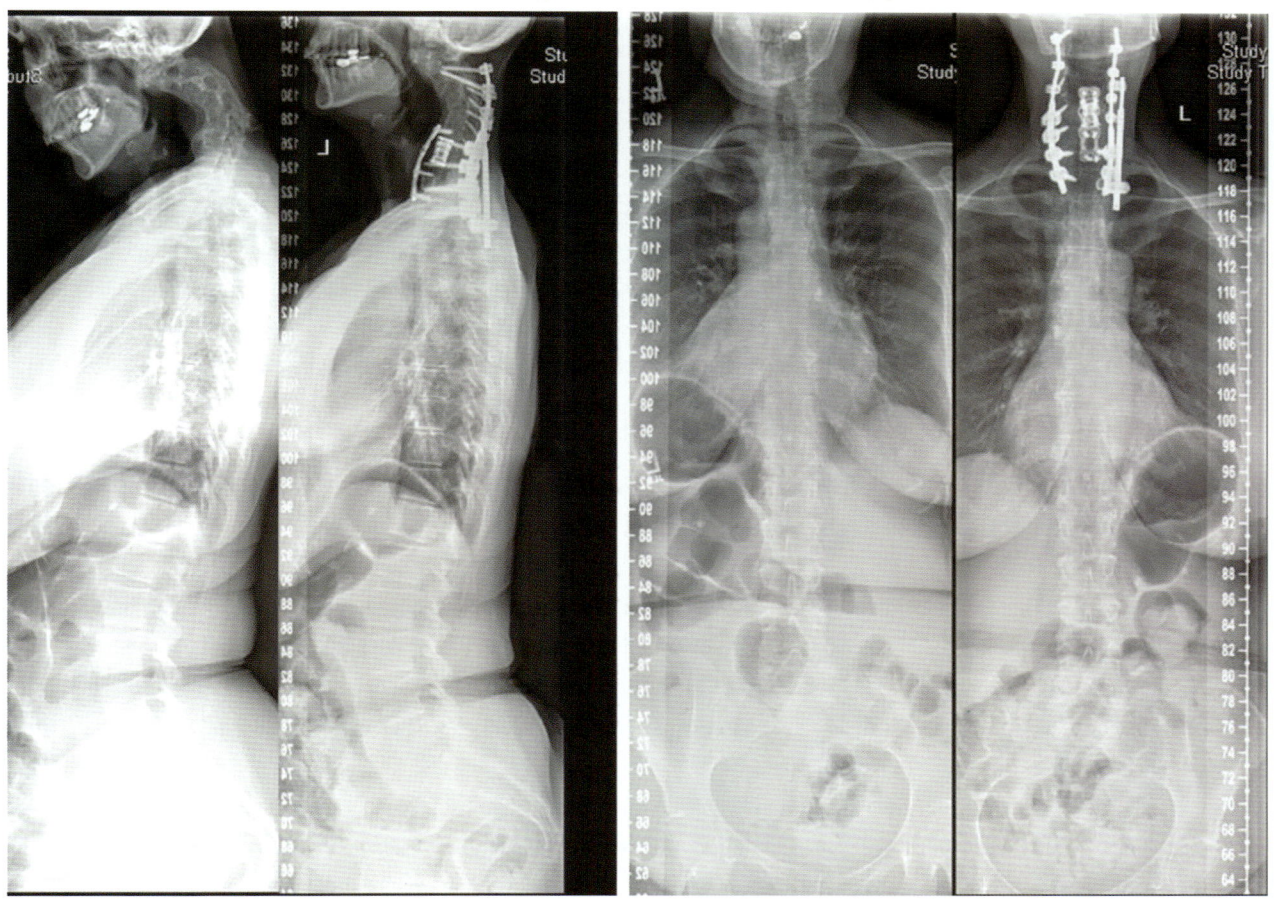

图 4.5　站立位全长脊柱 X 线片显示术前和术后 6 个月的颈椎排列情况；C_2~C_7 椎体后凸从 91° 改善到 57°，CBVA 从 22° 改善到 –10°

四、术后恢复及随访

患者对手术的耐受性良好，没有出现急性或延迟并发症。术后 6 个月的 X 线片显示，畸形矫正效果保持良好（图 4.6）。

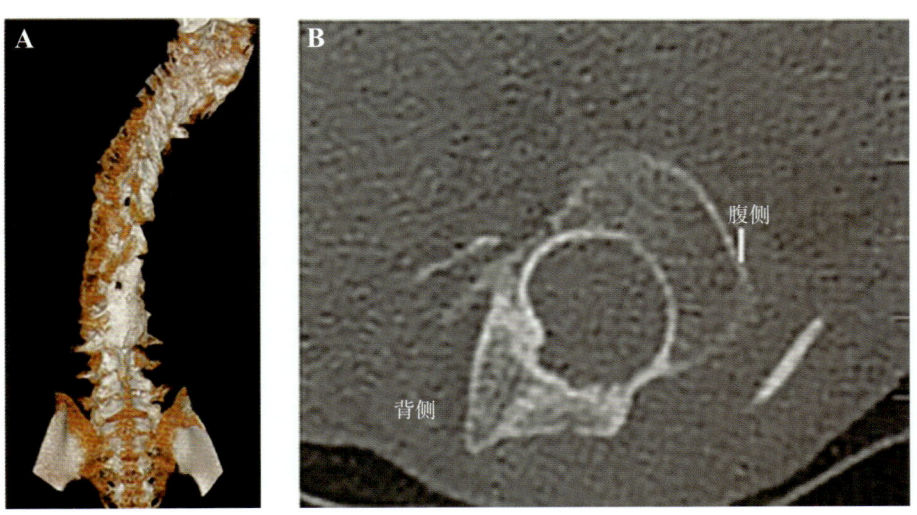

图 4.6　1 例患有神经肌肉性脊柱裂的 8 岁女性患者

A. 3D CT 扫描显示患者脊柱严重畸形；B. T_{12} 椎体的轴向 CT 图像显示旋转畸形和椎弓根发育不良。在这种临床环境下，导航可提高椎弓根螺钉置入的准确性，而徒手置入椎弓根螺钉是非常困难的

参考文献

1. Ailon T, Smith JS, Shaffrey CI, et al. Degenerative spinal deformity. Neurosurgery. 2015;77(suppl 4): S75–S91. https://doi.org/10.1227/NEU.0000000000000938.
2. Ames CP, Scheer JK, Lafage V, et al Adult spinal deformity: epidemiology, health impact, evaluation, and management. Spine Deform. 2016;4(4):310–322. https://doi.org/10.1016/j.jspd.2015.12.009.
3. Oe S, Togawa D, Nakai K, et al The influence of age and sex on cervical spinal alignment among volunteers aged over 50.Spine (Phila Pa 1976).2015;40(19):1487–1494. https://doi.org/10.1097/BRS.0000000000001071.
4. Bess S, Line B, Fu KM, et al. The health impact of symptomatic adult spinal deformity: comparison of deformity types to United States population norms and chronic diseases. Spine (Phila Pa 1976). 2016;41(3):224–233.https://doi.org/10.1097/BRS.0000000000001202.
5. Terran J, Schwab F, Shaffrey CI, et al. The SRS-Schwab adult spinal deformity classification: assessment and clinical correlations based on a prospective operative and nonoperative cohort. Neurosurgery. 2013;73(4):559–568. https://doi.org/10.1227/NEU.0000000000000012.
6. Glassman SD, Berven S, Bridwell K, et al. Correlation of radiographic parameters and clinical symptoms in adult scoliosis. Spine(Phila Pa 1976). 2005; 30(6):682–688. https://doi.org/10.1097/01.brs.0000155425.04536.f7.
7. Legaye J, Duval-Beaupère G, Hecquet J, et al. Pelvic incidence: a fundamental pelvic parameter for three-dimensional regulation of spinal sagittal curves. Eur Spine J.1998;7(2):99–103. https://doi.org/10.1007/s005860050038.
8. Glassman SD, Bridwell K, Dimar JR, et al. The impact of positive sagittal balance in adult spinal deformity. Spine (Phila Pa 1976). 2005;30(18):2024– 2029. https://doi.org/10.1097/01.brs.0000179086.30449.96.
9. Schwab FJ, Blondel B, Bess S, et al. Radiographical spinopelvic parameters and disability in the setting of adult spinal deformity: a prospective multicenter analysis. Spine (Phila Pa 1976). 2013;38(13):E803–E812. https://doi.org/10.1097/ BRS.0b013e318292b7b9.
10. Barrey C, Roussouly P, Le Huec JC, et al. Compensatory mechanisms contributing to keep the sagittal balance of the spine. Eur Spine J. 2013;22(suppl 6):S834– S841. https://doi.org/10.1007/s00586-013-3030-z.
11. Bridwell KH, Baldus C, Berven S, et al. Changes in radiographic and clinical outcomes with primary treatment adult spinal deformity surgeries from two years to three- to fiveyears follow-up. Spine (Phila Pa 1976). 2010;35(20):1849– 1854. https://doi.org/10.1097/BRS.0b013e3181efa06a.
12. Kelly MP, Lurie JD, Yanik EL, et al. Operative versus nonoperative treatment for adult symptomatic lumbar scoliosis. J Bone Joint Surg Am. 2019;101(4):338–352. https://doi.org/10.2106/JBJS.18.00483.
13. Smith JS, Lafage V, Shaffrey CI, et al. Outcomes of operative and nonoperative treatment for adult spinal deformity: a prospective, multicenter, propensity-matched cohort assessment with minimum 2-year follow-up. Neurosurgery. 2016;78(6):851–861. https://doi.org/10.1227/ NEU.0000000000001116.
14. Smith JS, Shaffrey CI, Glassman SD, et al. Risk-benefit assessment of surgery for adult scoliosis: an analysis based on patient age. Spine (Phila Pa 1976). 2011;36(10):817–824. https://doi.org/10.1097/BRS.0b013e3181e21783.
15. Smith JS, Klineberg E, Lafage V, et al. Prospective multicenter assessment of perioperative and minimum 2-year postoperative complication ratesassociated with adult spinal deformity surgery. J Neurosurg Spine. 2016;25(1):1–14. https://doi.org/10.3171/2015.11.SPINE151036.
16. Ames CP, Smith JS, Pellisé F, et al. Artificial intelligence based hierarchical clustering of patient types and intervention categories in adult spinal deformity surgery: towards a new classification scheme that predicts quality and value. Spine (Phila Pa 1976). 2019;44(13):915–926. https://doi.org/10.1097/BRS.0000000000002974.
17. Marcus HJ, Hughes-Hallett A, Kwasnicki RM, et al. Technological innovation in neurosurgery: a quantitative study. J Neurosurg. 2015;123(1):174–181.https://doi.org/10.3171/2014.12.JNS141422.

18. Kochanski RB, Lombardi JM, Laratta JL, et al. Image-guided navigation and robotics in spine surgery. Neurosurgery. 2019;84(6):1179–1189. https://doi.org/10.1093/neuros/nyy630.
19. Hsieh JC, Drazin D, Firempong AO, et al. Accuracy of intraoperative computed tomography image-guided surgery inplacing pedicle and pelvic screws for primary versus revision spine surgery. Neurosurg Focus. 2014;36(3):E2. https://doi.org/10.3171/2014.1.FOCUS13525.
20. Mason A, Paulsen R, Babuska JM, et al The accuracy of pedicle screwplacement using intraoperative image guidance systems. J Neurosurg Spine. 2014;20(2):196–203. https://doi.org/10.3171/2013.11.SPINE13413.
21. Laine T, Lund T, Ylikoski M, et al. Accuracy of pedicle screw insertion with and without computer assistance: a randomised controlled clinical study in 100 consecutive patients. Eur Spine J. 2000;9(3):235–240.https://doi.org/10.1007/s005860000146.
22. Han X, Tian W, Liu Y, et al. Safety and accuracy of robot-assisted versus fluoroscopy-assisted pedicle screw insertion in thoracolumbar spinal surgery: a prospective randomized controlled trial. J Neurosurg Spine. 2019;30(5):615–622.https://doi.org/10.3171/2018.10.SPINE18487.
23. Rajasekaran S, Vidyadhara S, Ramesh P, et al. Randomized clinical study to compare the accuracy of navigated and non-navigated thoracicpedicle screws in deformity correction surgeries. Spine (Phila Pa 1976). 2007;32(2):E56– E64. https://doi.org/10.1097/01.brs.0000252094.64857.ab.
24. Jin M, Liu Z, Liu X, et al. Does intraoperative navigation improve the accuracy of pedicle screw placement in the apical region of dystrophic scoliosis secondary to neurofibromatosis type I: comparison between O-arm navigation and free-hand technique. Eur Spine J. 2016;25(6):1729–1737.https://doi.org/10.1007/s00586-015-4012-0.
25. Tian W, Zeng C, An Y, et al. Accuracy and postoperative assessment of pedicle screw placement during scoliosis surgery with computer-assisted navigation: a meta-analysis. Int J Med Robot. 2017;13(1). https://doi.org/10.1002/rcs.1732.
26. Pham MH, Jakoi AM, Hsieh PC. S-1 and S-2-alariliac screw fixation via intraoperative navigation. Neurosurg Focus. 2016;41(Video suppl 1):1. https://doi.org/10.3171/2016.2.FocusVid.1693.
27. Ray WZ, Ravindra VM, Schmidt MH, et al. Stereotactic navigation with the O-arm for placement of S-2 alar iliac screws in pelvic lumbar fixation. J Neurosurg Spine. 2013;18(5): 490–495. https://doi.org/10.3171/2013.2.SPINE12813.
28. Shin JH, Hoh DJ, Kalfas IH. Iliac screw fixation using computer-assisted computer tomographic image guidance: technical note. Neurosurgery. 2012;70(1)(suppl Operative):16–20, discussion 20. https://doi.org/10.1227/NEU.0b013e318230517a.
29. Yukawa Y, Kato F, Ito K, et al. Placement and complications of cervical pedicle screws in 144 cervical trauma patients using pedicle axis view techniques by fluoroscope. Eur Spine J. 2009;18(9):1293–1299. https://doi.org/10.1007/ s00586-009-1032-7.
30. Rajasekaran S, Kanna PR, Shetty TA. Intra-operative computer navigation guided cervical pedicle screw insertion in thirty-three complex cervical spine deformities. J Craniovertebr Junction Spine. 2010;1(1):38–43. https://doi.org/10.4103/0974-8237.65480.
31. Czabanka M, Haemmerli J, Hecht N, et al. Spinal navigation for posterior instrumentation of C1-2 instability using a mobile intraoperative CT scanner. J Neurosurg Spine. 2017;27(3): 268–275. https://doi.org/10.3171/2017.1.SPINE16859.
32. Hlubek RJ, Bohl MA, Cole TS, et al. Safety and accuracy of freehand versus navigated C2 pars or pedicle screw placement. Spine J. 2018;18(8):1374–1381. https://doi.org/10.1016/j.spinee.2017.12.003.
33. Wang MY, Mummaneni PV. Minimally invasive surgery for thoracolumbar spinal deformity: initial clinical experience with clinical and radiographic outcomes. Neurosurg Focus. 2010;28(3):E9. https://doi.org/10.3171/2010.1.FOCUS09286.

34. Mummaneni PV, Shaffrey CI, Lenke LG, et al. The minimally invasive spinal deformity surgery algorithm: a reproducible rational framework for decision making in minimally invasive spinal deformity surgery. Neurosurg Focus. 2014;36(5):E6. https://doi.org/10.3171/2014.3.FOCUS1413.
35. Mundis GM Jr, Turner JD, Kabirian N, et al. Anterior column realignment has similar results to pedicle subtraction osteotomy in treating adults with sagittal plane deformity. World Neurosurg. 2017;105:249–256. https://doi.org/10.1016/j.wneu.2017.05.122.
36. Blizzard DJ, Thomas JA. MIS single-position lateral and oblique lateral lumbar interbody fusion and bilateral pedicle screw fixation: feasibility and perioperative results. Spine (Phila Pa 1976). 2018;43(6):440–446. https://doi.org/10.1097/BRS.0000000000002330.
37. Quiceno E, Hartman C, Godzik J, et al. Single position spinal surgery for the treatment of grade II spondylolisthesis: a technical note. J Clin Neurosci. 2019;65:145–147. https://doi.org/10.1016/j.jocn.2019.03.016.
38. Oh T, Park P, Miller CA, et al. Navigation-assisted minimally invasive surgery deformity correction. Neurosurg Clin N Am. 2018;29(3):439–451.https://doi.org/10.1016/j.nec.2018.03.002.
39. Joseph JR, Smith BW, Patel RD, et al. Use of 3D CT-based navigation in minimally invasive lateral lumbar interbody fusion. J Neurosurg Spine. 2016;25(3):339–344. https://doi.org/10.3171/2016.2.SPINE151295.
40. DiGiorgio AM, Edwards CS, Virk MS, et al. Stereotactic navigation for the prepsoas oblique lateral lumbar interbody fusion:technical note and case series. Neurosurg Focus. 2017;43(2):E14. https://doi.org/10.3171/2017.5.FOCUS17168.
41. Kam JKT, Gan C, Dimou S, et al. Learning curve for robot-assisted percutaneous pedicle screw placement in thoracolumbar surgery. Asian SpineJ. 2019:920–927. https://doi.org/10.31616/asj.2019.0033.
42. Tajsic T, Patel K, Farmer R, et al. Spinal navigation for minimally invasive thoracic and lumbosacral spine fixation: implications for radiation exposure, operative time, and accuracy of pedicle screw placement. Eur Spine J. 2018;27(8):1918–1924. https://doi.org/10.1007/s00586-018-5587-z.
43. Patel RD, Graziano GP, Vanderhave KL, et al. Facet violation with the placement of percutaneous pedicle screws. Spine (PhilaPa 1976). 2011;36(26):E1749– E1752. https://doi.org/10.1097/BRS.0b013e318221a800.
44. Fujibayashi S, Neo M, Takemoto M, et al. Computer-assisted spinal osteotomy: a technical note and report of four cases. Spine (Phila Pa 1976). 2010;35(18):E895–E903. https://doi.org/10.1097/brs.0b013e3181dc5ed1.
45. Shin JH, Yanamadala V, Cha TD. Computer-assisted navigation for real time planning of pedicle subtraction osteotomy in cervico-thoracic deformity correction. Oper Neurosurg (Hagerstown). 2019;16(4):445–450. https://doi.org/10.1093/ons/opy162.
46. Vital JM, Boissière L, Bourghli A, Castelain JE, et al. Osteotomies through a fusion mass in the lumbar spine. Eur Spine J. 2015;24(suppl 1):S107–S111. https://doi.org/10.1007/s00586-014-3657-4.
47. Kosterhon M, Gutenberg A, Kantelhardt SR, et al. Navigation and image injection for control of bone removal and osteotomy planes in spine surgery. Oper Neurosurg (Hagerstown). 2017;13(2):297–304.https://doi.org/10.1093/ons/opw017.
48. Takahashi J, Ebara S, Hashidate H, et al. Computer-assisted hemivertebral resection for congenital spinal deformity. J Orthop Sci. 2011;16(5):503–509. https://doi.org/10.1007/s00776-011-0134-3.
49. Song K, Su X, Zhang Y, et al. Optimal chin-brow vertical angle for sagittal visual fields in ankylosing spondylitis kyphosis. Eur Spine J. 2016;25(8):2596–2604. https://doi.org/10.1007/s00586-016-4588-z.

第五章 导航技术在胸腰椎脊柱肿瘤和转移病灶中的应用

Zach Pennington, A. Karim Ahmed, Jeff Ehresman, Sheng-Fu Larry Lo, Daniel M. Sciubba 著

姜 横 译

第一节 技术介绍

脊柱肿瘤学是一个涵盖多种病理机制的广泛领域。其中绝大多数是源自椎体的脊柱转移瘤[1-3],最常见病变位置在胸椎(70%)或腰椎(30%)[4],与乳腺癌、前列腺癌、肺癌和肾细胞癌密切相关[5]。患有这些肿瘤的患者通常非常虚弱[6],因此更为微创的治疗方法对这类患者非常有帮助[7]。在过去的5年里,脊柱导航和机器人技术的进步促进了这些微创治疗方法的发展。此外,它们越来越多地被应用于切除原发恶性椎体肿瘤。在这里,我们将综述这两种技术在脊柱肿瘤学领域的应用。

一、现行方案

对于原发恶性椎体肿瘤和伴有脊髓压迫的脊柱转移瘤,手术是治疗的金标准[8-12]。在孤立的原发性肿瘤中,手术的适应证是治愈性切除,已被证明可以提高局部控制和疾病特异性生存率[8-11]。对于脊柱转移瘤,手术的目的包括神经减压和对不稳定肿瘤受累节段的固定。

脊柱转移瘤是多数脊柱肿瘤学家实践的核心,手术术式可以根据神经、肿瘤、机械和系统(Neurologic, Oncologic, Mechanical, and Systemic,NOMS)[13]或位置、机械不稳定性、神经学、肿瘤学、患者健康状况、预后和对先前治疗的反应(Location, Mechanical instability, Neurology, Oncology, and Patient fitness,LMNOP)框架进行制定[14]。在这两类疾病中,可以使用椎间盘区域脊髓压迫系统(表5.1)[15]对硬膜外病变负荷进行分级,并且可以使用脊柱肿瘤不稳定性评分(Spinal Instability Neoplastic Score,SINS;表5.2)[16]对机械不稳定性进行分级。

表 5.1 脊柱转移性疾病患者脊髓压迫的分类系统:脊髓压迫系统

无脊髓压迫		有脊髓压迫	
分级	定义	分级	定义
0	仅限骨转移	2	硬膜外病变,导致脊髓挤压,但只有部分脑脊液空间被挤压
1a	硬膜外病变,未导致硬膜囊变形	3	硬膜外病变,导致脊髓压迫,完全挤压脑脊液空间
1b	硬膜外病变,导致硬膜囊变形但无脊髓压迫	—	—

续表

无脊髓压迫		有脊髓压迫	
分级	定义	分级	定义
1c	硬膜外病变，导致硬膜囊变形，脊髓有轻度压迫但无挤压	—	—

表 5.2　脊柱肿瘤不稳定性评分（SINS）在转移性脊柱疾病背景下对脊柱不稳定性进行分类

SINS 组成	评分
脊柱力线的放射学	
半脱位	4
脊柱后凸、侧弯	2
正常	0
骨病损	
溶骨型	2
混合型	1
成骨型	0
位置	
结合部位（枕骨至 C_2，$C_7 \sim T_2$，$T_{11} \sim L_1$，$L_5 \sim S_1$）	3
移动椎（$C_3 \sim C_6$，$L_2 \sim L_4$）	2
半固定椎（$T_3 \sim T_{10}$）	1
固定椎（$S_2 \sim S_5$）	0
疼痛	
有	3
偶尔，但不是活动痛	2
无	1
脊柱后外侧受累情况	
双侧	3
单侧	1
无	0
椎体塌陷	
> 50%	3
0~50%	2
无塌陷，但椎体侵犯	1
无	0

续表

SINS 组成	评分
分类	得分
脊柱稳定	13~18
潜在不稳定	7~12
不稳定	1~6

对于这些患者，放射治疗模式的进步使得不必进行广泛的肿瘤切除就能实现持久的长期局部控制[17]。因此，除了需要前柱重建的新发畸形患者外[18]，通常更倾向于采用微创手术方法，如经小切口进行的分离手术[19]，这是因为这些方法的相关并发症较低[7]。这些方法通常采用经皮或经筋膜放置仪器[20]。在这两种情况下，由于没有直接的可视化，故必须使用某种导航来放置仪器。传统上，这是在二维透视的指导下进行的。然而，许多外科医生越来越多地使用立体定向导航系统（例如，BrainLab、StealthStation®）和机器人辅助仪器。这两种策略都有减少外科医生和手术团队的总体辐射暴露[21]的潜力。此外，近十几个已发表的系列研究表明，相较于开放手术，采用微创、导航辅助技术治疗脊柱转移患者的手术疗效和临床结果更好[20,22-31]。正如最近的两项系统综述指出[7,32]，相对于开放手术而言，微创技术可以减少术中失血、缩短住院时间和降低并发症率，与此同样重要的是，二者与疼痛相关性和神经学结果似乎是等效的。

手术内导航技术的进步还使非手术干预方法（如射频消融[33,34]）得以应用于脊柱转移患者，并增强了计划和执行原发性恶性肿瘤的截骨术的能力[35,36]。在椎体原发性和转移性病变中，手术内导航系统可能十分有助于评估肿瘤切除程度[35,37]，这对于原发性病变尤为重要，因为更大范围的肿瘤切除与更好的局部控制相关[8,38]。

二、脊柱导航技术的指南

颅脑和脊柱导航技术使用指南的发布，意味着在学习如何将导航技术应用于脊柱肿瘤学案例时，研究员在颅脑案例中开发的诸多技术得以应用。最近，国际计算机辅助骨科手术学会发布了一组有关如何最佳应用导航技术进行脊柱手术的指南[39]。指南中强调的核心原则包括：①在仪器放置前使用已知解剖标志验证导航注册的重要性（图 5.1A~D）；②保持导航系统红外摄像头与患者固定参考框之间的清晰视线；③通过比较图像位置与已知标志的准确性来持续验证注册的准确性；④在完成导航辅助操作之前最小化局部区域校准性的变化，因为校准的变化可能导致注册不准确。此外，该学会还提出，导航辅助手术的禁忌证包括脊柱过度活动、无法放置稳定坚固的追踪器及术前影像质量差，后者限制了导航系统的准确性。在肿瘤领域内，由于肿瘤侵袭对局部区域标志的显著破坏，可能会阻碍有效地应用脊柱导航技术。

机器人和导航脊柱手术：手术技术和进展

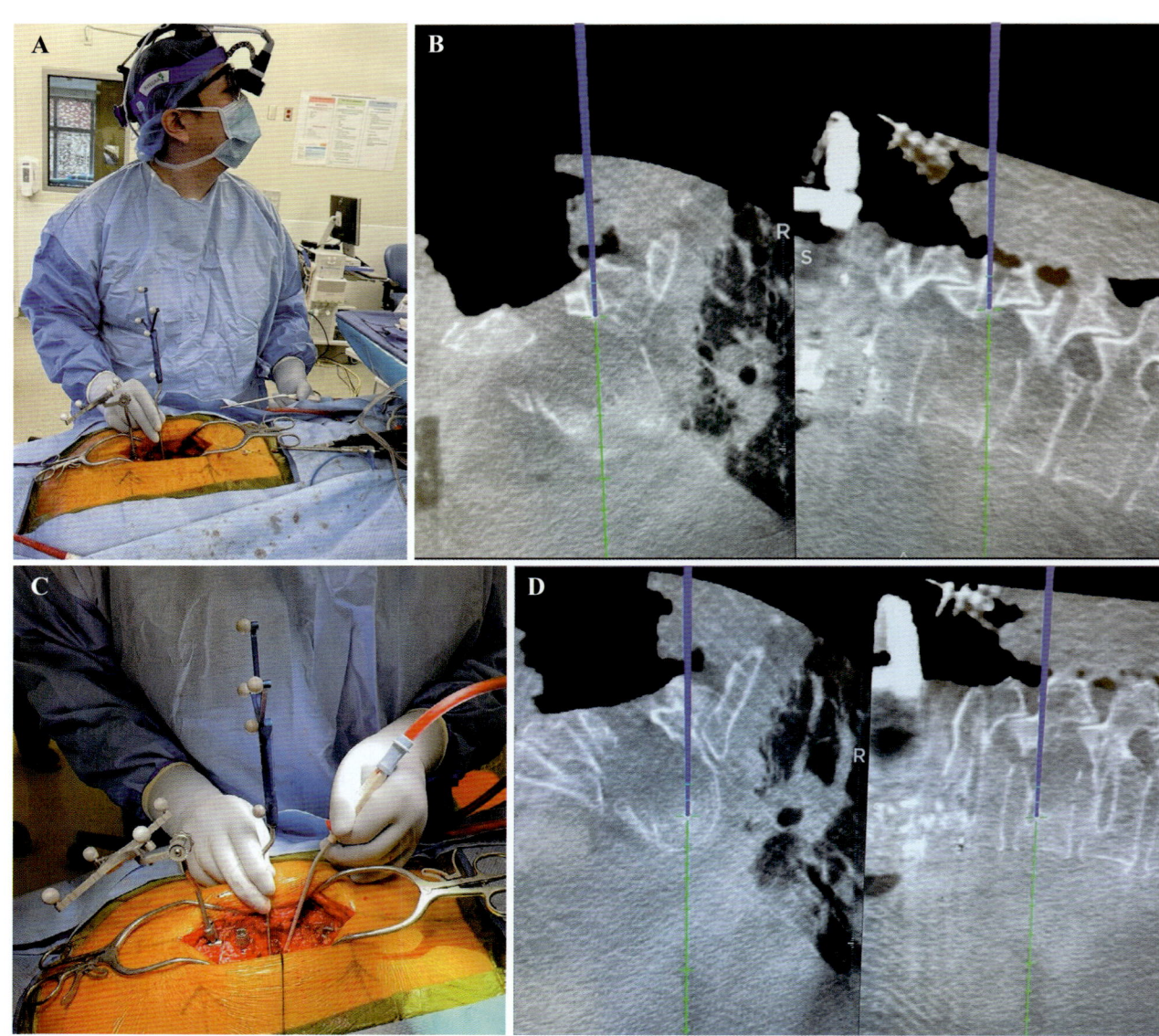

图 5.1 使用术中导航技术验证椎体全切的过程示例

A. 导航探针放置在手术区域，覆盖计划中的植入物或椎体切除术位点；B. 探针位置与术中导航中的预期位置相对应。此处展示了在进行单层逐块椎体切除术的患者中，使用探针验证肿瘤位置的情况。投影影像来自术中后方曝光后获取的锥束CT扫描；C、D. 展示了使用探针监测椎体切除范围的情景

该学会也承认脊柱导航技术存在一个学习曲线，这一发现也得到了其他人的证实[40]。如何将这一程序应用于脊柱肿瘤学，我们的观点是导航应该以分阶段的方式融入手术工作流程中，可从应用更为简单的程序开始。例如，在正常的、非发育异常的椎体中放置椎弓螺钉，逐渐过渡到更复杂的操作，最终应用于骨截骨术的引导。在所有情况下，我们认为在尝试导航引导术的手术之前，外科医生应熟悉在没有导航的情况下执行该程序。

三、脊柱导航在肿瘤中的应用及疗效

在脊柱肿瘤手术中，导航技术的主要应用包括植入物放置和肿瘤切除。对于前者在脊柱肿瘤患者中

的证据相对有限[41,42]，因为对于肿瘤和退行性疾病患者而言，椎弓根螺钉放置的基本原理非常相似。然而，在有关于退行性文献中，有几个系列研究表明，导航辅助的椎弓根螺钉放置提供了更为准确的椎弓根螺钉位置。近期的系列研究包括Jing等[43]、Budu等[44]和Yang等[45]。在Jing等[43]对60例患者进行胸腰椎椎弓根螺钉放置的系列研究中，使用O型臂（$n=191$）或荧光透视辅助放置（$n=150$），他们发现通过导航放置的螺钉更有可能具有临床可接受的位置。Budu等[44]在其对831枚螺钉（其中296枚使用BrainLab和Orbic 3D，西门子）的系列研究中同样显示，通过导航放置的螺钉被误放的可能性减少了50%。此外，他们发现导航的使用减少了不同外科医生之间误放率的变异性。导航与使用透视辅助时误差较大的人的准确性有关，这表明它可能提高了那些在使用透视辅助时效果不佳的外科医生的表现。这些结果反映了Gelalis等[46]早期系统综述的发现。在对6617枚螺钉的26项前瞻性试验进行综述时，作者发现导航辅助与更为准确的椎弓根螺钉放置相关。他们还发现，自由手术放置的螺钉倾向于向内偏离（进入管道），在CT引导导航下放置的螺钉更易穿破椎弓根的外侧壁。因此，其他条件相同的情况下，导航辅助放置可能通过将螺钉偏向横向及远离脊髓和脊柱管，进而降低与胸椎螺钉放置相关的神经风险。

导航提供的这种改进的准确性在脊柱畸形手术中可能会更为显著，因为患者可能有椎弓根发育不全或椎弓根方向倾斜[47-49]。由于在肿瘤患者中脊柱畸形并不罕见，因此在肿瘤学人群中也可能观察到类似的益处。此外，由于转移性病变常会破坏局部骨骼解剖结构，故术中导航可能使外科医生更容易识别受损的骨骼并选择更为理想的螺钉轨迹。De la Garza Ramos等[42]最近提供了支持导航辅助椎弓根螺钉放置在脊柱转移患者中优越性的证据。在对62例患者进行的系列研究中，共放置547枚螺钉（其中249枚经过导航辅助），他们发现与自由手术放置相比，使用导航的患者椎弓根螺钉穿孔的发生率显著降低。

相比之下，导航在促进肿瘤切除方面的支持在肿瘤学人群中具有独特性。对于原发性肿瘤的切除，一些学者已经描述了良好的结果[36,50-54]。最早的描述大多涉及良性病变。Moore和McLain报道了他们使用Viewpoint Stereotactic Navigation System（Z-kat）切除颈胸交界处骨样骨瘤和骨母细胞瘤的经验[55]。Rajasekaran等[56]也使用导航治疗良性病变。他们描述了应用Iso-C 3D（西门子）荧光透视引导下切除脊柱移动部位的4个骨样骨瘤的方法。所有这些病变起源于后部结构，通过分段切除成功治疗，使所有患者在平均2年的随访期内实现持久的无复发生存。Nagashima等[57]随后描述了导航在切除C_2椎弓根骨样骨瘤中的应用。使用StealthStation®（美敦力）导航系统和术前CT，他们实现了分段切除，且手术后结果未报告。

Dasenbrock等[36]报道了将术中导航应用于原发性椎体恶性肿瘤的方法。作者在3例骶骨脊索瘤的骶骨部分切除和整块切除手术中采用了术中导航。该团队使用术前CT扫描和BrainLab系统来引导骶骨部分切除的截骨术。在系统的配准点对点映射期间，成像参考框固定在L_5棘突过程中，S_1的上关节突被用作局部区域标志。为了引导切割并监测高速钻孔的轨迹，将跟踪探针连接至钻头。这有助于在矢状面和轴向平面进行实时跟踪。作者报道，整块切除并获得阴性切缘的患者，在44个月的随访中可保持健康。同一团队还在通过经内镜经颈部途径切除复发性颈椎脊索瘤时应用了术中的图像引导导航，并取得了良好的效果[58]。

接着，Yang 等在进行计算机导航辅助骶骨脊索瘤切除的 26 例患者中采用了类似的技术。他们报道，在 22 例病例中（占 85%）实现了边缘（R1）或阴性（R0）切缘；平均 39 个月中[50] 总体复发率仅为 8%。Jeys 等在治疗 23 例骨盆或骶骨原发性肿瘤的患者中也报道了良好的结果。91% 的患者骨和软组织切缘干净，仅有 13% 的病例出现局部复发[59]。或许更重要的是，作者发现导航系统能够实时反映手术工具相对于患者解剖结构的位置。平均操作误差小于 1 mm；虽然未将其与仅通过解剖导航的外科医生进行比较，但导航很可能显著提高了外科医生的准确性。同一团队的研究发现，导航手术与减少手术时间、术中失血量和人为神经损伤相关，这表明导航的使用还可能降低手术干预的相关并发症[60]。

随后，Nasser 等[61] 描述了他们使用 O-arm®（美敦力）辅助导航进行 41 例活动性脊柱和骶椎肿瘤活检或切除。7 例转移性病变患者和 13 例原发性肿瘤患者在导航的帮助下进行了广泛的骨切除。虽然未设置非导航组以进行比较，但作者得出结论为，导航辅助非常有用，可以提高切缘和植入物放置的精度。

最近，Bosma 等发表的研究结果表明，在骶骨和盆骨原发性肿瘤切除术中，术中导航可能有助于外科医生更容易实现负性切缘[62]。接受导航辅助手术的患者实现负性切缘的可能性是历史对照组的 4 倍，后者在切除时未接受导航辅助。对于活动性脊柱病变，尚未进行类似的比较；然而，Ando 等[63] 报道了他们对 18 例脊柱原发性肿瘤（2 例肉瘤）的经验，并在中位随访 24.5 个月时未见到任何复发的情况。然而，仍需要更多仅包括恶性肿瘤患者的经验。

第二节　脊柱病变的外科治疗

由于原发性椎体肿瘤的整体罕见性，临床外科医生更有可能在转移性疾病患者中采用基于导航的技术。不过，在这里我们展示了术中导航在处理原发性病变时的整合应用。

一、临床病例 1

（一）现病史及临床症状

患者，男，65 岁，被转诊至资深作者的诊所，之前在外部医院进行了经活检证实为骶骨脊索瘤的治疗。患者大约在 5 个月前开始注意到右侧臀部疼痛，症状逐渐加重，并对药物治疗无效。患者还出现进行性肠道和膀胱症状，表现为便秘和轻度尿潴留，并主诉有会阴部麻木的感觉，但否认有神经根痛或肌无力。检查时，神经系统无局部性症状，双上肢、下肢所有主要肌群的力量均为 5/5；在四肢的轻触和针刺检查中感觉正常，膝盖和踝关节的反射正常。Romberg 征和步态测试未显示异常。

（二）术前影像

在外部医院进行的影像学检查显示大的骶骨肿块，在 T_1 加权和 T_2 加权 MRI 序列上分别呈低信号和高信号（图 5.2A～F）。该病变有一个大的 5 cm×6 cm×7 cm 的骶前组分，包绕了双侧 S_1～S_3 根部。再次进行增强序列的影像学检查显示，双侧髂骨后上棘有强化的病变，与跳跃性转移一致。

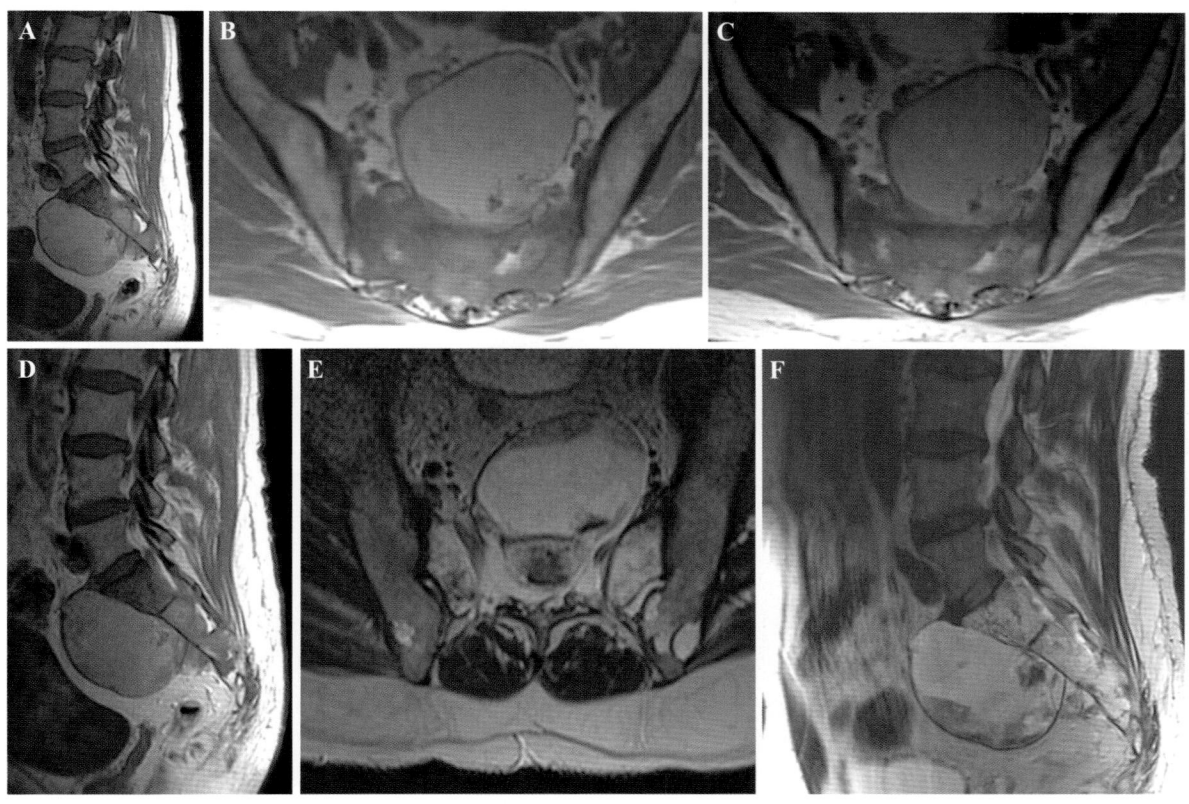

图5.2 术前影像显示一个体积较大（8.2 cm×10.4 cm×7 cm）的 T_1 低信号、T_2 高信号骶骨肿块，侵犯双侧 S_1~S_4 孔 对病变活检显示，有生理性泡状细胞的脊索瘤，具有黏液样基质，与典型的脊索瘤一致。细胞对 Brachyury、S100 和泛角蛋白呈阳性染色，对 TTF-1、Pax8、CK7 和 RCC 呈阴性染色。A、B. 术前未对比 T_1 影像，显示骶骨肿块呈低信号，有大量的骶前组分；C、D. 对比后的 T_1 影像，显示轻微强化；E、F. T_2 加权影像显示大量的骶前肿块与周围脂肪组织等信号，未受影响的骨骼呈高信号

（三）手术规划

与当前文献一致，认为患者将受益于联合立体定向放疗和手术整块切除的多模态治疗。决定采用新辅助放疗，包括对骶骨和双侧骨盆中部的 800 cGy 的五个分数。然后进行了病变的整块切除计划。鉴于涉及髂后上棘（posterior superior iliac spine，PSIS）的双侧病灶存在，故计划的切缘必然包括双侧骨盆中部。上部截骨计划通过 L_5/S_1 椎间盘空间进行，侧面截骨计划包括双侧半骨盆的内侧 7 cm。由于这将完全破坏骨盆环，所以决定包括椎弓根螺钉，从 L_3 延伸到骨盆。为了提高计划构造的扭转强度，决定在两个半骨盆之间使用股骨支撑异体移植物，还计划使用胫骨支撑异体移植物来帮助促进整块骶骨盆切除后可能出现的大缺损愈合。

（四）术中影像

鉴于计划的解剖范围，手术分为两个阶段。第一阶段采用前腹腔途径。进行了中线腹腔切口，将肠内容物向侧方扫开，暴露后腹膜，切开后腹膜以显露病变的骶前组分。使用尖锐和电凝切割相结合的方法，移动双侧髂动脉，暴露出 L_5/S_1 椎间盘空间。进行 L_5/S_1 椎体前半椎切除术，形成手术标本的上边缘。通过与整形外科的合作形成腹直肌瓣，以辅助闭合手术后部。然后放置硅橡胶套管（图 5.3A），将切口关闭；患者在醒来时神经完整。

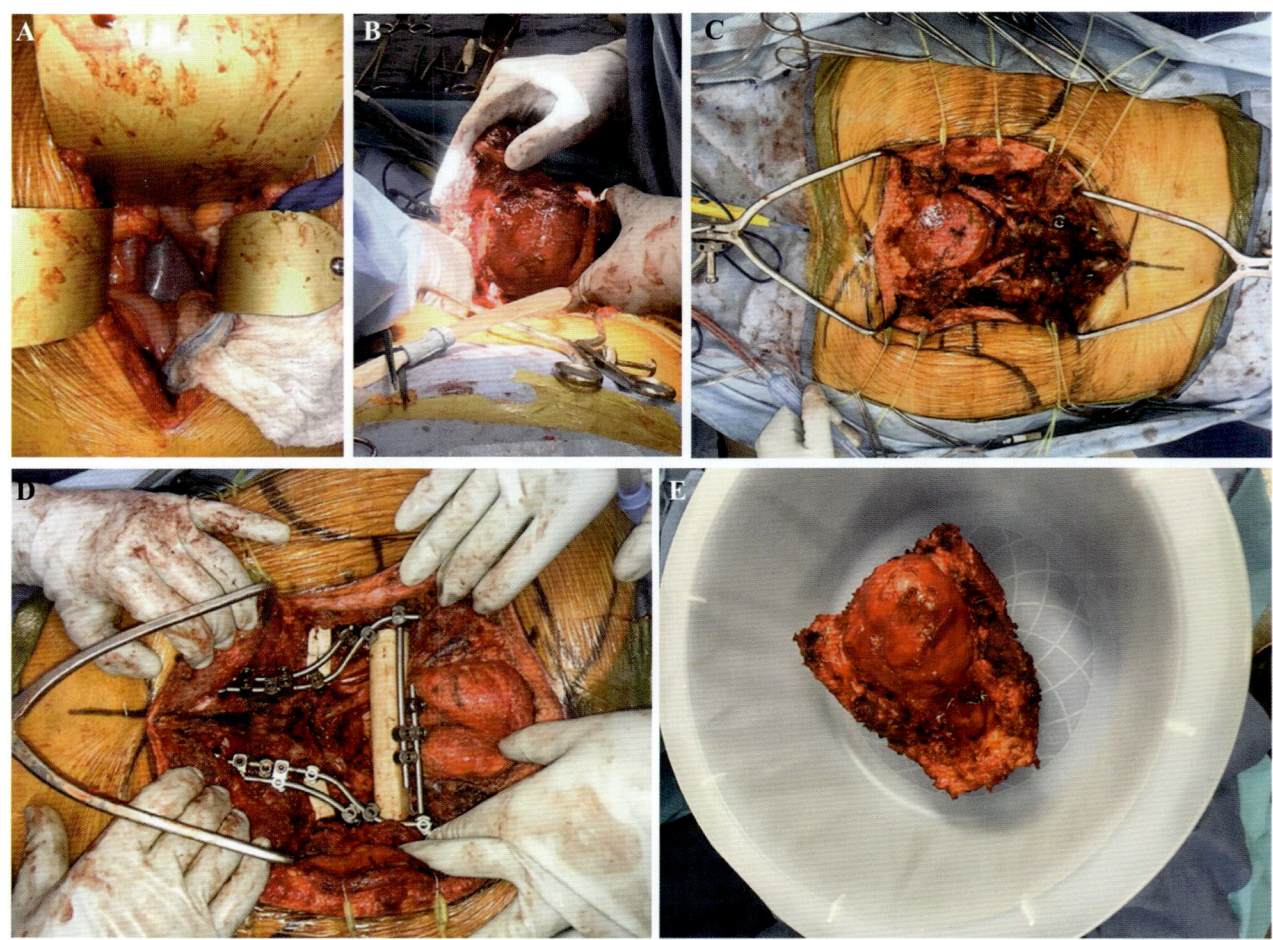

图5.3　A. 术中影像显示硅胶鞘放置后的前入路；B. 取出肿瘤标本；C. 标本取出后残留较大的骶骨缺损；D. 由于切除后的不稳定性，采用了四棒结构，并使用腓骨和股骨支撑的同种异体移植物；E. 检查切除标本显示术中导航有助于产生清晰的切缘

　　手术的第二阶段采用了从 L_2 到尾骨尖端的背侧中线途径，解剖范围延伸至双侧半骨盆，暴露出 PSIS 和髂骨内侧脊。暴露棘突后，通过棘突夹将参照框固定在 L_2 棘突上。然后使用 StealthStation®（美敦力）系统将患者的解剖结构记录到术前获得的 CT 图像上。术前 CT 的获取序列包括 0.75 mm 和 3 mm 切片；由于其更高的空间分辨率，0.75 mm 的序列被用于术中导航。L_4 棘突和双侧 $L_{4/5}$ 椎间关节被用作图像注册点。在将参照框注册到术前图像后，通过触摸 L_5 棘突和 S_1 双侧椎板及上关节突来确认注册的准确性。

　　随后，在 L_3~L_5 椎弓根双侧放置开窗螺钉，通过术中 CT 系统（O-Arm®，美敦力，明尼阿波利斯，明尼苏达州）进行了位置确认。双侧臀肌与髂骨内侧分离，保留了臀肌上覆盖 PSIS 的健康肌肉，以确保切缘为阴性。暴露骶骨和半骨盆后，使用一个固定在 StealthStation® 系统上的夹具辅助超声切割装置进行 L_5 椎板切除术。去除椎板后，识别 L_5 神经根和硬膜鞘，并在 L_5 神经根水平以下双重结扎硬膜鞘。然后决定通过 L_5 椎体后半部进行三柱截骨，以避免损害 S_1 肿瘤包膜。使用相同注册的超声切割装置进行截骨，与第一阶段的 L_5/S_1 椎体前半椎切除相连接，将骶骨从脊柱中分离。然后再次使用超声切割装置通过骨盆中部进行截骨，从髂骨内侧到坐骨切迹，大致在距髂骶关节 7 cm 的位置。在进行截骨时，需小心从拟定的肿瘤边缘外开始至少 5 mm，以避免剥离肿瘤包膜。根据我们的经验，对于脊索瘤来说，这对于避免 43% 的患者在距肿瘤平均 3 mm 的地方发现的微小跳跃性转移至关重要[64]。然后，仔细解剖 L_4 和 L_5 神经根及直肠，将标本取出（图 5.3B），残留的大缺损需要进行重建（图 5.3C）。

鉴于局部解剖结构的潜在变化，使用双侧髂骨峰进行图像配准确认。在确保准确的配准后，通过术中导航系统辅助放置盆腔螺钉。通过 L_3~L_5 椎弓根螺钉进行椎体成形术，以用于加固，并使用钢棒使其成形。为加固骶部缺损，放置一块 20 cm 长的股骨支撑移植物，并通过十字联结连接到四根钢棒的结构上；半骨盆被压缩到股骨支撑移植物上，以最大化患者骨盆环的扭转强度。放置胫骨支撑异体移植物以确定最终构造（图 5.3D），并在骶骨切除术缺损中使用了第 1 阶段形成的腹直肌瓣，以帮助消除无效腔。检查送检标本显示有明确的骨切口（图 5.3E），术后病理学证实为阴性切缘。

（五）术后影像

术后 6 个月的随访中，影像学显示手术过程中残留的浆液积液。然而，在 MRI 上未观察到肿瘤复发的证据（图 5.4A~D），在术后 CT 图像上也没有观察到植入物失效的迹象。

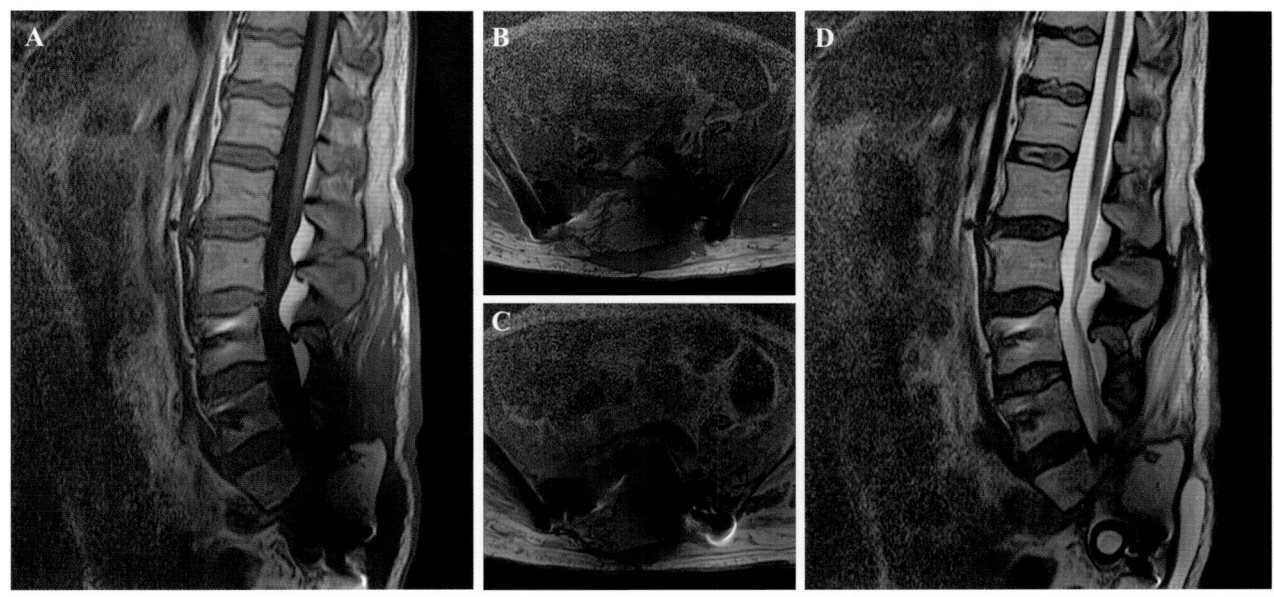

图 5.4　术后影像显示没有复发的迹象

A. 矢状位和 B. 轴位未对比的 T_1 图像及 C. 非对比度的 T_2 加权图像显示没有病变复发的迹象；D. 对比度 T_1 加权影像显示没有增强病变的迹象。请注意明显的金属伪影

（六）术后恢复和随访

患者对初始手术的耐受性良好，仅出现轻度神经功能缺陷，这是基于决定牺牲骶神经根预期。患者主要缺陷是背伸和跖屈的力量为 0/5，并伴随着 S_1~C_0 皮肤区域感觉丧失。由于骶神经根的牺牲，患者还需要定期进行自主导尿以治疗神经源性膀胱。

不幸的是，患者确实经历了术后肠梗阻及深部创面感染，感染为混合厌氧菌和革兰阴性菌，需要冲洗和手术翻修。尽管如此，患者仍然在 24 个月的随访中保持良好的康复，没有复发的迹象。

二、临床病例 2

（一）现病史及临床症状

患者，男，64 岁，已知患有广泛转移的肾细胞癌，前来作者的诊所，主要因机械性腰背疼痛和双下肢进行性功能障碍而进行评估。患者先前接受了脊柱病变的常规外放射治疗，并已经接受了经皮骨水泥成形术的评估。鉴于其先前进行的椎体成形术未取得成功及由于硬膜外疾病导致的进行性神经系统衰退，故其可能会从手术评估中受益。

在检查时，患者的双下肢肌力明显为 4+/5，但其主观上感觉到全身乏力，且双下肢有刺痛感，尽管在轻触或刺痛测试中未观察到局部感觉缺陷。患者步态略显脊髓病变，尽管他能够在协助下进行串行行走。触诊其腰椎部位有轻微疼痛，但在轴向负荷时有中度到重度的疼痛。

（二）术前影像

CT 影像显示 T_{12} 椎体先前骨水泥有溶解性病变，前柱高度减小，并在胸腰交界处出现新发畸形（图 5.5A 和 B）。多发性胸腰椎病变提示不宜进行积极的手术重建。MRI 显示 T_{12} 椎体 T_1 低信号，轻度 T_2 低信号的肿块（图 5.5C 和 D），并轻度推压左侧前外侧脊髓。

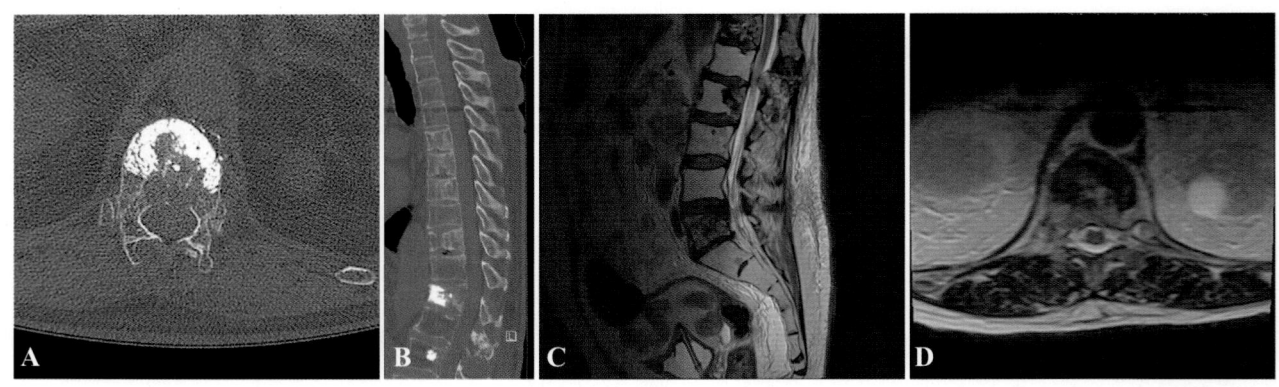

图 5.5　A、B. 病例 2 患者术前的 CT 影像显示先前的 T_{12} 骨水泥有溶骨性肿块，伴有明显的前柱高度丧失和新发畸形；C、D. 肿块的 T_2 加权 MR 影像显示有轻度硬膜外病变，但没有明显的脊髓压迫

（三）手术规划

考虑到患者的广泛病情，评估传统的开放手术预后可能较差。此外，经评估认为其硬膜外疾病适合进行立体定向放射手术。因此，决定进行一种微创手术，包括经皮植入物和对 L_1 和 L_2 节段进行局部减压的微小开放手术。目标是通过稳定 L_1 和 L_2 节段来缓解患者的机械性疼痛，并在肿瘤和脊髓之间提供一定的间隙，以进行立体定向放射治疗。

（四）手术步骤

患者呈俯卧位，经擦洗和铺巾后，将注册阵列经皮固定在患者骶骨后上缘。正如其他人所述[65]，我们的穿透深度目标约为 2.5 cm，以确保参考标记牢固地嵌入髂骨中，因参考框架固定不良将导致术中参考框架漂移和导航系统不准确。然后使用导航探针将参考框架在 StealthStation® 系统中与术前 CT 进行注册；与病例1一样，我们使用了带骨窗和0.75 mm切片厚度的体积。随后通过触摸棘突和对侧PSIS来进行初步的注册，以确认系统的准确性。

然后，通过使用注册到StealthStation®系统的夹具将手术工具进行注册。这些工具包括一个攻丝器、标准钻头和螺丝刀。在导航下，计划并在T_{10}~L_3水平的双侧椎弓根处形成刺入口。刺入口的计划使用导航探针的尖端，该探针在隐形系统上延伸约4 cm，以反映最终的椎弓根螺钉。在绘制刺入口点时，将探针角度设置为反映计划螺钉的轨迹。这将限制刺入口位置在距离正中线3~4 cm处。在形成刺入口时，我们尽量使它们共线，以帮助在手术结束时传递螺杆。

从T_{10}水平开始，通过腰背肌，插入Jamshidi针并对准目标椎体的关节突。然后使用手术锤推动Jamshidi针穿过椎弓根，进入椎体后部（2~3 cm）。可以在透视下观察针的推进过程，尽管在这种情况下我们选择不这样做。然后拔掉Jamshidi的内部引导芯，放置并推进Kirschner导丝（K导丝），直至接触到前皮质。再将Jamshidi引导针更换为一系列扩张器，这些扩张器可缩回至腰背肌旁。然后将K导丝通过一个略小的椎弓根攻丝器，用于穿刺椎弓根。对于每个螺钉，相对于计划的螺钉，攻丝器都略小，以优化最终结构中的螺钉与骨的接触。在穿刺椎弓根后，拔出锥子，将开窗的椎弓根螺钉通过K导丝插入椎弓根。

固定所有椎弓根后，使用第二代O-arm®（美敦力）进行术中CT以确认螺钉的位置。对于术中O-arm®捕捉，我们采用标准的剂量方案（120 kVp，80 mA，391个投影，0.415 mm像素大小，0.83 mm切片厚度）[66]。一旦确认了螺钉的位置，就通过开窗的螺钉进行椎体成形术。然后在L_1~L_2横突上形成一个小的3~4 cm切口，进行骨膜下剥离，并向外延伸至中央小关节。在L_1和L_2处进行椎板切除，并联合使用垂直骨钳、吸引器和刮匙去除硬膜外肿瘤。使用注册到导航系统的探针来确认充分减压，之后采用典型的方式关闭中线切口。然后通过双侧远切口将螺杆穿过筋膜下并放置螺栓以固定螺杆。在交叉台X线片上确认位置后，用八字缝合法关闭远切口。

（五）术后影像

术后站立位片显示所有螺丝位置良好，且经CT确认。术后3个月的复查CT未显示任何螺丝松动的迹象（图5.6A和B）。

（六）术后恢复和随访

患者在手术后恢复良好，机械性背部疼痛几乎立即改善，并相对于术前状态在神经学上保持完整。不幸的是，患者在随后的6个月里逐渐恶化，最终因系统性疾病负担而死亡。

三、操作过程中的注意事项

对于所有新技术而言，导航肿瘤手术的一个主要关注点是学会

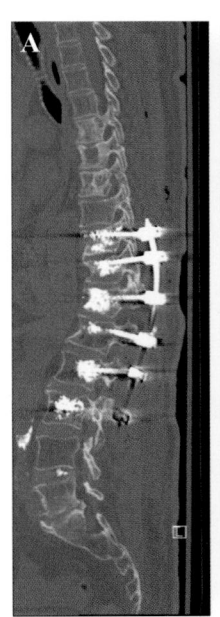
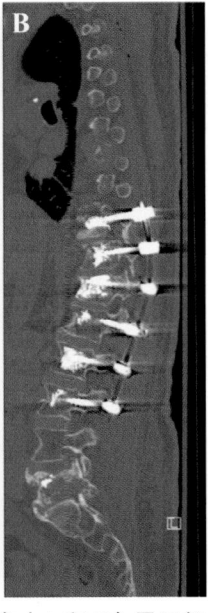

图5.6 术后CT影像（A和B）显示经皮放置的T_{10}~L_3构造

将技术整合到自己的工作流程中。先前的研究表明，尽管有经验的骨科肿瘤外科医生，由于对导航辅助手术经验有限，仍至少需要进行 20 例病例才能顺利地将导航整合到工作流程中[52]。类似的研究调查导航辅助手术在退行性变化人群中的学习曲线估计为 6 个月和 40 例患者[67,68]。值得注意的是，这些调查是针对椎弓根螺钉的放置，并未涉及广泛的骨骼操作，这可能增加了学习曲线。

确保系统准确注册对于手术的成功尤为关键，特别是对于进行整块切除的原发性肿瘤，其中注册中的小差异可能意味着阴性和阳性切缘之间的差别。在注册过程中需要考虑的因素包括所采用的注册策略，以及在注册过程中患者和手术台之间可能发生的移动。在两种主要的注册技术中——配对点注册和表面映射中[69]，我们更倾向于使用配对点映射，因使用这种技术可以实现更快的注册[70]。来自颅底文献的数据表明，平均注册误差在统计学上或临床上没有显著差异[71]。相比之下，Holly 等的研究表明，在配对点匹配的基础上添加表面映射显著提高了注册准确性[72]。然而，两种技术之间的实际导航准确性在统计学或临床上并无显著差异。因此，对于这两种技术，建议治疗医生通过比较导航系统图像与已知患者解剖学中的几个可识别的标志物以确认映射准确性。

在注册过程中，手术台和患者之间的移动存在 3 个主要问题：①手术人员靠在手术台上；②在注册过程中手术台位置发生变化；③患者的呼吸会改变所有固定参考点的移动。前两个错误可以通过在整个手术过程中固定手术台，并确保注册过程中没有手术成员与手术台接触来轻松解决。而呼吸引起的患者移动会导致导航注册产生约 2 mm 的误差，该误差随着距参考点的距离增加而增加[73]。这个误差与潮气量、呼气末正压和平均动脉压呈正相关。因此，在导航过程中与麻醉医生合作，优化这些参数可能有助于产生更准确的患者 - 图像映射。

另外，手术操作会对图像与患者的映射产生误差，尽管程度较小[74]。然而，如果进行了大量骨骼工作或操作，获取工作区域的术中 CT 体积并重新注册可能会提高整体导航准确性。这还允许将已放置的硬件纳入导航系统。重新注册还可以补偿标志物的移动，这可能是由于棘突夹具滑动或手术成员的意外接触而发生的。

使用导航时的另一个关键考虑因素是手术室的设置，包括设备选择和位置。在设备选择方面，最关键的问题是使用透射线的框架，如 Jackson 或 Wilson 框架。首先，由于机构的可用性，通常使用 Jackson 框架，尽管目前没有强有力的证据证明二者的优劣性。其次，导航系统的摆放位置对其在整个手术中的功能至关重要。系统的红外传感器在整个手术过程中必须能够看到与患者固定参考框架和已注册仪器的位置。通常我们更倾向于将传感器放置在手术床的头部。在使用被跟踪的仪器时，外科医生必须小心确保仪器上安装的反光器在红外传感器的视野中。失去传感器和仪器之间的视线意味着不再跟踪仪器的位置，这可能导致错误的操纵。

四、手术并发症

导航手术最广泛讨论的不足之一是辐射暴露。毫无疑问，将术中图像获取添加到术前图像获取中会增加患者的辐射暴露。然而，基于术前获取的图像进行的术中导航可能相对于常规透视引导的手术而言，会减少辐射暴露。这得到了最近一项系统性综述的结果支持，该综述观察到使用基于术前获取的图像的术中导航的情况下，外科医生和手术人员的辐射暴露减少[21]。然而，根据术中导航的成像方式，患者整体的辐射暴露可能会增加，因为术中 CT 图像的添加（如 O-arm®，美敦力，明尼阿波利斯）相对于仅使用透视来说，会增加辐射暴露。如果这些图像用于替代术前获取的 CT 图像，则整个治疗过程中的辐射暴露实际上可能会减少，即使相对于非导航的手术而言也是如此。值得注意的是，尽管该综述中包括的研究都侧重于退行性疾病的胸腰椎融合手术，但这些结果可直接推广到肿瘤患者[21]。椎弓根螺钉放置的技术在肿瘤和非肿瘤病例中非常相似，因此我们认为这些结果可以推广到肿瘤患者，至少对于整块手术的椎弓根螺钉放置和有症状的转移患者进行的经皮椎弓根螺钉放置来说是适用的。

导航手术的另一个不足之处是可能会增加手术时间。对于没有经验的外科医生，这一点尤为明显。有证据表明，对于那些有术中导航经验的外科医生，手术时间实际上可能更短[67,74]。从这个角度来看，使用导航手术可能还有助于降低总的医疗费用，因为手术室时间和设备费用占脊柱手术入院总费用的 1/3 以上[75]。

五、潜在缺陷

导航脊柱肿瘤手术的缺陷包括使用影像系统固有的错误及癌症患者进行手术的相关错误。如上所述，成功使用导航的关键在于确保准确的配准。如果在案例开始时导航系统的配准存在错误，这些错误将贯穿整个手术过程，最终导致较差的结果。即使配准工作被精心执行，解剖结构与图像之间仍然存在不可避免的错误，而这种错误在手术操作时只会增加[73]。因此，外科医生有责任保持对局部解剖结构的认知，并在导航系统映射不准确时重新进行系统配准或转为自由手术，即解剖引导手术。因此，应将术中导航视为一种确认患者局部解剖结构的策略。此外，通过在这个过程中使用导航，可以避免"绝对不会发生"的事件，例如手术水平选择错误。

第二组并发症与患者的疾病和先前治疗方案相关，发生率为 19%~28%[76]。术中并发症包括由肿瘤引起的凝血病变导致的出血、脑脊液泄漏、神经损伤、对邻近脏器的损伤、心肌梗死、静脉血栓栓塞事件和死亡。过度出血在具有肝脏原发性病变或涉及长骨的转移性疾病的患者中特别常见[77]。术后并发症包括切口感染、植入物失效，以及在寻求肿瘤治愈的手术中，局部复发。其中，切口感染是最常见的，每 5 例接受转移性疾病手术的患者中有 1 例可能会发生切口感染[76]。在进行修复手术、先前在手术部位接受过放射治疗、肥胖或糖尿病患者中，切口感染尤其常见[76]。

六、并发症的管理

虽然有许多预防策略，但没有一种能确保避免并发症。在图像导航方面，主要策略包括：①在系统注册过程中要仔细；②在术中避免与参考框架接触；③定期评估系统建议的映射，确保其与外科医生对当前位置的印象一致。由于注册会引入大多数无法纠正的错误，因此仔细注册可以最大程度降低由于映射问题而发生的不准确性。在术中不慎接触参考框架或感觉注册不准确性的情况下，应在图像引导下继续进行之前的重复注册。

避免与癌症相关的并发症的策略概述如表 5.3 所示。简而言之，通过采用以控制医学共病为重点的多学科方法，可以将并发症降至最低，并根据患者的身体状况和肿瘤外科目标调整外科策略。

表 5.3 脊柱肿瘤手术相关的并发症及预防策略

并发症的分类和类型		预防策略
术前	神经系统 • 脊髓或神经根压迫	• 在患者定位过程中避免神经根和脊髓的压迫 • 考虑术前使用激素
术中	神经系统 • 神经根或脊髓损伤	• 谨慎处理脊髓、神经根和相邻组织 • 确保足够的手术操作视野 • 术中监测 • 保持平均动脉压 ≥ 85 mmHg
	出血 • 术中过多出血	• 获取术前凝血研究（凝血酶原时间、国际标准化比值、纤维蛋白原）、全血细胞计数（特别是血小板计数） • 术前进行交叉配型；确保血制品的备用 • 肿瘤的术前栓塞 • 对于前路手术，联合血管外科医生和血管通路外科医生
	脑脊液漏 • 意外硬膜穿孔	• 避免术前放射治疗 • 谨慎处理脊髓和神经根 • 对发现的硬膜穿孔进行初步修复
	内脏器官损伤	• 在解剖过程中保护器官 • 联合普外科进行损伤修复
术后	神经系统 • 新发的术后神经系统缺陷	• 考虑术后激素治疗 • 保持平均动脉压 ≥ 85 mmHg
	血栓栓塞 • 新发深静脉血栓或肺栓塞	• 术后静脉血栓栓塞预防（例如，低分子肝素、直接口服抗凝药）
	出血 • 术后持续出血	• 对术后持续血红蛋白浓度下降的患者进行影像检查
	伤口 • 感染 • 裂开	• 术后血糖控制 • 避免在受照射的组织中进行手术 • 考虑进行整形外科闭合 • 鼓励戒烟 • 使用微创手术方法
	植入物失效 • 连接杆断裂 • 螺钉脱出	• 仔细考虑是否需要对创口部位进行照射 • 术中使用聚甲基丙烯酸甲酯螺钉增强 • 考虑添加外围杆或第二根杆组 • 考虑结构性同种异体移植物（例如，腓骨、股骨） • 定期放射性随访 • 使用大型终板椎间融合器以确保足够的负荷分担 • 鼓励戒烟

七、未来进展

尽管将导航应用于脊柱肿瘤学仍然相对较新,但脊柱机器人和增强现实(AR)技术已经取得了进一步进展。目前,市场上脊柱机器人有3个系统,分别是 Mazor Stealth X(Medtronic)、Excelsius GPS(Globus)和 ROSA ONE Spine(Zimmer Biomet)。它们与传统导航相似,使用参考框架将术中解剖与术前或术中CT体积相关联。此外,它们通过稳定拟议的螺钉轨迹和消除外科医生的颤抖,有可能提高手术精度。Zhou 等[78]进行的一项荟萃分析比较了使用计算机辅助导航或 Mazor 系统进行机器人引导的患者,发现机器人引导的螺钉更有可能实现最佳或临床可接受的放置。机器人辅助放置的螺钉还与术中出血量较低相关,而并未在并发症发生率、术中放置时间或手术修订率上观察到明显的差异。有待进行与脊柱肿瘤学人群特定的类似比较。

AR 被一些人认为是计算机辅助导航的巅峰[79]。尽管目前只有一个系统(Augmedics xvision——Augmedics)[80-83]已经获得 FDA 批准,但在过去的半个世纪中,已经描述了几个系统[80-86]。这些 AR 设备通过将术前获得的图像投影到外科医生佩戴的部分反光镜片上来工作。与传统导航一样,图像被注册到附着在工作区域相邻椎骨棘突上的参考框架上。外科医生可以同时查看患者的影像和外科解剖,避免了必须抬头验证导航屏幕上位置的干扰。虽然 AR 系统缺乏机器人系统所具有的稳定外科医生颤抖的性能,但它们的价格要低廉得多,并且对于计算机辅助导航所使用的预先存在的工作流程几乎没有修改的要求。它们还与所有可用的工具套装兼容[84],而许多机器人系统要求从同一制造商购买一次性用品。

第三节 总 结

图像引导技术是脊柱肿瘤手术领域的一项令人兴奋的发展。这些系统具有增加植入物放置和解剖准确性的潜力,对于原发性肿瘤可能意味着更高的肿瘤学切除成功的机会。此外,通过实现更高效的解剖,它们可以用于促进脊柱肿瘤切除的微创方法,这与较短的住院时间、较低的失血量和较少的并发症相关。虽然在相关的脊柱肿瘤文献中对这些技术的描述仍然相对有限,但随着该领域逐步转向脊柱转移瘤的微创分离手术,这方面的文献无疑将在未来 10 年内增加。

参考文献

1. Sohn S, Kim J, Chung CK, et al. A nationwide epidemiological study of newly diagnosed spine metastasis in the adult Korean population. Spine J.2016;16(8):937–945. https://doi.org/10.1016/j.spinee.2016.03.006.

2. Sohn S, Kim J, Chung CK, et al. A nation-wide epidemiological study of newly diagnosed primary spine tumor in the adult Korean population, 2009-2011. J Korean Neurosurg Soc. 2017;60(2):195–204. https://doi.org/10.3340/jkns.2016.0505.011.

3. Sohn S, Kim J, Chung CK, et al. Nationwide epidemiology and healthcare utilization of spine tumor patients in the adult Korean population, 2009-2012. Neurooncol Pract. 2015;2(2):93–100. https://doi.org/10.1093/nop/npv006.

4. Klimo P, Schmidt MH. Surgical management of spinal metastases. Oncologist. 2004;9(2):188–196. https://doi.org/10.1634/theoncologist.9-2-188.
5. Wright E, Ricciardi F, Arts M, et al. Metastatic spine tumor epidemiology: comparison of trends in surgery across two decades and three continents. World Neurosurg. 2018;114: e809–e817. https://doi.org/10.1016/j.wneu.2018.03.091.
6. Ehresman J, Pennington Z, Feghali J, et al. Predicting nonroutine discharge in patients undergoing surgery for vertebral column tumors. J Neurosurg Spine. 2020;1–10. https://doi.org/10.3171/2020.6.SPINE201024.
7. Pennington Z, Ahmed AK, Molina CA, et al. Minimally invasive versus conventional spine surgery for vertebral metastases: a systematic review of the evidence. Ann Transl Med. 2018;6(6):103. https://doi.org/10.21037/atm.2018.01.28.
8. Gokaslan ZL, Zadnik PL, Sciubba DM, et al. Mobile spine chordoma: results of 166 patients from the AOSpine Knowledge Forum Tumor database. J Neurosurg Spine. 2016;24(4): 644–651. https://doi.org/10.3171/2015.7.SPINE15201.
9. Charest-Morin R, Dirks MS, Patel S, et al. Ewing sarcoma of the spine: prognostic variables for survival and local control in surgically treated patients. Spine (Phila Pa 1976). 2018;43(9):622–629. https://doi.org/10.1097/BRS.0000000000002386.
10. Dekutoski MB, Clarke MJ, Rose P, et al. Osteosarcoma of the spine: prognostic variables for local recurrence and overall survival, a multicenter ambispective study. J Neurosurg Spine. 2016;25(1):59–68. https://doi.org/10.3171/2015.11. SPINE15870.
11. Fisher CG, Versteeg AL, Dea N, et al. Surgical management of spinal chondrosarcomas. Spine (Phila Pa 1976). 2016;41(8):678–685. https://doi. org/10.1097/BRS.0000000000001485.
12. Patchell RA, Tibbs PA, Regine WF, et al. Direct decompressive surgicalresection in the treatment of spinal cord compression caused by metastatic cancer: a randomised trial.Lancet. 2005;366(9486):643–648. https://doi.org/10.1016/S0140-6736(05)66954-1.
13. Laufer I, Rubin DG, Lis E, et al. The NOMS framework: approach to the treatment of spinal metastatic tumors. Oncologist. 2013;18(6):744–751. https://doi.org/10.1634/theoncologist.2012-0293.
14. Paton GR, Frangou E, Fourney DR. Contemporary treatment strategy for spinal metastasis: the"LMNOP" system. Can J Neurol Sci. 2011;38(3):396–403. https://doi.org/10.1017/S031716710001177X.
15. Bilsky MH, Laufer I, Fourney DR, et al. Reliability analysis of the epidural spinal cord compression scale. J Neurosurg Spine. 2010;13(3):324–328. https://doi.org/10.3171/2010.3.SPINE09459.
16. Fisher CG, DiPaola CP, Ryken TC, et al. A novel classification system for spinal instability in neoplastic disease: an evidence-based approach and expert consensus from the Spine Oncology Study Group. Spine (Phila Pa 1976). 2010;35(22): E1221–E1229. https://doi.org/10.1097/BRS.0b013e3181e16ae2.
17. Laufer I, Bilsky MH. Advances in the treatment of metastatic spine tumors: the future is not what it used to be. J Neurosurg Spine. 2019; 30(3):299–307. https://doi.org/10.3171/2018.11. SPINE18709.
18. Pennington Z, Sciubba DM. Commentary: minimally invasive tubular separation surgery for metastatic spinal cord compression. Oper Neurosurg (Hagerstown). 2021; 20(5): E357–E358. https://doi.org/10.1093/ons/opaa438.
19. Barzilai O, Laufer I, Robin A, et al. Hybrid therapy for metastatic epidural spinal cord compression: technique for separation surgery and spine radiosurgery. Oper Neurosurg (Hagerstown). 2019;16(3): 310–318.https://doi.org/10.1093/ons/opy137.
20. Lau D, Chou D. Posterior thoracic corpectomy with cage reconstruction for metastatic spinal tumors: comparing the mini-open approach to the open approach. J Neurosurg Spine. 2015;23(2):217–227. https://doi.org/10.3171/2014.12.SPINE14543.
21. Pennington Z, Cottrill E, Westbroek EM, et al. Evaluation of surgeon and patient radiation exposure by

imaging technology in patients undergoing thoracolumbar fusion: systematic review of the literature. Spine J. 2019;19(8):1397–1411. https://doi.org/10.1016/j.spinee.2019.04.003.

22. Lu DC, Chou D, Mummaneni PV. A comparison of miniopen and openapproaches for resection of thoracolumbar intradural spinal tumors. J Neurosurg Spine. 2011;14(6): 758–764. https://doi.org/10.3171/2011.1.SPINE 09860.

23. Jung JM, Chung CK, Kim CH, et al. Minimally invasive surgery without decompression for hepatocellular carcinoma spinal metastasis with epidural spinal cord compression Grade 2. J Korean Neurosurg Soc. 2019;62(4):467–475.https://doi.org/10.3340/jkns.2018.0199.

24. Chou D, Lu DC. Mini-open transpedicular corpectomies with expandablecage reconstruction. Technical note. J Neurosurg Spine. 2011;14(1):71–77.https://doi.org/10.3171/2010.10.SPINE091009.

25. Fang T, Dong J, Zhou X, et al. Comparison of mini-open anterior corpectomy and posterior total en bloc spondylectomy for solitary metastases of the thoracolumbar spine. J Neurosurg Spine. 2012;17(4):271–279. https://doi.org/10.3171/2012.7.SPINE111086. http://thejns.org/doi/abs/10. 3171/2012.7.SPINE111086?url_ver=Z39.882003&rfr_id=ori:rid:crossref.org&rfr_dat=cr_pub%3Dpubmed.

26. Hansen-Algenstaedt N, Kwan MK, Algenstaedt P, et al. Comparison between minimally invasive surgery and conventional open surgery for patients with spinal metastasis: a prospective propensity score-matched study. Spine (PhilaPa 1976). 2017;42(10):789–797. https://doi.org/10.1097/BRS.00000000 00001893.

27. Hikata T, Isogai N, Shiono Y, et al. A retrospective cohort study comparing the safety and efficacy of minimally invasive versus open surgical techniques in the treatment of spinal metastases. Clin Spine Surg. 2017;30(8): E1082–E1087. https://doi.org/10.1097/BSD.0000000000000460.

28. Huang TJ, Hsu RW-W, Li YY, et al. Minimal access spinal surgery (MASS) in treating thoracic spine metastasis. Spine (Phila Pa 1976). 2006;31(16):1860–1863. https://doi.org/10.1097/01.brs.0000225995.56028.46.

29. Kumar N, Malhotra R, Maharajan K, et al. Metastatic spine tumor surgery: a comparative study of minimally invasive approach using percutaneous pedicle screws fixation versus open approach. Clin Spine Surg. 2017;30(8):E1015–E1021. https://doi.org/10.1097/BSD.0000000000000400.

30. Miscusi M, Polli FM, Forcato S, et al. Comparison of minimally invasive surgery with standard open surgery for vertebral thoracic metastases causing acute myelopathy in patients with short- or mid-term life expectancy: surgical technique and early clinical results. J Neurosurg Spine. 2015;22(5):518–525. https://doi.org/10.3171/2014.10.SPINE131201.http://thejns.org/doi/full/10.3171/2014.10.SPINE131201.

31. Saadeh YS, Elswick CM, Fateh JA, et al. Analysis of outcomes between traditional open versus mini-open approach in surgical treatment of spinal metastasis. World Neurosurg. 2019;130:e467–e474. https://doi.org/10.1016/j. wneu.2019.06.121.

32. Lu VM, Alvi MA, Goyal A, et al. The potential of minimally invasive surgery to treat metastatic spinal disease versus open surgery: a systematic review and meta-analysis. World Neurosurg. 2018;112: e859–e868.https://doi.org/10.1016/j.wneu.2018.01.176.

33. Tatsui CE, Stafford RJ, Li J, et al. Utilization of laser interstitial thermotherapy guided by real-time thermal MRI as an alternative to separation surgery in the management of spinal metastasis. J Neurosurg Spine. 2015;23(4):400–411.https://doi.org/10.3171/2015.2.SPINE141185.

34. Tatsui CE, Lee SH, Amini B, et al. Spinal laser interstitial thermal therapy: a novel alternative to surgery for metastatic epidural spinal cord compression. Neurosurgery. 2016;79(suppl 1):S73–S82. https://doi.org/10.1227/NEU.0000000000001444.

35. Pennington Z, Ahmed AK, Cottrill E, et al. Systematic review on the utility of magnetic resonance imaging for operative management and follow-up for primary sarcoma—Lessonsfrom extremity sarcomas. Ann Transl Med. 2019;7(10). https:// doi.org/10.21037 /atm.2019.01.59. 225-225.

36. Dasenbrock HH, Clarke MJ, Bydon A, et al. En bloc resection of sacralchordomas aided by frameless stereotactic

image guidance: a technical note. Neurosurgery. 2012;70(1). (suppl Operative):82–87; discussion 87–88. https://doi.org/10.1227/NEU.0b013e31822dd958.

37. Kelly PD, Zuckerman SL, Yamada Y, et al. Image guidance in spine tumor surgery. Neurosurg Rev. 2020;43(3):1007–1017. https://doi.org/10.1007/s1014 3-019-01123-2.

38. Pennington Z, Westbroek EM, Ahmed AK, et al. Surgical management of giant presacral schwannoma: systematic review of published cases andmeta-analysis. J Neurosurg Spine. 2019;31(5):1–12. https://doi.org/10.3171/2019.4.SPINE19240.

39. Tian W, Liu B, He D, et al. Guidelines for navigation-assisted spine surgery. Front Med. 2020;14(4):518–527. https://doi.org/10.1007/s11684-020-0775-8.

40. Venier A, Croci D, Robert T, et al. Use of intraoperative computed tomography improves outcome of minimally invasive transforaminal lumbar interbody fusion: a single-center retrospective cohort study. World Neurosurg. 2021;148: e572–e580. https://doi.org/10.1016/j.wneu. 2021.01.041.

41. Arand M, Hartwig E, Kinzl L, Gebhard F. Spinal navigation in tumor surgery of the thoracic spine: first clinical results. Clin Orthop Relat Res.2002;399(399):211–218. https://doi.org/10.1097/00003086-200206000-00026.

42. De la Garza Ramos RDLG, Echt M, Benton JA, et al. Accuracy of freehand versus navigated thoracolumbar pedicle screw placement in patients with metastatic tumors of the spine. J Korean Neurosurg Soc. 2020;63(6):777–783.https://doi.org/10.3340/jkns.2020.0001.

43. Jing L, Wang Z, Sun Z, et al. Accuracy of pedicle screw placement in the thoracic and lumbosacral spines using O-arm-based navigation versus conventional freehand technique. Chin NeurosurgJ. 2019;5(1):6. https://doi.org/10.1186/s41016-019-0154-y.

44. Budu A, Sims-Williams H, Radatz M, et al. Comparison of navigated versus fluoroscopic-guided pedicle screw placement accuracy and complication rate. World Neurosurg. 2020;144:e541–e545. https://doi.org/10.1016/j.wneu.2020. 08.207.

45. Yang P, Chen K, Zhang K, et al. Percutaneous short-segment pedicle instrumentation assisted with O-arm navigation in the treatment of thoracolumbar burst fractures. J Orthop Transl. 2020; 21:1–7. https://doi.org/10.1016/j.jot.2019.11.002.

46. Gelalis ID, Paschos NK, Pakos EE, et al. Accuracy of pedicle screw placement: a systematic review of prospective in vivo studies comparing free hand, fluoroscopy guidance and navigation techniques. Eur Spine J. 2012;21(2):247–255. https://doi.org/10.1007/s00586-011-2011-3.

47. Liu Z, Jin M, Qiu Y, et al. The superiority of intraoperative O-arm navigation-assisted surgery in instrumenting extremely small thoracic pedicles of adolescent idiopathic scoliosis: a case-control study.Med (Baltim).2016;95(18):e3581.https://doi.org/10.1097/MD.0000000000003581.

48. Jin M, Liu Z, Liu X, et al. Does intraoperative navigation improve the accuracy of pedicle screw placement in the apical region of dystrophic scoliosis secondary to neurofibromatosis type I: comparison between O-arm navigation and free-hand technique. Eur Spine J. 2016;25(6):1729–1737. https://doi.org/ 10.1007/s00586-015-4012-0. http://doi.org/10.1007/s00586-015-4053-4.

49. Perdomo-Pantoja A, Ishida W, Zygourakis C, et al. Accuracy of current techniques for placement of pedicle screws in the spine: a comprehensivesystematic review and meta-analysis of 51,161 screws. World Neurosurg. 2019;126:664–678.https://doi.org/10.1016/j.wneu.2019.02.217. e3.

50. Yang YK, Chan CM, Zhang Q, et al. Computer navigation-aided resection of sacral chordomas. Chin Med J (Engl). 2016;129(2):162–168. https://doi.org/10.4103/0366-6999.173465.

51. Jentzsch T, Vlachopoulos L, Fürnstahl P, et al. Tumor resection at the pelvis using three-dimensional planning and patient-specific instruments: a case series. World J Surg Oncol. 2016;14(1):249. https://doi.org/10.1186/s12957-016-1006-2.

52. Farfalli GL, Albergo JI, Ritacco LE, Ayerza MA, Milano FE, et al. What is the expected learning curve in computer-assisted navigation for bone tumor resection?Clin Orthop Relat Res. 2017;475(3):668–675. https://doi.org/ 10.1007/s11999-016-4761-z.
53. Drazin D, Bhamb N, Al-Khouja LT, et al. Imageguided resection of aggressive sacral tumors. Neurosurg Focus. 2017;42(1): E15. https://doi.org/ 10.3171/2016.6.FOCUS16125.
54. Abraham JA, Kenneally B, Amer K, Geller DS. Can navigation-assisted surgery help achieve negative margins in resection of pelvic and sacral tumors? Clin Orthop Relat Res. 2018;476(3):499–508. https://doi.org/10.1007/s11999.0000000000000064.
55. Moore T, McLain RF. Image-guided surgery in resection of benign cervicothoracic spinal tumors: a report of two cases. Spine J. 2005;5(1):109–114. https://doi.org/10.1016/j.spinee.2004.06.020.
56. Rajasekaran S, Kamath V, Shetty AP. Intraoperative Iso-C three-dimensional navigation in excision of spinal osteoid osteomas. Spine (Phila Pa 1976). 2008;33(1): E25–E29.https://doi.org/10.1097/BRS.0b013e31815e6308.
57. Nagashima H, Nishi T, Yamane K, et al. Case report: osteoid osteoma of the c2 pedicle: surgical technique using a navigation system. Clin Orthop Relat Res. 2010;468(1):283–288. https://doi.org/10.1007/s11999-009-0958-8.
58. Hsu W, Kosztowski TA, Zaidi HA, et al. Image-guided, endoscopic, transcervical resection of cervical chordoma: technical note. J Neurosurg Spine. 2010;12(4): 431–435. https://doi.org/10.3171/2009.10.SPIN E09393.
59. Jeys L, Matharu GS, Nandra RS, et al. Can computer navigation-assisted surgery reduce the risk of an intralesional margin and reduce the rate of local recurrence in patients with a tumour of the pelvis or sacrum? Bone Jt J. 2013;95-B(10):1417–1424. https://doi.org/10.1302/0301-620X.95B10.31734.
60. Laitinen MKK, Parry MCC, Albergo JI, et al. Is computer navigation when used in the surgery of iliosacral pelvic bone tumourssafer for the patient? Bone Jt J. 2017;99-B(2):261–266. https://doi.org/10.1302/0301-620X.99B2.BJJ-2016-0149.R2.
61. Nasser R, Drazin D, Nakhla J, et al. Resection of spinal column tumors utilizing image-guided navigation: a multicenter analysis. Neurosurg Focus. 2016;41(2):E15. https://doi.org/10.3171/2016.5.FOCUS16136.
62. Bosma SE, Cleven AHG, Dijkstra PDS. Can navigation improve the ability to achieve tumor-free margins in pelvic and sacral primary bone sarcoma resections? A historically controlled study. Clin Orthop Relat Res. 2019;477(7):1548–1559. https://doi.org/10.1097/CORR.0000000000000766.
63. Ando K, Kobayashi K, Machino M, et al. Computed tomography-based navigation system-assisted surgery for primary spine tumor. J Clin Neurosci. 2019;63:22–26. Epub 2019 Feb 28. PMID: 30827883. https://doi.org/10.1016/j.jocn.2019.02.015.
64. Akiyama T, Ogura K, Gokita T, et al. Analysis of the infiltrative features of chordoma: the relationship between micro-skip metastasis and postoperative outcomes. Ann Surg Oncol. 2018;25(4):912–919. https://doi.org/10.1245/s10 434-017-6268-6.
65. Baaj AA, Beckman J, Smith DA. O-arm-based image guidance in minimally invasive spine surgery: technical note. Clin Neurol Neurosurg. 2013;115(3):342–345. https://doi.org/10.1016/j.clineuro.2012.05.007.
66. Casiraghi M, Scarone P, Bellesi L, et al. Effective dose and image quality for intraoperative imaging with a cone-beam CT and a mobile multi-slice CT in spinal surgery: a phantom study. Phys Med. 2021; 81:9–19. https://doi.org/10.1016/j.ejmp.2020.11.006.
67. Bai YS, Zhang Y, Chen ZQ, et al. Learning curve of computer-assisted navigation system in spine surgery. Chin Med J (Engl). 2010;123(21):2989–2994. http://www.ncbi.nlm.nih.gov/pubmed/21162943.
68. Sasso RC, Garrido BJ. Computer-assisted spinal navigation versus serial radiography and operative time for posterior spinal fusion at L5-S1. J Spinal Disord Tech. 2007;20(2):118–122. https://doi.org/10.1097/01.bsd.0000211263. 13250.b1.
69. Kalfas IH. Image-guided spinal navigation: application to spinal metastases. Neurosurg Focus. 2001;11(6):e5.

https://doi.org/10.3171/foc.2001.11.6.6. http://thejns.org/doi/pdfplus/10.3171/foc.2001.11.6.6.

70. Nottmeier EW, Crosby TL. Timing of paired points and surface matching registration in three-dimensional (3D) image-guided spinal surgery. J Spinal Disord Tech. 2007;20(4):268–270. https://doi.org/10.1097/01.bsd.0000211282. 06519.ab.

71. Mohebbi S, Sadrehosseini SM, Mohammadi S, et al. Accuracy assessment of different registration and imaging methods on image-guided surgery of lateral skull base. Arch Neurosci. 2018: e74051 https://doi.org/10.5812/ans.74051. In(Press).

72. Holly LT, Bloch O, Johnson JP. Evaluation of registration techniques for spinal image guidance. J Neurosurg Spine. 2006;4(4):323–328. https://doi.org/10.3171/spi.2006.4.4.323.

73. Guha D, Jakubovic R, Gupta S, et al. Intraoperative error propagation in 3-dimensional spinal navigation from nonsegmental registration: a prospective cadaveric and clinical study. Global Spine J. 2019;9(5):512–520. https://doi.org/10.1177/2192568218804556.

74. Rajasekaran S, Vidyadhara S, Ramesh P, et al. Randomized clinical study to compare the accuracy of navigated and non-navigated thoracic pedicle screws in deformity correction surgeries. Spine (Phila Pa 1976). 2007;32(2):E56–E64. https://doi.org/10.1097/01.brs.0000252094.64857.ab.

75. Twitchell S, Karsy M, Reese J, et al. Assessment of cost drivers and cost variation for lumbar interbody fusion procedures using the value driven outcomes database. Neurosurg Focus. 2018;44(5):E10. https://doi.org/10.3171/2018.1.FOCUS17724.

76. Carl HM, Ahmed AK, Abu-Bonsrah N, et al. Risk factors for wound-related reoperations in patients with metastatic spine tumor. J Neurosurg Spine. 2018;28(6):663–668. https://doi.org/10.3171/2017.10.SPINE1765.

77. Clarke MJ, Vrionis FD. Spinal tumor surgery: management and the avoidance of complications. Cancer Control. 2014;21(2):124–132. https://doi.org/10.1177/107327481402100204.

78. Zhou LP, Zhang RJ, Sun YW,et al. Accuracy of pedicle screw placement and four other clinical outcomes of robotic guidance technique versus computer-assisted navigation in thoracolumbar surgery: a meta-analysis. World Neurosurg. 2021;146: e139–e150. https://doi.org/10.1016/j.wneu.2020.10.055.

79. Burström G, Persson O, Edström E, et al. Augmented reality navigation in spine surgery: a systematic review. Acta Neurochir (Wien). 2021;163(3):843–852.https://doi.org/10.1007/s00701-021-04708-3.

80. Dibble CF, Molina CA. Device profile of the XVision-spine (XVS) augmented-reality surgical navigation system: overview of its safety and efficacy. Expert Rev Med Devices. 2021;18(1):1–8. https://doi.org/10.1080/17434440.2021.1865795. December 24, 2020.

81. Molina CA, Sciubba DM, Greenberg JK, et al. Clinical accuracy, technical precision, and workflow of the first in human use of an augmented-reality headmounted display stereotactic navigation system for spine surgery. Oper Neurosurg (Hagerstown). 2021;20(3):300–309. https://doi. org/10.1093/ons/opaa398.

82. Molina CA, Theodore N, Ahmed AK, et al. Augmented reality-assisted pedicle screw insertion: a cadaveric proofof-concept study. J Neurosurg Spine. 2019:1–8. https://doi.org/10.3171/2018.12.SPINE181142.

83. Molina CA, Phillips FM, Colman MW, et al. A cadaveric precision and accuracy analysis of augmented reality-mediated percutaneous pedicle implant insertion. J Neurosurg Spine. 2020:1–9. https://doi.org/10.3171/2 020.6.SPINE 20370.

84. Urakov TM. Augmented reality-assisted pedicle instrumentation: versatility across major instrumentation sets. Spine (Phila Pa 1976). 2020;45(23):E1622–E1626. https://doi.org/10.1097/BRS.0000000000003669.

85. Xu B, Yang Z, Jiang S, et al. Design and validation of a spinal surgical navigation system based on spatial augmented reality. Spine (Phila Pa 1976). 2020;45(23):E1627–E1633. https://doi.org/10.1097/BRS.0000000000003666.

86. Burström G, Nachabe R, Homan R, et al. Frameless patient tracking with adhesive optical skin markers for augmented reality surgical navigation in spine surgery. Spine (Phila Pa 1976). 2020;45(22):1598–1604. https://doi.org/10.10 97/BRS.0000000000003628.

第六章 导航下斜外侧腰椎椎间融合术

Rory R. Mayer, Praveen V. Mummaneni, Jeremy Huang, Dean Chou 著

张小平 译

廖 博 校

第一节 背 景

一、目前的共识

椎间融合术有几种公认的方法，包括后路腰椎椎间融合术（posterior lumbar interbody fusion, PLIF）、经椎间孔腰椎椎间融合术（transforaminal lumbar interbody fusion, TLIF）、侧方腰椎椎间融合术（lateral lumbar interbody fusion, LLIF）和前路腰椎椎间融合术（anterior lumbar interbody fusion, ALIF）。最近，斜外侧腰椎椎间融合术（oblique lumbar interbody fusion, OLIF）被加入外科医生的治疗方案中（图6.1）[1,2]。与其他椎间融合技术相比，OLIF具有优势，但也存在挑战。在OLIF中使用导航为这项技术创造了更多的优势。OLIF入路通过经腰大肌前入路而不是直接经腰大肌外侧入路进入椎间盘间隙，允许放置跨越骶板环的大型椎间移植物，并最大限度地减少组织损伤和潜在的腰丛损伤。经腰大肌前入路可使侧方入路的一些常见并发症（包括腰丛损伤和生殖股神经、髂腹下神经或髂腹股沟神经损伤）最小化，但不能消除[3]。此外，在$L_4 \sim L_5$水平的斜侧入路可以避免通过高位髂嵴的真正侧入路进入椎间盘间隙时可能出现困难。$L_5 \sim S_1$ OLIF可以在侧卧位进行，不需要重新定位ALIF或TLIF，这在某些情况下可能不是最佳的（先前的瘢痕组织、极度塌陷的空间或前凸丧失）。

OLIF适用于任何符合椎间融合诊断和临床标准的患者，包括诊断为退行性椎间滑脱、退行性椎间盘疾病伴椎间孔狭窄需要间接减压、邻近节段退行时融合延长、冠状面畸形和脊柱侧凸。OLIF的禁忌证包括由于靠近下腔静脉和血管损伤的高风险，需要右侧入路。其他禁忌证包括解剖限制，如由于血管或内脏结构导致主动脉和腰大肌之间的手术通道狭窄或缺乏，从而无法轻易进入椎间盘间隙[1,2]。

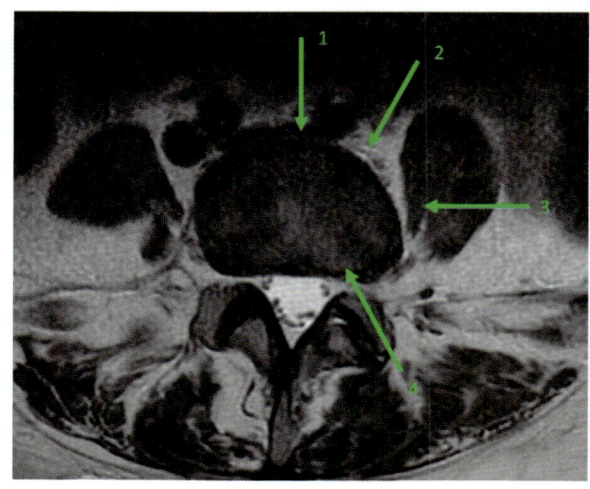
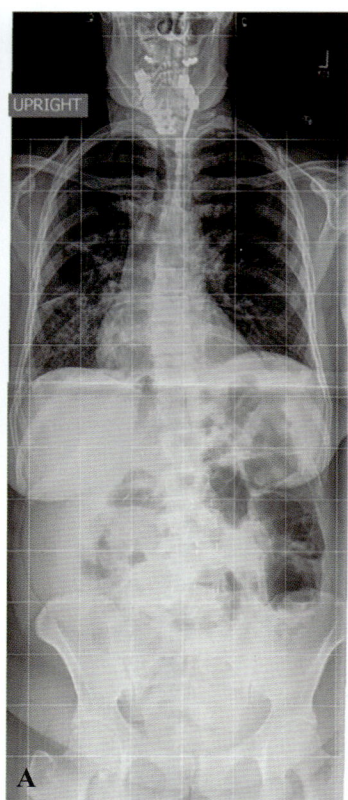
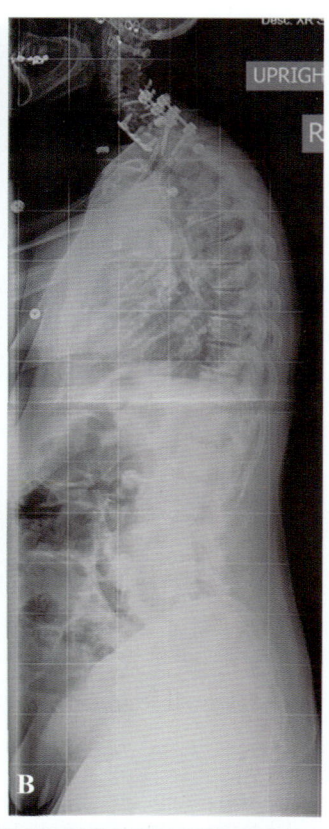
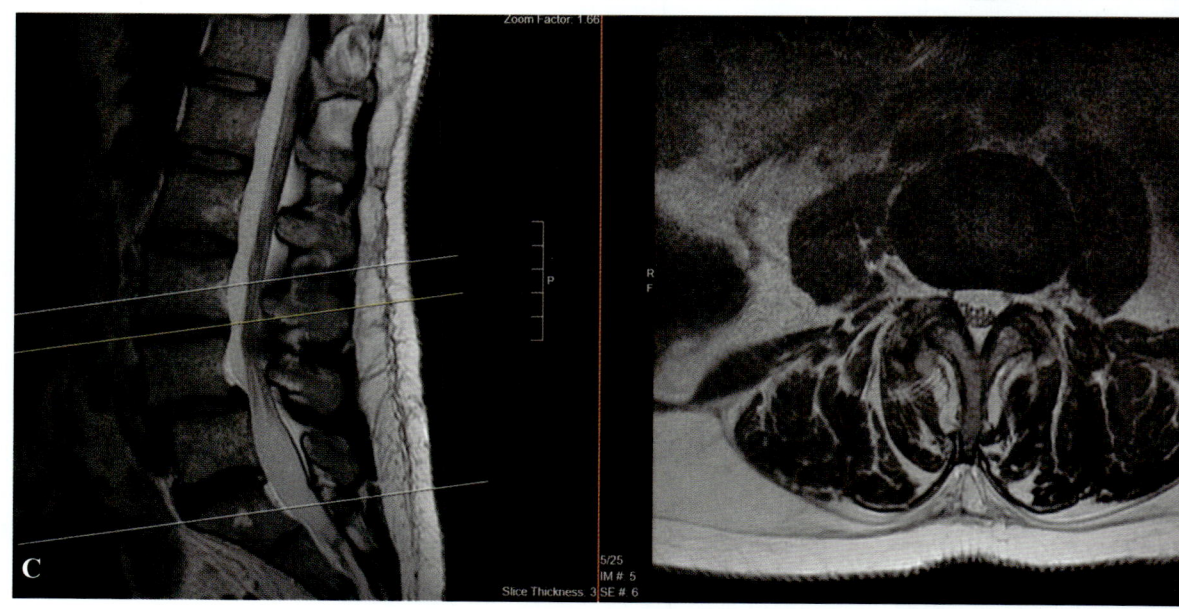

图 6.1　轴位 T_2 MRI 显示 4 种椎体间入路轨迹

1. 前路腰椎椎体间入路；2. 斜外侧腰椎椎体间入路；3. 侧方腰椎椎体间入路；4. 经椎间孔腰椎椎体间入路。A、B. 站立位 X 线片示骨盆入射角 54°，腰椎前凸 46°，骨盆倾斜角 16°，矢状面垂直轴 5.5 cm，冠状面垂直轴 −2.6 cm，可活动的 $L_4 \sim L_5$ Ⅰ度腰椎滑脱；C. 腰椎 MRI 显示严重的 $L_4 \sim L_5$ 椎间孔狭窄

二、关于疗效的文献

文献中有许多研究比较了椎间融合技术的影像学和临床结果；然而，没有Ⅰ级证据支持一种方法优于另一种方法[4-10]。尽管针对各种术式严谨的临床结果比较研究有限，但由于 OLIF 椎间融合器跨越了椎

体髂环，所以相对于 TLIF、OLIF 技术，其显示了与 TLIF 相当的放射学结果[11-14]和明显的生物力学优势[15]。在我们已发表的经验中，94.86% 的融合器在导航下被准确放置，214 例患者中只有 1 例因融合器位置不良而需要翻修[16]。最近的研究表明，在成人畸形矫正中，包括 L_5~S_1 在内的多节段 OLIF 对脊柱-骨盆参数有显著的纠正作用[13,14]。与经腰大肌入路相比，斜入路在减少神经系统并发症方面也有明显的优势，据报道经腰大肌入路的神经系统并发症高达 20%[17,18]。最近的研究表明，OLIF 的神经系统并发症发生率为 1%~4%，绝大多数神经功能缺损通常在手术后 8 周内消退[19]。最后，使用导航辅助 OLIF 可显著降低手术室工作人员的术中辐射暴露，在减少辐射暴露方面与导航 TLIF 方法相似[20]。

第二节 脊柱病理的外科治疗之临床应用

一、病例 1

（一）病史及临床表现

患者，女，54 岁，患有成人脊柱侧凸，以及保守治疗无效的逐渐加重的背部和腿部疼痛。

（二）术前影像

手术前，对胸椎和腰椎进行 MRI 检查以评估神经压迫，并进行站立位 36 英寸（91.4 cm）正位和侧位 X 线片和屈伸位 X 线片，以评估矢状位和冠状位序列，以及评估不稳定性和脊柱骨盆参数。站立位 X 线片显示骨盆入射角为 54°，腰椎前凸为 46°，骨盆倾斜角为 16°，矢状位垂直轴为 5.5 cm，冠状位垂直轴 –2.6 cm，存在可活动的 L_4~L_5 椎体 I 度滑脱（图 6.1A 和 6.1B）。腰椎 MRI 显示 L_4~L_5 椎间孔重度狭窄（图 6.1C）。MRI 可用于评估椎间盘退变和中央管、侧隐窝或椎间孔狭窄。此外，斜外侧入路可评估腰大肌和前腹膜后之间的通道，并可以通过 MRI 评估腰大肌与大血管的关系。

（三）手术计划

手术计划是进行 L_2~L_3、L_3~L_4 和 L_4~L_5 斜外侧椎体间融合术，然后在 L_2~L_5 处进行 II 期后路减压和截骨内固定。

（四）术中影像

术中 O 型臂成像显示了导航参考架在髂骨中的位置（图 6.2A）；使用导航来确认真正的侧方投影，用于标记这个点前方约 5 cm 的切口（图 6.2B、C）；钝性肌肉解剖（图 6.2D）及识别腹膜后脂肪（图 6.2E）；确定腰大肌和假定的椎间盘间隙（图 6.2F），然后通过导航确认（图 6.2G）；序贯扩张并放置安装在手术台上的牵开器叶片（图 6.2H）；椎间盘切除和终板制备（图 6.2I）；使用导航放置椎间融合器（图 6.2J、K）。侧位 X 线片显示椎间融合器位置良好（图 6.3）。

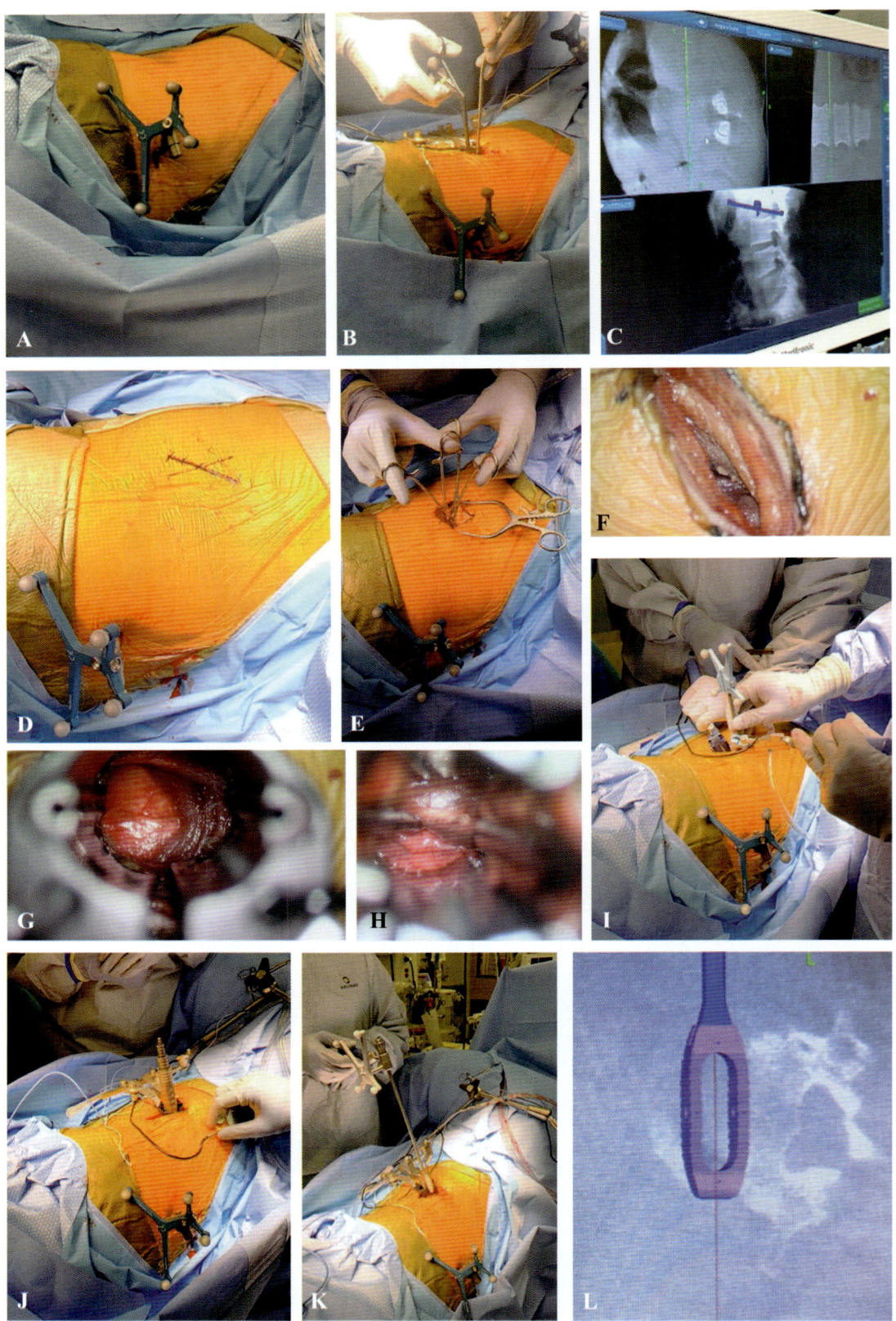

图6.2 A. 术中成像显示导航参考架在髂骨中的位置；B、C. 使用导航来确诊真正的侧方投影，用于标记这个点前方约5 cm 的切口；D. 钝性肌肉解剖，可见腹外斜肌和腹内斜肌；E. 腹膜后脂肪的识别；F. 腰大肌和椎间盘间隙的识别；G. 使用导航来确认椎间盘间隙；H. 使用序贯扩张和放置安装在手术台上的牵开器叶片；I. 椎间盘切除和终板制备；J～L. 使用导航放置椎体间融合器

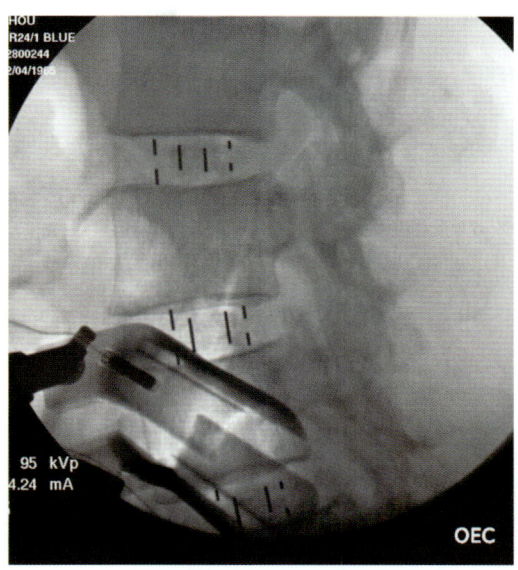

图 6.3　侧位 X 线片显示椎间融合器的位置良好

（五）术后影像

术后站立位 91.4 cm 正位和侧位片（图 6.4A、B）显示合适的椎间融合器位置和后路固定。

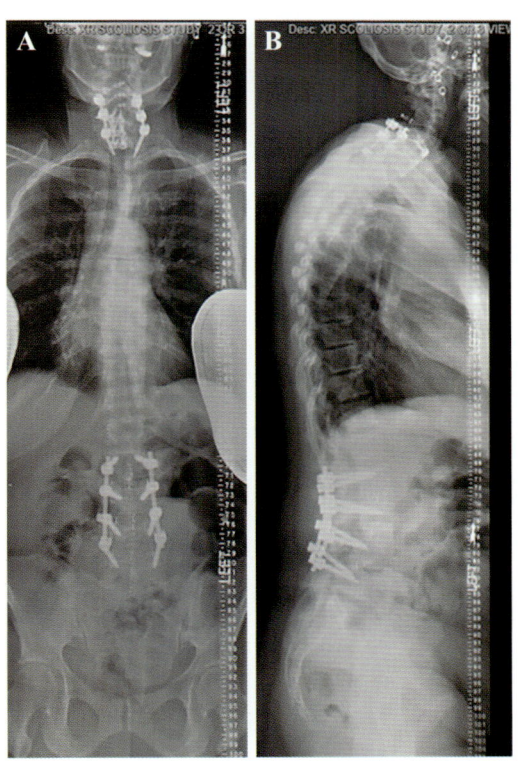

图 6.4　A. 和 B. 术后站立位 91.4 cm 正位和侧位 X 线片显示合适的椎间融合器位置和后路固定

（六）术后恢复及随访

术后鼓励患者积极下床活动并出院。

二、病例 2

（一）病史及临床表现

患者，男，69岁，既往有两次腰椎减压术病史，诊断为腰椎滑脱，并出现神经源性跛行和椎间孔狭窄症状，保守治疗无效。

（二）术前影像

术前腰椎 MRI 显示严重的 $L_4 \sim L_5$ 中央管和侧隐窝狭窄，继发于加重的腰椎滑脱和上下椎间孔狭窄。站立位腰椎 X 线片显示失稳的 $L_4 \sim L_5$ 椎体滑脱（图 6.5A~D）。

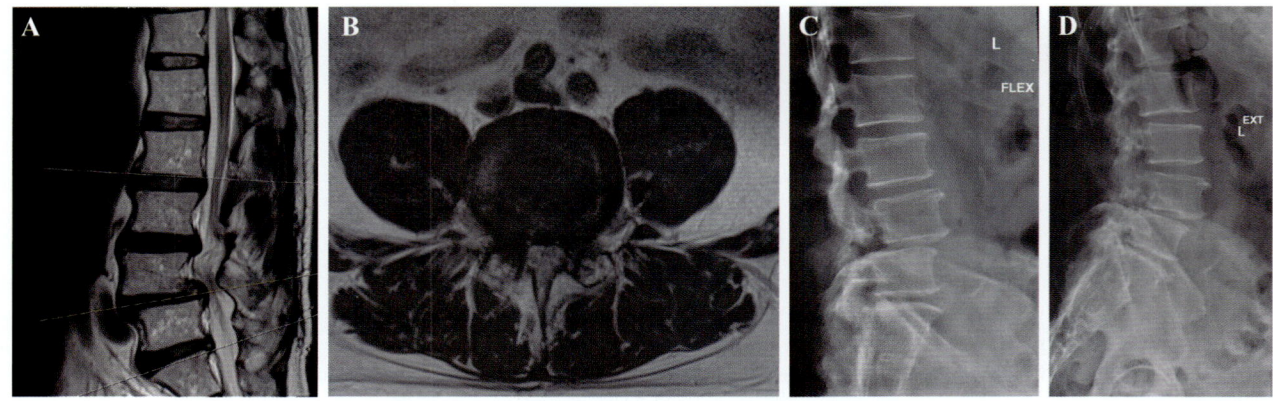

图 6.5 腰椎术前 MRI 显示严重的 $L_4 \sim L_5$ 中央管和侧隐窝狭窄，继发于加重的腰椎滑脱和上下椎间孔狭窄。站立位腰椎 X 线片显示失稳的 $L_4 \sim L_5$ 椎体滑脱

（三）手术计划

手术计划是进行 $L_4 \sim L_5$ 斜外侧腰椎椎间融合，然后在 $L_4 \sim L_5$ 处进行 Ⅱ 期的后路经皮螺钉固定。

（四）术中影像

图 6.6A 显示了经腹外斜肌、腹内斜肌和腹横肌分离后的斜形切口。在 $L_4 \sim L_5$ 椎间盘间隙中点前约 5 cm 处标记切口。解剖肌肉后，使用导航探头在椎间盘水平识别腹膜后脂肪和椎间盘间隙（图 6.6B）。序贯扩张后，将牵开器叶片放置在椎间盘间隙上进行可视化观察，并通过导航确认水平面。随后，使用导航工具，取出椎间盘，并以标准方式处理椎间隙终板。同样，充分处理椎间隙并在其中使用合适的融合器试模，在导航下将填充自体肋骨的椎间融合器放置到椎间盘间隙（图 6.6C）。伤口闭合前，利用术中 X 线片确认椎间融合器的合适位置（图 6.6D、E）。

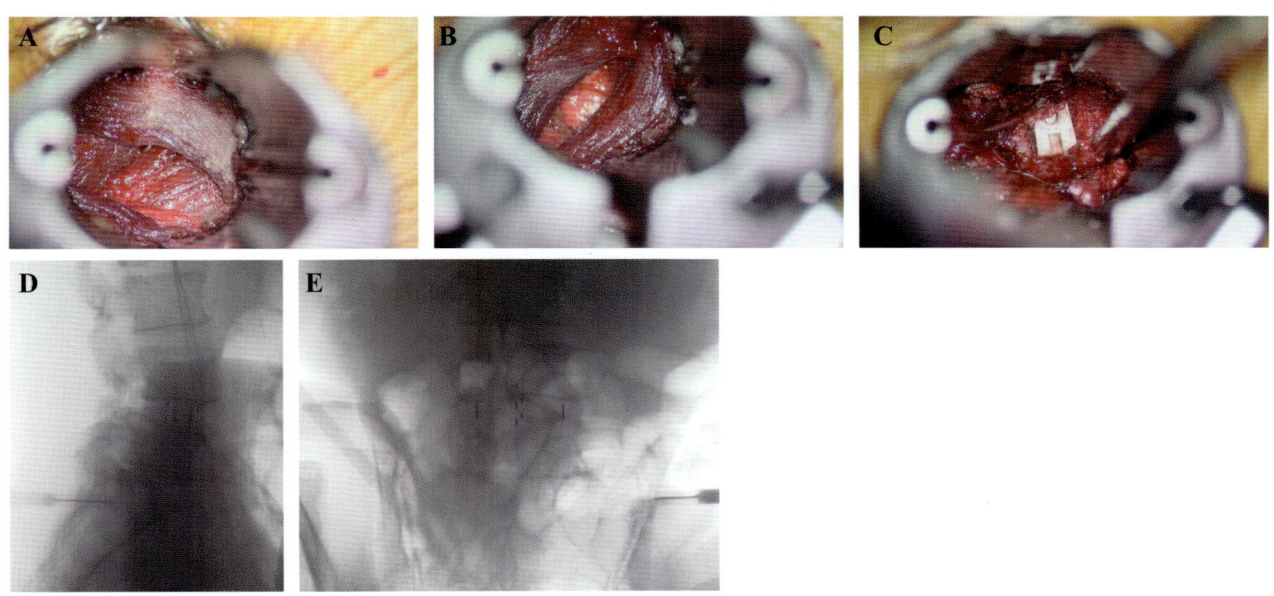

图 6.6　A. 经腹外斜肌、腹内斜肌和腹横肌解剖后斜切口的可视化。切口标记在 L_4~L_5 椎间盘间隙中点前方约 5 cm 处；B. 肌肉解剖后，使用导航探头在椎间盘间隙水平识别腹膜后脂肪和椎间盘间隙；C. 充分处理椎间隙并在其中使用合适的融合器试模后，在导航下将填充自体肋骨的椎间融合器放置到椎间盘间隙；D、E. 伤口闭合前，利用术中 X 线确认椎间融合器的合适位置

（五）术后影像

患者下地活动后，在出院前拍摄站立位 91.4 cm 正侧位 X 线片以评估融合器的位置（图 6.7A、B）。

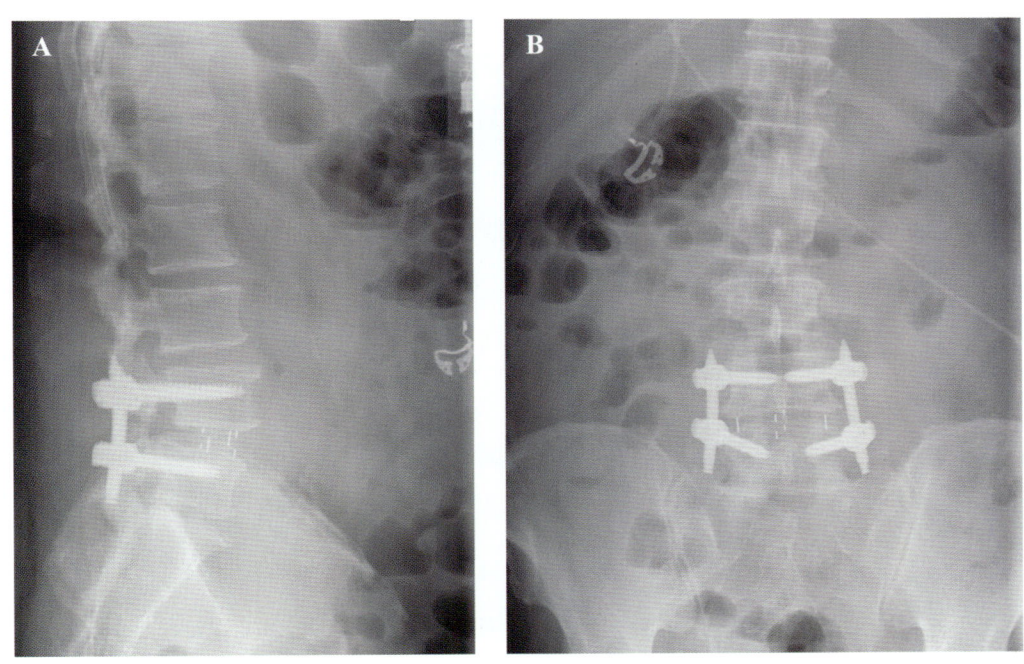

图 6.7　A. 和 B. 术后站立位 91.4 cm 正位和侧位 X 线片显示融合器位置良好

（六）术后康复及随访

鼓励患者在 OLIF 术后积极下床活动。对于接受 Ⅱ 期后路手术的患者，鼓励在 Ⅱ 期手术前下地活动，以评估是否有持续的神经根症状，在后路内固定期间进行额外的减压。如果患者肠道功能恢复，则通常从透明流质饮食进展为常规饮食。接受广泛多节段手术（通常包括 L_5~S_1 椎体融合术）的患者可进食透明流质饮食，在肠道功能恢复之前不能进食固体食物，以减轻肠梗阻的影响。

第三节　详细的手术内容

导航下 OLIF 术式的历史最早可以追溯到 1997 年 Mayer 首次提出的一种与透视相结合的腰大肌前入路术式[21]。在椎间隙处理和融合器放置的过程中，单纯基于透视的术式，倾斜的轨迹和垂直移动到正侧方的轨迹并不能实时呈现；而导航提高了操作者的体验感和对轨迹方向的把控。ALIF（直接前路）和极外侧椎间融合术（直接外侧）解剖轨迹相对直接，轨迹把控相对容易，导航技术在这些术式中的应用较少。在实践中，采用导航下 OLIF 术式取代透视的效果已在之前的研究中得到证实，会显著减少手术团队不必要的辐射暴露[20]。此外，随着经验的积累，已可在导航下开展单一体位的 L_1~L_5 OLIF 术、侧位 L_5~S_1 椎间融合术，以及单一体位 OLIF 术联合经皮椎弓根螺钉固定术。

虽然已发表过术式的详细内容[2]，但在此将一些重要部分强调如下。患者取右侧卧位，左侧向上，卧于有侧轨的平顶 Jackson 手术台上，将参考架固定于 PSIS 外 2~3 cm 处的髂骨。为防止参考架固定针从骨内滑出，在进入软组织或背侧骶孔时，外侧进针点很重要。然后将 O 型臂 CT 导航系统（O 型臂，Medtronic，Memphis，TN）推入手术间，在成像完成后将患者和参考架录入到导航系统中。对于每个责任椎间隙，使用导航系统的轴向和矢状面视图，获得一个真正的横向投影，作为导航探针的虚拟扩展，以识别责任椎间隙的中点（见图 6.2B）。然后，测量这个位置前方 5 cm 的位置，并标记一个 3~4 cm 的斜切口。切口呈斜形平行于腹壁神经的走行，以避免神经损伤。这些神经损伤可能导致腹壁膨出或假性疝。在整个解剖过程中，我们在完成初始的皮下软组织解剖后，较少使用电刀，并严格遵守钝性组织解剖分离，以降低神经损伤的风险。

在整个过程中使用导航探头来确认我们的位置和朝向责任椎间隙的轨迹。使用手持式牵开器，并利用梅奥钳识别和分离腹外斜肌、腹内斜肌和腹横肌。分离到深层后，触及并打开腹横筋膜，以识别腹膜后脂肪。之后将第二根手指放入开口，钝性地扩大开口，以增加操作空间。然后，利用手指解剖，将腹膜后脂肪和腹内容物向前推移，并从腰大肌上分离下来。将导航探头放入腔内，以确认轨迹并辅助识别腰大肌前缘。使用 4 号 Penfield 剥离器械分离腰大肌后侧。使用钝器进一步分离椎间盘间隙，并在直视下观察有无覆盖的神经组织、腹膜、输尿管或血管。随后，在导航示踪器套管上放置序列扩张套管，将其插入椎间隙约 1 cm 的深度。虽然 OLIF 入路是一种腰大肌前入路技术，没有直接损伤腰丛的风险，但我们的医院和地区护理模式要求使用触发肌电图（electromyography，EMG），我们在所有病例中都使用这种技术。在连续扩张过程之前，可以刺激椎间隙进行 EMG 反应，以确保没有覆盖的神经。然后将一个安装在手术台上的牵开器放置在扩张器上并固定到位。取出扩张器，进行纤维环切开术和椎间盘切除术。重要的是，要以斜的角度进入椎间盘间隙，然后将器械旋转到更靠后的位置，以创建一个真正的侧方轨迹。直接斜入路可能会导致对侧神经根损伤，而将术者的手从背侧垂直移动到真正的侧卧位是避免这种并发症的关键。

彻底切除椎间盘和处理终板（可使用导航专用器械完成）后，在导航下放置椎间融合器试模。确定正确的椎间融合器尺寸，将移植物材料填充至椎间融合器，并通过导航置入椎间隙。根据我们的经验，融合器应该很难移位，但不能过度撑开椎间隙，否则需要很大的力量才能撞击到位。根据我们大多数退变病例的经验，8 mm 或 10 mm 的融合器高度是合适的。对于没有明显塌陷的椎间隙，10 mm 或 12 mm 的椎间融合器高度是可以接受的。在终板处理或椎间试模中，放置 14 mm 或更高高度的融合器通常提示终板损伤。椎间融合器在导航下通过合适的轨道进入椎间隙，放置到一个精确的位置，以最大限度地减少终板破坏，并敲入到适当的深度，从而使融合器跨越椎体骺环。在导航下置入椎间融合器后，使用 C 型臂透视来确认融合器的位置。之后，取出牵开器，进行止血，并以标准的分层方式闭合伤口。

一、入路相关的并发症

斜外侧腰椎椎间融合术预期会有术后并发症。肠梗阻是一种常见的与手术治疗相关的并发症，其发生与腹膜内容物游离有关，而术后肠梗阻不仅与腹腔内容物的游离有关，也与麻醉和麻醉用药有关。如果术中发生腹膜破裂，应首先修补这个缺口。通常使用 2-0 或 3-0 vicryl 八字缝合就足够，但较大的裂孔可能需要普通外科会诊。为避免上述并发症的发生，一种考虑是术前进行肠道准备，以便排空结肠内的所有粪便。这不仅可减少结肠中的细菌计数来帮助缓解术后结肠扩张，还可帮助患者避免因麻醉和麻醉药导致的术后几乎不可避免的便秘。此外，术后补充电解质可促进正常的肠道功能。一过性左侧屈髋肌无力是经腰大肌前入路可能发生的手术相关并发症，可能是由于手术引起的肌肉血肿或腰大肌挛缩所致，这种肌无力通常会迅速改善。通常这些术前会向患者告知。

二、潜在的隐患

OLIF 术式存在几个潜在的挑战。当使用导航时，有可能出现潜在的不准确，这种可能性在多节段手术中更为常见。由于后续椎间融合器置入后的潜在不准确性，故通常建议首先治疗最近端（头侧）水平，而不是更远端（尾侧）水平。这是因为参考架被放置在骨盆的远端，并且当放置椎间融合器时，最近端（头侧）椎体被移动到远离参考架的位置。此外，当进行更远端（尾侧）水平的手术时，手术区域更接近参考架，通过接近参考架来降低不准确性因素。此外，定期通过可识别标志点来确认导航精度是很重要的。尽管导航相对于透视在 OLIF 中存在优势（包括减少辐射暴露和改进操作流程），但不可否认的是，透视提供了每个手术节段的实时信息。如果在全程手术过程中导航系统的准确性难以保证，那么透视在这方面会展现明显的优势。

导航下 OLIF 手术有许多重要的潜在并发症,需要在术中和术后早期意识到这一潜在隐患。延迟的血管损伤可以在术后早期检查中发现,如果检查或生命体征有问题,也可以通过血红蛋白的变化趋势发现腹膜后血肿。如果有腰大肌血肿,CT 可以很容易地识别。大多数腰大肌血肿会随着时间的推移而消退,只要不存在活动性出血,通过连续影像学检查进行保守治疗通常是首选的治疗方法。一个重要的解剖学概念与进入上腰椎有关。如果下胸椎阻碍了进入 L_1~L_2 或 L_2~L_3 椎间盘间隙,有时需要切除部分肋骨以方便手术入路。只要外科医生操作停留在胸膜腔外,通常不需要使用胸腔引流管;但是,如果侵犯了胸膜腔,可以在顶部放置一个小的引流管,将胸腔任何气体排出,而且麻醉医生在伤口闭合之前不要让患者脱离呼吸机来恢复自主呼吸,以避免气体进入胸腔,这一点非常关键。最后,作为椎间处理的一般原则,在进行椎间盘终板处理时椎间融合器的下沉是一个重要的问题。一般来说,这可以通过在确认触觉反馈时非常小心地对抗终板来避免。此外,在椎间隙终板处理准备过程中,避免使用锋利的工具直接接触至关重要。置入椎间融合器后,应进行侧位透视图像,以确认适当的椎间融合器位置和间接减压。

三、并发症的处理

尽管越来越多的证据表明 OLIF 的总体并发症发生率较低,其并发症至少与 TLIF 或极外侧椎间融合术(extreme lateral interbody fusion,XLIF)相当,但更为重要的是要认识到 OLIF 固有的并发症,即使在微创 OLIF 手术中也是如此[3,22]。除了所有椎体间融合术常见的入路或置入物相关并发症(如伤口感染、假关节移位或错位、假关节或置入物下沉),血管损伤是 OLIF 手术中最常见的术中并发症。由于 OLIF 是一种完全左侧入路的腰大肌前入路手术,故主动脉和腰大肌之间的手术操作通道增加了严重血管损伤的风险[3,23]。Abe 等报道的 155 例 OLIF 手术的回顾性研究中,节段动脉损伤并发症的发生率为 2.6%[24]。然而,入路过程中的直视化和对手术轨迹的实时评估降低了血管损伤的风险[1,2,25]。主动脉和节段血管不是必须考虑的唯一血管结构,还必须考虑髂静脉和腔静脉的损伤。此外,牵开器有导致动脉闭塞的风险,因此有必要通过下肢脉搏血氧仪监测此类事件,特别是当牵开 L_5~S_1 处的髂血管时。

与 OLIF 手术相关的另一类主要并发症是特定入路相关并发症。必须防止生殖股神经、髂腹下神经和输尿管的损伤,这可以在入路和浅表分离过程中通过直视来完成。当暴露椎间隙时,应避免使用 Bovie 电刀,以减少周围结构的热损伤风险,以及电流无意中扩散到超出牵开器的范围。生殖股神经损伤一般表现为腹股沟和大腿前部麻木[26]。重要的是不要损伤任何位于腰大肌表面的神经,以避免上述问题。此外,将双下肢松弛地固定在手术床上也至关重要,这样可以最大限度地减少膝盖处对右侧腓总神经的压力。最后,一篇已发表的关于椎体间融合术并发症发生率的文献综述显示,OLIF 的并发症发生率比相似的手术更低[27]。

第四节 总 结

斜外侧腰椎椎间融合术（OLIF）为脊柱外科医生增添了一种解决腰椎病的技术。导航的辅助简化了这项技术的使用，同时最大限度地减少了对手术医生的辐射暴露。该技术有明显的优势，包括避开腰大肌内的腰丛，使用导航避免手术室工作人员的辐射暴露，以及能够在侧卧位时进行 $L_5 \sim S_1$ 椎间融合器的放置。然而，OLIF 有其独特的并发症，需要在实践中对解剖和入路进行透彻的理解。

关于未来的方向，OLIF 的进一步改进将扩大该技术的应用范围，以治疗更多的胸腰椎病变，降低发病率，并利用导航和潜在的机器人技术拓展微创手术的应用范围。当下，一些学者报道，在导航和机器人辅助下，可同时行斜外侧入路椎体间融合和后路固定[28]。

参考文献

1. DiGiorgio AM, Edwards CS, Virk MS, et al. Lateral Prepsoas (oblique) approach nuances. Neurosurg Clin N Am. 2018;29(3):419–426. https://doi.org/10.1016/j.nec.2018.02.003.
2. DiGiorgio AM, Edwards CS, Virk MS, et al.Stereotactic navigation for the prepsoas oblique lat- eral lumbar interbody fusion: technical note and case series. Neurosurg Focus. 2017;43(2):E14. https://doi.org/10.3171/2017.5.FOCUS 1716.
3. Walker CT, Farber SH, Cole TS, et al. Complications for minimally invasive lateral interbody arthrodesis: a systematic review and meta-analysis comparing prepsoas and transpsoas approaches. J Neurosurg Spine. 2019:1–15. https://d oi.org/10.3171/2018.9.SPINE18800.
4. Kim JS, Lee KY, et al, Lee HY.Which lumbar interbody fusion techniqueis better in terms of level for the treatment of unstable isthmic spondylolisthesis? J Neurosurg Spine. 2010;12(2):171–177.https://doi.org/10.3171/2009.9.SPINE09272.
5. Madan SS, Boeree NR. Comparison of instrumented ante- rior interbody fusion with instrumented circumferentiallumbar fusion. Eur Spine J. 2003;12(6):567–575. https://doi. org/10.1007/s00586-002-0516-5.
6. Min JH, Jang JS, Lee SH.Comparison of anterior-and pos-terior-approach instrumented lumbar interbody fusion for spondylolisthesis. J Neurosurg Spine. 2007;7(1):21–26. https://doi.org/10.3171/SPI-07/07/021.
7. Pradhan BB, Nassar JA, Delamarter RB, et al. Single-level lumbar spinefusion: a comparison of anterior and pos- terior approaches. J Spinal Disord Tech. 2002;15(5):355–361.https://doi.org/10.1097/00024720-200210000-00003.
8. Sears W. Posterior lumbar interbody fusion for degenera- tive spondylolisthesis: restoration of sagittal balance using insert-and-rotate interbody spacers. Spine J. 2005;5(2):170-179. https://doi.org/10.1016/j.spinee.2004.05.257.
9. Yan DL, Pei FX, Li J, et al. Comparative study of PILF and TLIF treatment in adult degenerative spondylolisthesis. Eur Spine J. 2008;17(10):1311–1316. https://doi.org/10.1007/ s00586-008-0739-1.
10. Faundez AA, Schwender JD, Safriel Y, et al.Clinical and radiological outcome of anterior–posterior fusion versus transforaminal lumbar interbodyfusion for symptomatic disc degeneration: a retrospective comparative study of 133 patients. Eur Spine J. 2009;18(2):203–211. https://doi.org/ 10.1007/s00586-008-0845-0.
11. Li HM, Zhang RJ, Shen CL.Radiographic and clinical out- comes of oblique lateral interbody fusion versus minimally invasive transforaminal lumbar interbody fusion for degen- erative lumbar disease. World

Neurosurg.2019;122:e627-e638. https://doi.org/10.1016/j.wneu.2018.10.115.

12. Mobbs RJ, Phan K, Malham G, et al. Lumbar interbody fusion: techniques, indications and comparison of interbody fusion options including P LIF, TLIF, MI-TLIF,OLIF/ATP, LLIF and ALIF. J Spine Surg. 2015;1(1):2–8. https://doi.org/10.3978/j.issn.2414-469X.2015.10.05.

13. Patel RS, Suh SW, Kang SH, et al. The radiologic and clin ical outcomes of oblique lateral interbody fusion for cor- rection of adult degenerative lumbar deformity. Indian J Orthop. 2019;53(4):502–509. https://doi.org/10.4103/ortho. IJOrtho_655_17.

14. Anand N, Alayan A, Agrawal A, et al. Analysis of spino-pelvic parameters and segmental lordosis with L5-S1 oblique lateral interbody fusion at the bottom of a long construct in circumferential minimally invasive surgical correction of adult spinal defor-mity. World Neurosurg. 2019;130:e1077–e1083. https://doi. org/10.1016/j.wneu.2019.07.091.

15. Lu T, Lu Y. Comparison of biomechanical performance among posterolateralfusion and transforaminal, extreme,and oblique lumbar interbody fusion: a finite element anal- ysis. World Neurosurg.2019;129:e890–e899. https://doi.org/10.1016/j.wneu.2019.06.074.

16. Xi Z, Chou D, Mummaneni PV, Burch S. The navigated oblique lumbarinterbody fusion: accuracy rate, effect on surgical time, and complications.Neurospine. 2020;17(1): 260–267. https://doi.org/10.14245/ns.1938358.179.

17. Bergey DL, Villavicencio AT, Goldstein T, Regan JJ.Endoscopic lateral transpsoas approach to the lumbar spine. Spine (Phila Pa 1976). 2004;29(15):1681–1688. https://doi. org/10.1097/01.brs.0000133643.75795.ef.

18. Cummock MD, Vanni S, Levi AD, et al. An analysis of postoperative thigh symptoms after minimally invasive transpsoas lumbar interbodyfusion. J Neurosurg Spine. 2011;15(1):11–18. https://doi.org/10.3171/2011.2.SPINE10374.

19. Liu C, Wang J, Zhou Y. Perioperative complications asso- ciated with minimally invasive surgery of oblique lumbar interbody fusions for degenerative lumbar diseases in 113 patients. Clin Neurol Neurosurg.2019;184:105381.https://doi.org/10.1016/j.clineuro.2019.105381.

20. Zhang YH, White I, Potts E, et al. Comparison perioperative factors during minimally invasive pre-psoas lateral interbodyfusion of the lum- bar spine using either navigation or conventional fluoroscopy.Glob SpineJ. 2017;7(7):657–663. https://doi.org/ 10.1177/2192568217716149.

21. Mayer HM. A new microsurgical technique for minimally invasive anterior lumbar interbody fusion. Spine (Phila Pa 1976). 1997;22(6):691–699, discussion 700. https://doi. org/10.1097/00007632-199703150-00023.

22. Abbasi A, Khaghany K, Orandi V, et al. Clinical and radiological outcomes of oblique lateral lumbar interbody fusion. Cureus.2019;11(2):e4029. https://doi.org/10.7759/ cureus.4029.

23. Abbasi H, Abbasi A. Oblique lateral lumbar interbody fusion (OLLIF): technical notes and early results of a sin- gle surgeon comparative study. Cureus.2015;7(10):e351.https://doi.org/10.7759/cureus.351.

24. Abe K, Orita S, Mannoji C, et al. Perioperative complications in 155 patients who underwent oblique lateral interbody fusion surgery: perspectives and indications from a retrospective,multicenter survey. Spine (Phila Pa 1976). 2017;42(1):55–62. https://doi.org/10.1097/BRS.0000000000001650.

25. Quillo-Olvera J, Lin GX, Jo HJ, et al. Complications on minimally invasive oblique lumbar interbody fusion at L2-L5 levels: a review of the literature and surgical strategies.Ann Transl Med. 2018;6(6):101. https://doi.org/10.21037/ atm.2018.01.22.

26. Woods KR, Billys JB, Hynes RA.Technical description of oblique lateral interbody fusion at L1-L5 (OLIF25) and at L5-S1 (OLIF51) and evaluation of complication and fusion rates. Spine J. 2017;17(4):545–553.

27. Walker CT, Farber S, Cole TS, et al. Complications for minimally invasive lateral interbody arthrodesis: a sys- tematic review and meta-analysis comparing prepsoas and transpsoas approaches. J Neurosurg Spine. 2019;30(4):446–460.

28. Sellin JN, Mayer RR, Hoffman M, et al. Simultaneous lateral interbo dy fusion and pedicle screws (SLIPS) with CT-guided navigation. Clin Neurol Neurosurg.2018;175:91-97. https://doi.org/10.1016/j.clineuro.2018.10.013.

第七章 导航在非内固定脊柱手术中的应用

Adriel Barrios-Anderson，AdetokunboToki Oyelese 著

孔清泉 刘俊麟 马骏松 译

第一节 技术介绍

自25年前出现计算机辅助下的脊柱导航技术以来，现已取得了重大的技术进展，最近的10年中是该技术的发展高峰[1]。早期的导航技术主要应用于颅内，而由于脊柱的解剖结构多变导致导航技术在脊柱领域存在较多困难与挑战，因此推行较慢。不同于脊柱，颅内固定的骨解剖结构可作为导航技术的有效参考标志。此外，颅内导航技术最初主要针对脑深部结构而设计[2]，随着该技术应用发展，逐渐成为一种定位大脑表面和深部结构的工具[3]。相比之下，脊柱导航技术最初的设计目标是精确的植入内植物，如椎弓根螺钉置入，也就是将椎弓根螺钉沿椎弓根的精确解剖轨迹置入椎体，但是在临床中，脊柱的部分手术为非内固定手术。因此导航技术公司在脊柱领域的发展和推广面临着巨大挑战。近年来，脊柱导航技术也逐渐从靶向植入向精确定位转型，为脊柱的微创减压等其他技术奠定基础。

在非内固定脊柱手术中，脊柱导航技术具有两个明显的优势。首先是手术减压及切除关键病变和病灶过程中对关键部位精准定位，脊柱导航技术基于术中CT（iCT）和3D透视构建的解剖成像要明显优于普通透视和X射线引导的2D成像。此外，当iCT获得的成像可以与MR等术前成像自动融合时，可以极大地方便手术医生通过关键解剖结构的识别，完成精准减压及病变切除，这在脊柱微创减压及肿瘤切除等疾病的治疗中特别有用[4-6]。

脊柱导航技术带来的第二个优势是精准的放射学定位，这有效减少了术中对透视引导的需求，降低了手术医生与手术室工作人员的辐射暴露。据报道，脊柱外科医生暴露于有害的电离辐射明显高于多数其他专业领域，可能是非脊柱骨科医生的数倍[7-9]。虽然CT和3D透视手段会增加一次性辐射暴露，但可以减少外科医生和手术室工作人员的辐射暴露总量[10]，从而降低辐射相关并发症发生的可能性，如白内障、皮肤红斑、甲状腺癌、白血病和淋巴瘤等恶性肿瘤。

第二节 导航在非内固定脊柱手术中的应用现状

术中脊柱导航技术已被用于各种外科手术，包括通道辅助下椎间盘摘除手术、脊柱内镜手术和脊柱肿瘤切除手术。我们将讨论导航技术如何应用于这些手术中，并对其安全性及有效性进行报告。

一、通道辅助下椎间盘切除手术

通道辅助技术广泛用于脊柱退行性疾病，包括颈椎、腰椎、极外侧腰椎、胸椎和胸腰段等。相较于传统的开放手术，该手术方式具有出血少、术后疼痛轻微、住院时间短等优势[11]。该手术需要在透视下经皮定位责任节段及解剖标志，然后逐步扩张椎旁肌肉及周围软组织，最终放置工作通道并完成靶点的手术减压[12]。术前透视不仅能明确责任节段所在位置，对于术中解剖标志的精准定位也至关重要，不止可以帮助术者获得有效且足够的减压操作空间，也可以有效避免过度切除骨性结构进而影响局部稳定性。在这方面，基于iCT的脊柱3D导航远远优于2D成像技术。

二、导航辅助颈腰椎微创手术

椎间盘突出症是较常见的颈腰椎退行性疾病，脊柱导航结合如iCT等成像技术能够在微创颈腰椎间盘摘除术中提供实时可视化的手术解剖成像[13-15]。

脊柱导航技术在颈椎后路椎间孔切开术（posterior cervical foraminotomy，PCF）、单侧椎板入路双侧椎管减压术（unilateral laminotomy for bilateral decompression，ULBD）和后方关节融合术（posterior facet joint fusion，PFJF）等术式中的有效性及安全性已被证实。下面我们将一一进行阐述[16]。

PCF主要用于单侧神经根型颈椎病，该手术方式最初主要是作为开放手术应用于临床，随着脊柱微创技术的发展，目前该手术通常在通道辅助下进行，能在获得满意疗效的同时，明显减少出血量、术后镇痛时间及住院时间[17,18]。该术式首先需在责任节段的脊柱正中线旁进行皮肤切开，随后在病变侧进行软组织扩张并放置工作通道，最终通过切除椎板外侧及关节突内侧部分完成椎间孔区域的减压。脊柱3D导航技术可以精准定位减压靶点，有效提高减压时的安全性[16]。在需要进行对侧减压时，脊柱3D导航技术可以实现对侧的可视化成像，提高对侧精准减压的安全及有效性[16,18]。

ULBD是指经椎板间单侧入路双侧减压的微创手术。ULBD最初应用于腰椎，随着手术技术的发展，目前已成为可以用于颈椎及胸椎特别是脊髓型颈椎病的微创手术方式。该技术能获得非常满意的临床疗效[16,19,20]。施行ULBD手术时，术中脊柱导航首先可帮助术者精确选择2~3 mm的切口位置，切开皮肤后放置工作通道即可暴露同侧椎板，磨除同侧椎板后调整工作通道，采用"越顶法"安全越过脊髓完成对侧椎板切除[16,19]。脊柱导航技术辅助下的ULBD手术能达到与开放手术同等满意的临床疗效。此外，能减少暴露时间、出血量及骨性结构切除范围，这也使其成为部分老年及肥胖患者的首选手术方式[16,21,22]。

PFJF通过经皮植入双侧颈椎关节突cage融合术，主要用在神经根型及脊髓型颈椎病的手术治疗中[16,23-25]。脊柱导航技术在该手术方式中的作用至关重要，其能有效定位关节突关节在体表的位置，帮助术者准确且安全的将关节突cage植入到关节间隙内，完成关节突融合以达到稳定关节及植骨的目的[16,25]。目前，该手术方式已被证明具有较高的影像学融合率[16]，能有效恢复颈椎的节段稳定性[24]。

三、腰椎微创手术

据估计，$L_{4/5}$ 及 L_5/S_1 节段的椎间盘突出占据整个腰椎间盘突出症的 95%。用于非脊柱内固定手术的脊柱导航技术在腰椎疾病的治疗中具有显著的优势[14,15]。

四、导航辅助微创下腰椎极外侧椎间盘切除术

极外侧型腰椎间盘突出症（far-lateral lumbar disk herniations，FLDH）最早由 Abdullah 等在 1974 年提出[26]，其发生率占腰椎间盘突出症的 0.3%~11%。与其他类型的腰椎间盘突出症相比，FLDH 的髓核组织可直接压迫背根神经节[31,32]，进而术前出现剧烈疼痛及感觉异常等严重症状的发生概率更高。因此，该类疾病的手术治疗是脊柱外科医生面临的重大挑战[27-30]。

Fole 等尝试通过 Wiltse 入路摘除突出的椎间盘完成神经根的减压，但却因无法避免出行根及背根神经节的刺激和侵扰，导致部分患者术后可出现剧烈疼痛，严重影响临床疗效[33]。也有文献提出通过 Kambin 三角进行神经根减压[34]，但是作为 Kambin 三角重要组成部分的硬膜囊及出行根的相对位置常会发生变化[35]。例如，部分患者存在 Kambin 三角区域明显缩小而无法进入及无法识别的情况，这导致该方式无法做到绝对有效及安全[36,37]。微创下进行 FLDH 摘除手术具有两个主要的挑战，其一是提前精准定位出行根的位置，其二是周围骨性解剖标志的识别。X 线透视是目前最常用的定位手段，但其 2D 成像模式的准确性较低，且常需要反复透视确认，这会增加手术医师及手术室相关工作人员的辐射暴露量[38,39]。我们最近展示了在 iCT 脊柱导航技术精准定位骨性结构及通道下肌电图定位出行根的基础上进行极外侧椎间盘摘除的有效性[40]。

五、微创下胸椎间盘切除术

胸椎中央型间盘突出常合并钙化，可表现为脊髓损伤症状，需前入路胸椎手术进行切除。然而胸椎手术节段的术前定位具有一定难度，因为胸椎与颅底或骶骨等固定的可识别的解剖标志距离较远，缺乏明确的参照物，且胸椎各椎体具有较高的相似度，因此容易导致胸椎节段定位错误[41]。

经胸入路的中央型间盘突出技术分为两部分，包括入路技术（经胸或经胸膜后）及减压技术（肋骨或椎弓根切除）。该减压技术需在相邻椎体中形成一个延伸至对侧椎弓根的凹槽，通过摘除中央突出的髓核组织对中央椎管进行减压。与 X 线透视相比，iCT 脊柱导航技术的 3D 解剖成像可提供更准确的定位和指导。

在手术实施中，我们首先经皮在靶点节段的椎弓根放置由动脉瘤血管线圈组成的标志，然后进行胸椎 CT 扫描或脊髓造影，并明确标志与责任节段之间的关系。然后患者进入手术室，采用非隔离通气进行麻醉，取侧卧位并用 7.6 cm（1 英寸 =2.54 cm）的胶带固定以减小患者活动。手术区域常规消毒铺巾后，将导航装置数字参考阵列（digital reference array，DRA）放在髂嵴上或固定在背部平坦部位，然后在 Brainlab Curve 导航系统上完成 iCT 扫描并自动注册。iCT 扫描图像可与脊髓 CT 造影或 MRI 进行自动

融合。定位椎弓根并规划皮肤切口，然后切开皮肤，长度为 4~6 cm。优先采用胸膜后入路，可避免进入胸腔进而避免术后摆放胸腔引流管，但根据术中需求，必要时可切除肋骨进行开胸手术。置入微创手术专用的牵开器（NuVasive 或 Globus），显示责任节段及减压靶点。采用可导航的超声骨刀（Misonix）切除肋骨并在责任椎间隙的上下椎体中挖出凹槽。通过椎间孔来辨别椎管的位置，采用可导航的 5 mm 粗的金刚石高速钻头磨除部分椎弓根，并充分显露椎管。充分移除椎体后壁的剩余骨性结构，移除范围需从同侧椎弓根到对侧椎弓根。显露后纵韧带，并仔细分离突出的髓核及后纵韧带，避免损伤脊髓，最终将椎间隙平面的后纵韧带及突出髓核共同切除。总的来说，iCT 脊柱导航技术在准确定位责任节段及减压靶点的同时，也能明显减少手术医生及手术室工作人员的辐射暴露剂量。

六、微创下中央型胸腰段椎间盘切除术

胸腰段范围包括 T_{11}~L_3，内部存在高密度的神经组织（脊髓圆锥、马尾神经），其临床表现相对于下腰椎（T_4~S_1）更加多样化，因此也是脊柱外科医生诊疗中的难点区域[42]。此外，胸腰段椎管更小、关节突关节呈矢状方向排列更小[42-44]，因此采取减压手术后局部节段的稳定性可能会明显降低。有研究提出，胸腰段术后进行融合翻修手术的发生率远远高于下腰椎，且临床疗效不如下腰椎[42]。

我们近期发表了一种经侧方腹膜后治疗 $L_{1/2}$ 的中央型或旁中央型椎间盘突出的手术方法。该方法结合了经侧方腹膜后肌间隙入路定位椎间隙前 1/3 及后方经皮椎间孔入路的原理。iCT 脊柱导航在该手术的施行中占到了至关重要的地位[45]。

七、内镜应用

在过去的 10 年里，内镜手术得到了广泛推广及应用。腰椎、胸腰段和胸椎脊柱的经皮内镜手术利用 X 线透视引导下通过椎间孔入路到达椎管，与其他微创手术方法一样，准确的靶点定位对于手术的成功至关重要。iCT 脊柱导航技术在实现更精确的解剖定位的同时，可减少手术医生及手术室工作人员的辐射暴露剂量，同时增加了外科医生的舒适度。然而，iCT 脊柱导航技术的挑战在于如何在清醒的患者身上安装 DRA[46]。我们通常将 DRA 用线缝合到皮肤上，或用 Ioban 粘合在皮肤上。患者在扫描时被要求屏住呼吸，并通过导航探针触碰皮肤来确认准确性，然后规划进入减压靶点的轨迹。在局麻下，切开皮肤，插入导航的 Jamshidi 针，将其定位在椎间孔外侧，并通过 Jamshidi 针插入导引线。然后，拔出针头，再插入内镜工具和内镜（Joimax）的连续扩张器，进行椎间孔成形术，然后最终放置内镜。另外，内镜本身也可以通过连接 DRA 来实现导航。

八、肿瘤切除手术

脊柱导航技术在非内固定脊柱手术中应用最广泛的领域是脊柱肿瘤学，包括转移性和原发性脊柱肿瘤的切除。

（一）原发性脊柱肿瘤

原发性脊柱肿瘤的整块切除已被证明可以降低复发率并提高生存率[47]。在某些病变中，如局限在单个胸椎节段内的肿瘤，整体椎体切除术可能比较容易。然而，若存在肿瘤明显浸润周围组织、骶骨肿瘤或涉及其他复杂解剖病变时，肿瘤的整块切除难度将会明显增加。在这些情况下，通过术中对骨性结构进行 iCT，或对软组织病变进行 iCT 融合 MRI 的三维成像，可以明显提高整块肿瘤切除的成功率。最近的病例报道已经证明，3D 导航系统和术中立体定向导航可以显著提高对原发性病变的整块切除的成功率[48,49]。

（二）转移性脊柱肿瘤

脊柱手术技术的不断发展已经使脊柱转移性肿瘤的治疗方式发生了重大变革。在 20 年前，脊柱转移性肿瘤主要治疗方式为单纯放射治疗或椎板切除后辅助放射治疗[50-54]。随着环形减压和内固定技术的出现，脊柱外科医生逐渐寻找到了同时解决脊柱转移性肿瘤神经压迫及局部失稳的手术方案[55-56]。Patchell 等证明，环形减压和内固定手术结合放射治疗的效果优于单独放射治疗，同时也优于放射治疗后再手术治疗[57]。随着立体定向体外放疗技术的进步，虽然可以提供更高剂量、更精确的放射治疗，但为了避免出现放射相关并发症，脊髓的照射剂量仍受到限制。手术治疗的目的是，在重建脊柱局部稳定性的同时充分减压神经，以此提高有效放射剂量，而 iCT-MRI 融合导航辅助技术不仅可以完成内固定的精准植入，还可以完成神经的精准减压[58-59]。

（三）硬膜内和髓内肿瘤

融合 iCT-MRI 导航技术已被证明是硬膜内病变和髓内病变定位及切除的有力辅助手段[1,5,60]。既往硬膜内病变切除时需使用术中超声来进行定位[6,60,61]，但超声只能在骨骼切除后才能进行有效定位[62]。因此，对于术前减压定位和皮肤切口规划的实用性非常有限。相比之下，融合 iCT-MRI 导航技术则能规避超声定位的缺点，通过精准定位肿瘤、规划切口、确定减压范围，进而提高临床疗效及降低并发症发生率。

最近有研究阐述了融合 iCT-MRI 导航技术在脊柱髓内病变定位及切除中的应用效果[6,60,61]。Zhang 等分享了他们采用该技术对 5 例患者的治疗经验[6]。我们的团队也在髓内海绵状血管瘤切除手术时使用了融合 iCT-MRI 导航技术[62]（在后面的临床病例研究部分详细描述这例已发表的案例）。最近的一项研究将融合 iCT-MRI 导航技术与纤维束成像相结合，用于髓内肿瘤的切除。肿瘤种类包括室管膜瘤及胶质母细胞瘤。研究结果表明，融合 iCT-MRI 纤维束成像有效提高了这两种肿瘤的全切及次全切的安全性[63]。

（四）激光间质热疗法

激光间质热疗法（laser interstitial thermal therapy，LITT）于 2015 年首次被提出，其将激光消融技术与 MRI 立体定向图像引导相结合，对脊柱转移病灶进行消融热治疗，以实现硬脊膜减压，并作为分离手术的替代方案[64]。在手术室中，会放置皮肤定位标记和 MRI 兼容的棘突夹具，并获取具有薄层 T_2 加权序列的术中 MRI 扫描图像。然后，将图像传输到图像引导控制台，执行表面匹配注册。并使用轴向、矢状和冠状的重建图像来规划理想的激光导管位置，以定位硬脊膜肿瘤。使用不同轨迹且每个导管有

10~20 mm 消融区域的多个导管，设计治疗方案以定位硬脊膜转移性疾病。可以使用立体定向放射外科手术定位椎体疾病的其余部分。

第三节 临床病例研究

一、经后路颈椎间盘切除病例

（一）病史及临床表现

患者，男，52岁，既往有哮喘病史，主诉左手无力。1年前，患者在搬动冰箱时不慎滑倒，导致左侧手臂向前牵拉。患者受伤后遂出现后颈部持续疼痛，并伴有左上肢放射痛。随后，出现了左上肢感觉异常、麻木及力量下降，尤其是左手第四和第五个手指。之后，患者开始出现左手拇指、示指、中指的抽筋和无力感。查体显示，左手抓握力减弱，左上肢尺神经分布区域轻触的感觉减退。患者接受了电生理测试，未发现尺神经病变的迹象，但提示存在 C_8 神经根病变可能。

（二）术前影像

术前 MRI 提示颈椎前凸明显减小，C_7~T_1 左侧椎间盘突出，相应层面神经显著受压。颈椎 CT 扫描未见明显椎间盘钙化（图 7.1A~D）。

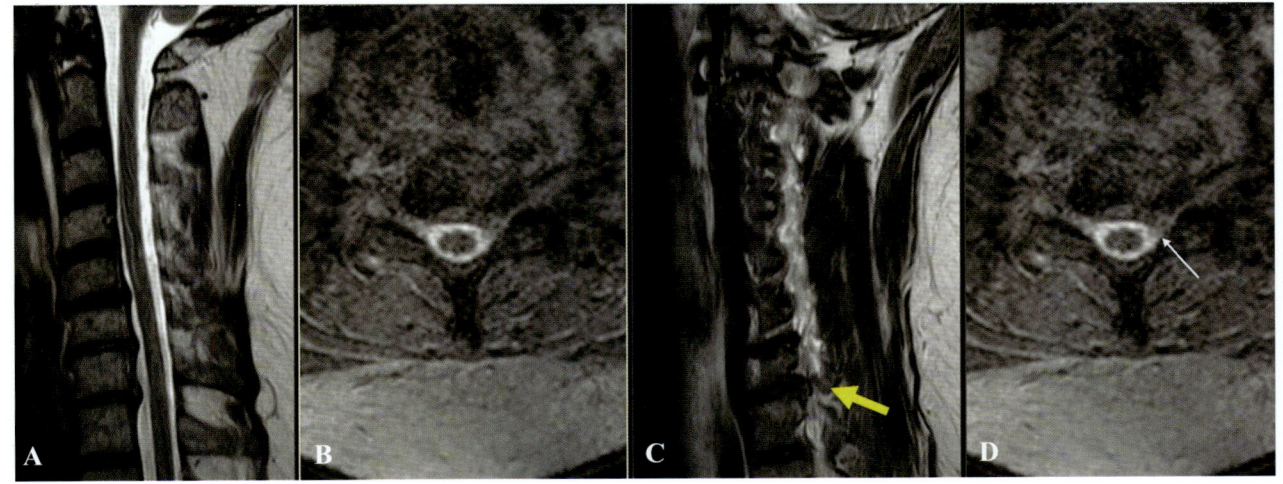

图 7.1 术前颈椎矢状位（A）、横断位（B、D）MRI 提示左侧 C_7~T_1 椎间盘突出，导致左侧 C_8 神经根受压（C、D 箭头）

（三）手术计划

患者取俯卧位，头部用三点式射线可穿透的 Mayfield 头架固定（图 7.2A）。皮肤按标准外科方式消毒和铺巾。数字参考阵列（DRA）安装在透光 Mayfield 头架上。然后通过跨越骶骨的 iCT 扫描来进行手术定位。在扫描过程中，麻醉可短暂控制呼吸暂停，以避免因运动而导致注册过程的错误。通过 Brainlab Curve 导航系统执行 iCT 扫描与参考阵列的自动注册。轻触皮肤以检查导航探针的准确性，然后选择用于访问感兴趣椎间盘水平的轨迹，并用于规划皮肤切口。皮肤切口基于自动融合成像和导航，计划以最佳方式定位左侧 C_7~T_1 椎间盘（图 7.2B）。我们还将 DRA 安装在最薄的扩张器上，并在 Curve 系统上注册，使其可导航（图 7.3A）。同样，通过将 DRA 安装到末端来使 MIS 钻头导航（图 7.3A）。

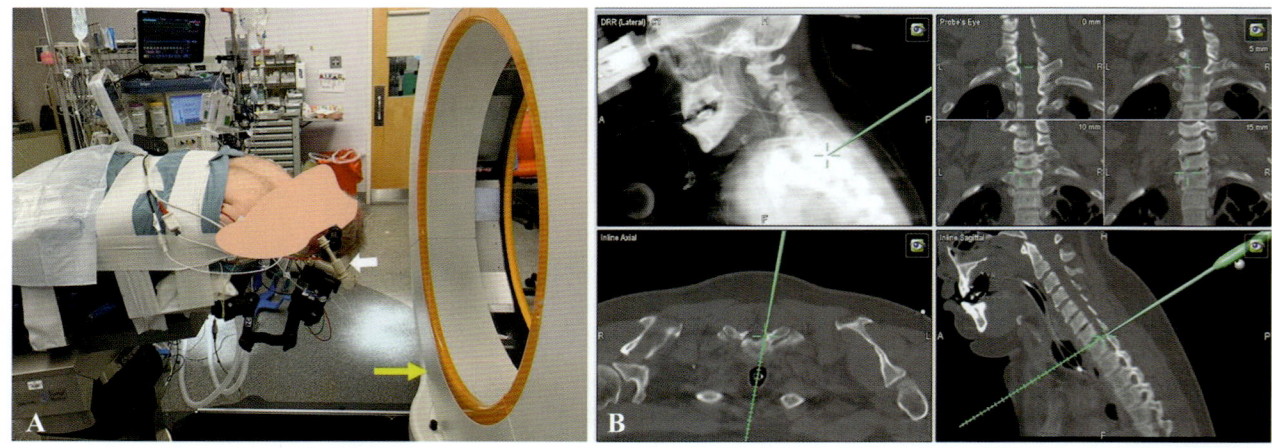

图 7.2　A. 显示术中设置和 iCT 门架（黄色箭头），患者头部位于 Mayfield 框架内，用 10 cm 胶带固定。脑实验室参考阵列的夹具（白色箭头）连接到 Mayfield 框架上。在患者被覆盖后，实际的阵列以无菌的方式附着；B. 来自大脑实验室曲线导航系统的屏幕截图，显示左侧 C_7~T_1 间隙的定位

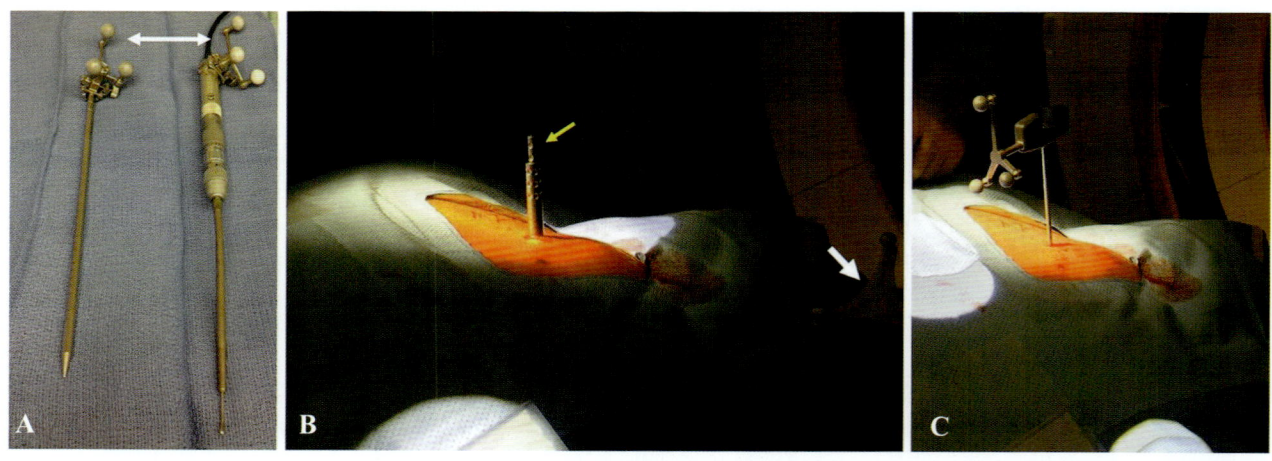

图 7.3　A. 脊柱微创（MIS）扩张器（左）和 MIS 钻（右）通过附加数字参考阵列（DRA；双箭头）实现导航，用于瞄准左侧 C_7~T_1 间隙；B. DRA（白色大箭头）和插入后的扩张器（黄色箭头），与本例中描述的患者相似；C. 在该患者中，使用可导航的 Jamshidi 针和导丝进行初始定位

　　切开皮肤和胸背筋膜。插入可导航的扩张管道，置于责任节段的椎板水平，并在椎板关节面内侧进行钝性分离，剥离肌肉，显露 C_7~T_1 关节面和椎板。对于可引导的扩张管道，通过插入导丝来放置逐级扩张管道。如果扩张管道不可引导，可以取出扩张管道，随后插入下一尺寸的扩张管道，然后取出可导航扩张管道以允许插入其余的扩张管道。插入通道撑开器，并重新插入可导航扩张管道以检查解剖定位。在理想位置安置通道扩张器后，取出扩张管道，并用固定臂固定通道，连接光源，手术显微镜用于进一步放大和照明以方便显微解剖。可导航 MIS 钻头用于 C_7~T_1 半椎板切除，务必确保仅切除部分小关节。值得注意的是，当单侧入路双侧减压时，可使用可导航的探针确认手术水平位置，并确保充分减压。完成减压后，彻底止血，冲洗后逐层关闭切口。

(四)术中影像

术中影像主要用于手术规划。术中影像与术前影像一致,显示下颈椎椎间盘退行性病变。

(五)术后康复与随访

术后3周,患者康复良好,偶有轻微疼痛。后颈部疼痛及左上肢放射痛明显减轻。

总体而言,对于伴有C_8神经根症状的患者,采用微创通道辅助下颈椎间盘切除术是一个很好的治疗方案,可以说明如何利用非固定脊柱手术中的导航来优化手术定位的精准性和安全性。手术中的脊柱导航基于iCT获取的自动融合成像及术前成像,从术前的切口设计及定位方面发挥了重要作用。手术团队继续利用手术中的导航系统来验证脊柱水平和手术水平的精确解剖位置,这在BMI > 40 kg/m² 的患者的颈胸交界处是具有挑战性的。此外,手术中使用的设备(如扩张器)被设计为与脊柱导航系统配套使用的工具,以为外科医生在实施手术关键操作时提供实时的精确解剖位置的视觉反馈。在颈椎手术中,因颈椎椎体相对较小,故需要精确的导航来完成安全和有效的手术,所以脊柱导航的作用非常关键[16]。通过手术中脊柱导航的辅助,显著增强了经后路微创颈椎间盘切除术的安全性。

二、胸椎椎间盘切除术

(一)病史及临床表现

患者,女,55岁,既往有慢性背痛、关节炎和腕管综合征等病史,主要表现为胸背痛和双下肢刺痛。该患者数年前因一次潜水事故,随后出现胸背部疼痛,在长时间站立和行走后加重。伴随症状包括双足轻微刺痛和麻木。患者否认四肢无力,否认大小便异常,否认其他神经症状。查体显示双下肢腱反射亢进,Romberg征呈阳性,其余无异常。

(二)术前影像

胸椎MRI和CT显示$T_{10} \sim T_{11}$椎间盘突出导致中央管狭窄和脊髓受压。脊髓MRI成像提示在这一水平有脊髓信号改变(图7.4A~D)。在$T_{10} \sim T_{11}$上位节段,多发椎间盘突出及钙化亦导致脊髓受压。患者的病史、体格检查和影像结果综合表明,$T_{10} \sim T_{11}$椎间盘突出导致胸段脊髓病变。

(三)手术计划

在经过全面多种治疗方案的讨论后,患者选择胸椎椎管减压和椎间盘切除术。经过评估,我们认为微创经

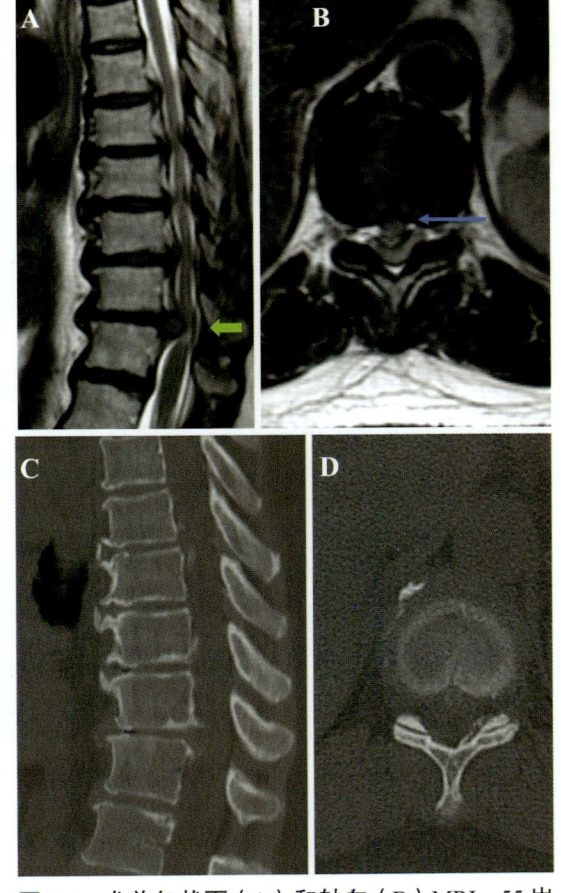

图7.4 术前矢状面(A)和轴向(B)MRI。55岁女性脊髓病患者的胸椎矢状面(C)和轴向(D)CT扫描。虽然患者有多节段胸椎椎间盘突出,但非钙化的$T_{10} \sim T_{11}$(A和B中的箭头)导致明显的脊髓压迫和信号改变,这被认为是最严重的,需要手术干预

胸椎减压和部分椎体次全切除术是最好的方法。考虑到病变位置，我们计划在导航辅助和神经电生理监测辅助下，行右侧入路。术前经过介入放射学在 T_{10} 和 T_{11} 的椎弓根处穿刺置入标记物以帮助手术中的定位（图 7.5A~D）。患者取右侧卧位，有适当的支撑，同时保持脊柱平行于地板。术中使用 2D 透视来定位先前放置的椎弓根标记物，规划 T_{10} 肋骨正上方的计划手术切口（图 7.5D）。按标准外科方式消毒和铺巾。然后，将数字参考列直接缝合到患者身上，用于术中导航，并获得 3D iCT 扫描。切开第 10 肋骨上的皮肤，并分离肋间肌肉组织（图 7.6A）。确定 T_{10} 肋骨，并从肋骨下方沿神经血管束进行剥离。用肋骨切割器切除 5 cm 肋骨。确定胸膜位置，并朝胸椎钝性分离。

识别 T_{10}~T_{11} 肋骨后，继续向前显露相应椎体。用导航探针找到 T_{11} 椎弓根和 T_{10} 椎间孔，将其暴露（图 7.6B），并将 T_{10} 节段血管和交感链从 T_{10}~T_{11} 椎间盘钝性分开。在 T_{10} 和 T_{11} 椎体后 1/3 靠近椎间隙处，用可导航超声骨刀和骨凿予以局部标记，并用可导航的钻头去除骨皮质，至对侧 T_{11} 椎弓根（图 7.6C、D）。然后，将后韧带从脊髓和椎管前后解剖出来，以避免对脊髓产生压迫。此时可见一大块钙化的椎间盘突出压迫脊髓外膜。使用椎板咬骨钳和显微分离器将椎间盘突出从脊髓外膜上剥离下来。检查椎间盘突出物的切除情况，确保减压至 T_{10} 的对侧椎弓根。使用微型器械验证硬膜囊减压情况。由于部分骨质的去除并不会导致不稳定，因此，不需要进行前路重建。在止血和并应用抗生素生理盐水冲洗后，逐层关闭切口。

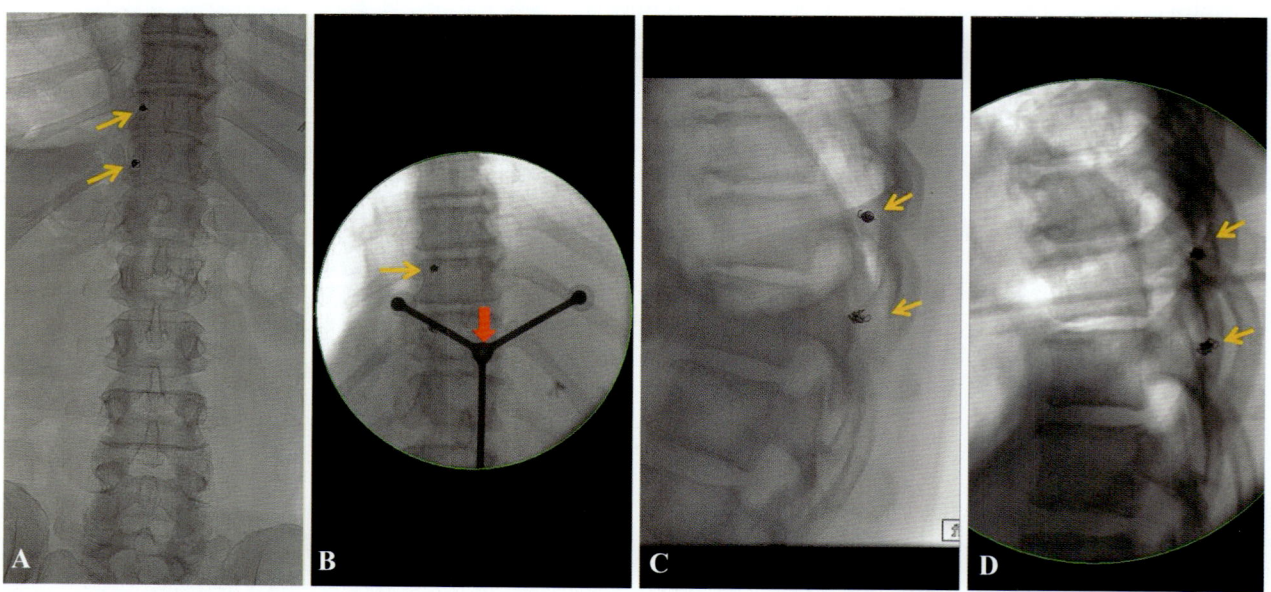

图 7.5　A~D. 术前经介入放射学经皮标记线圈（黄色箭头），定位右侧 T_{10} 和 T_{11} 椎弓根；B. 注意术中成像上重叠的参考阵列（红色箭头）；D. 不透射线针头（黄色箭头），用于术中定位 T_{10}~T_{11} 椎间盘间隙，并规划皮肤切口

第七章 导航在非内固定脊柱手术中的应用

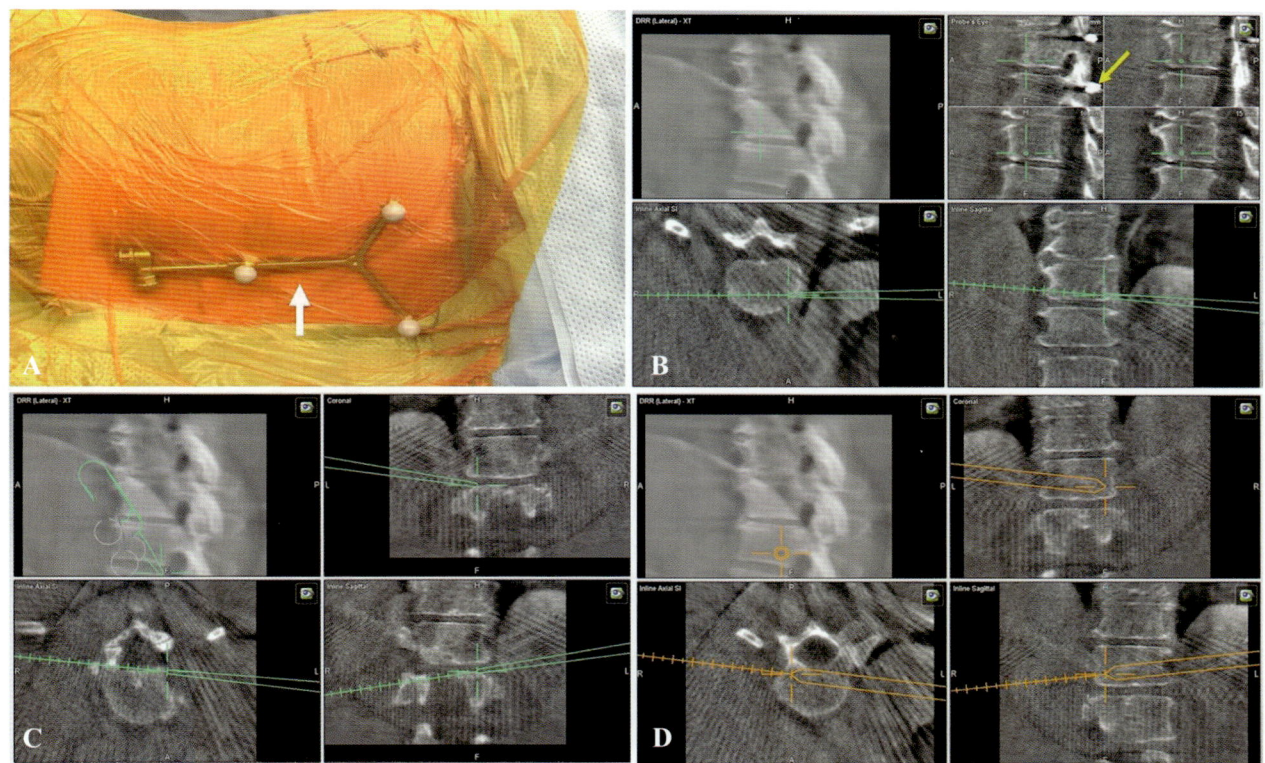

图 7.6　A. 右侧卧位患者，白色箭头显示参考阵列，后行 iCT 扫描和脑实验室曲线导航系统自动配准；B. 来自曲线导航系统的屏幕截图，显示了经胸、胸膜后入路后 $T_{10}\sim T_{11}$ 间隙的定位，注意正在定位的椎弓根标记物（黄色箭头）；C. 用脑实验室指针定位左侧 T_{10} 神经孔；D. 截图显示导航的钻孔位置到达对侧椎弓根

（四）术中影像

本例患者的术中影像学检查包括透视、iCT 和术中 X 线检查（见图 7.5 和图 7.6）。如前所述，术中使用术中成像进行导航。

（五）术后影像

术后第 1 天 MRI 显示，$T_{10}\sim T_{11}$ 椎管减压良好，$T_{10}\sim T_{11}$ 椎管中央广泛开放（图 7.7A~D）。手术水平可见胸椎脊髓受压和脊髓高信号。其他节段退行性改变，包括 $T_6\sim T_7$ 的右侧旁中央突出，$T_7\sim T_8$ 的中央突出，$T_8\sim T_9$ 的右侧旁中央突出，$T_9\sim T_{10}$ 的中央突出，以及 $T_{11}\sim T_{12}$ 的广泛隆起。

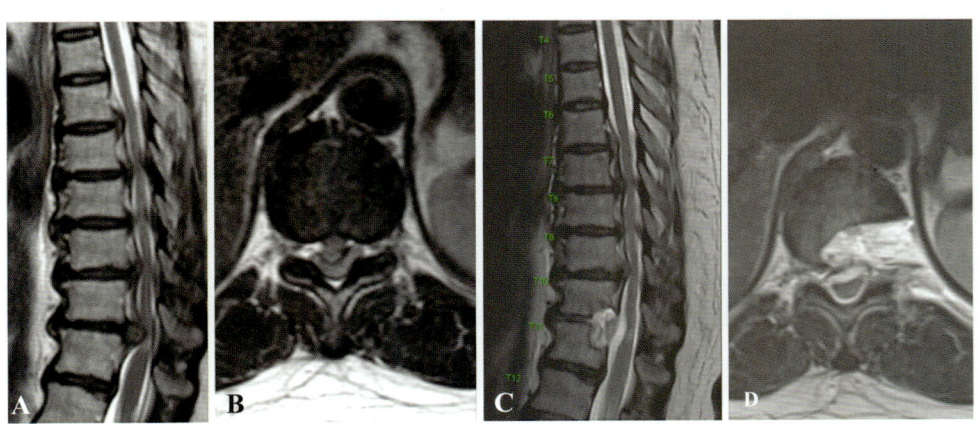

图 7.7　术前和术前矢状面（A、C）和轴向（B、D）T_2 加权 MRI 扫描，显示切除了大的 $T_{10}\sim T_{11}$ 椎间盘突出

(六)手术后康复与随访

患者术后快速康复,无并发症。在术后 4 个月的随访中,患者自诉胸背部疼痛明显减轻,仅偶尔出现轻微疼痛。患者还提到左侧腰部麻木及持续的双侧下肢麻木,否认四肢肌力减退和其他神经问题。查体除双下肢腱反射亢进外,一切正常。

如前所述,iCT 和三维透视成像在胸椎椎间盘切除术时是非常具有价值的。通过使用透视标记和术中导航来验证手术责任区域,有助于确保手术节段正确,同时最大限度减小了切口长度和解剖操作,进一步提高手术的安全性和有效性。这种方法广泛使用了脊柱导航系统和外科设备,为胸椎椎间盘疾病患者提供了更有针对性、更安全和更成功的治疗方案。

三、脊髓内海绵状血管瘤

以下病例描述和图像已由我们的团队分别在 Moldovan 等的研究中发表[61]。

(一)病史及临床表现

患者,男性,54 岁,主诉背痛、双下肢无力、麻木和鞍状感觉异常。随后症状迅速发展为大小便失禁。查体显示双下肢无力和麻木。

(二)术前成像

脊柱 MRI 显示 T_{11} 水平 T_1 高信号和混合 T_2 高信号的髓内病变(图 7.8)。在 T_2 上,病变边缘低信号,但未延伸到脊膜表面。T_2 高信号显示脊髓远端和椎体有明显水肿信号。高分辨率脊髓磁共振血管造影显示没有动静脉畸形或瘘管的证据。综合放射学影像表明,可能是脊髓内的海绵状血管瘤、出血性转移性病变或出血性原发性脊髓肿瘤。

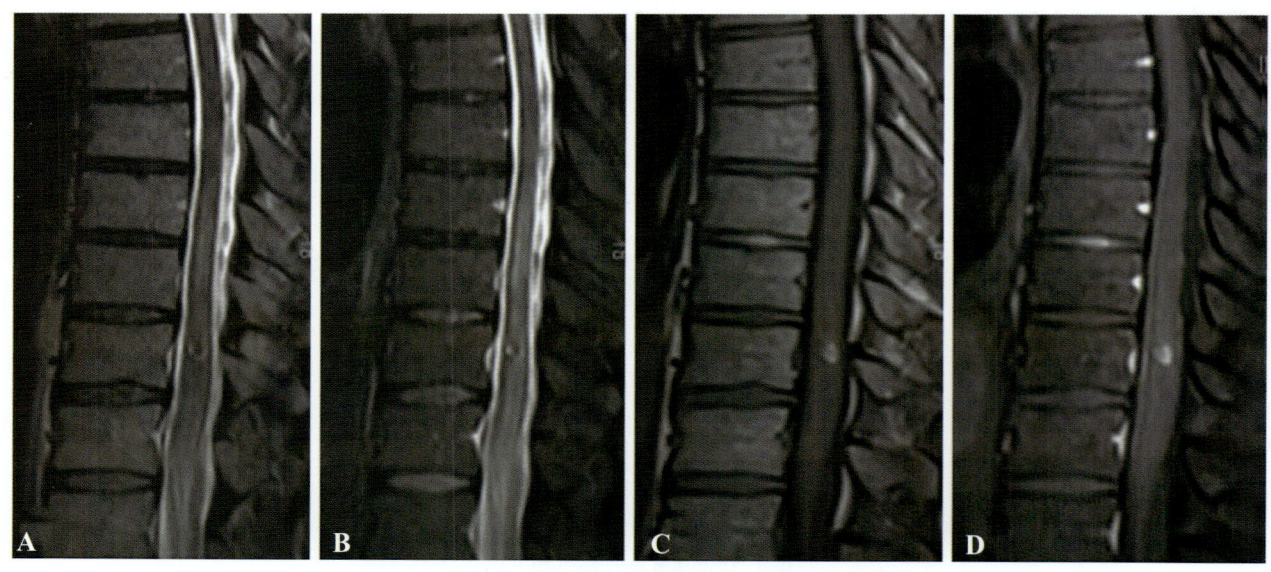

图 7.8　术前脊柱矢状面图像显示 T_{11} 处有髓间病变

MRI 图像包括 T_2 加权图像(A)、短 Tau 反转恢复序列(B)、对比前的 T_1 加权图像(C)和胸椎矢状面的 T_1 加权对比后图像(D)

(三)手术计划

在与患者及其家属仔细讨论了目前进行性加重的神经脊髓症状,以及保守治疗和手术治疗的优缺点后,患者及家属选择行脊髓内病变手术切除。鉴于病变位置没有到达脊膜表面,我们决定在术中使用融合的 iCT-MRI 和导航辅助来定位髓内病变,并进行切除。

术中,对患者行气管插管并进行全麻,放置电极监测体感诱发电位、运动诱发电位和 D 波脊髓监测,监测位置在病变的近端。术前高分辨率 MRI 扫描并上传至 Brainlab Curve 导航系统(Brainlab AG,德国慕尼黑),使用软件的"Smartbrush"应用程序在冠状位、矢状位和横断位上选定病变位置。然后,患者俯卧在放射透明的 iCT 手术台上。事先在 T_{11} 肋骨和椎弓根之间放置了经皮椎弓根标记物,以用于规划切口(图 7.9)。

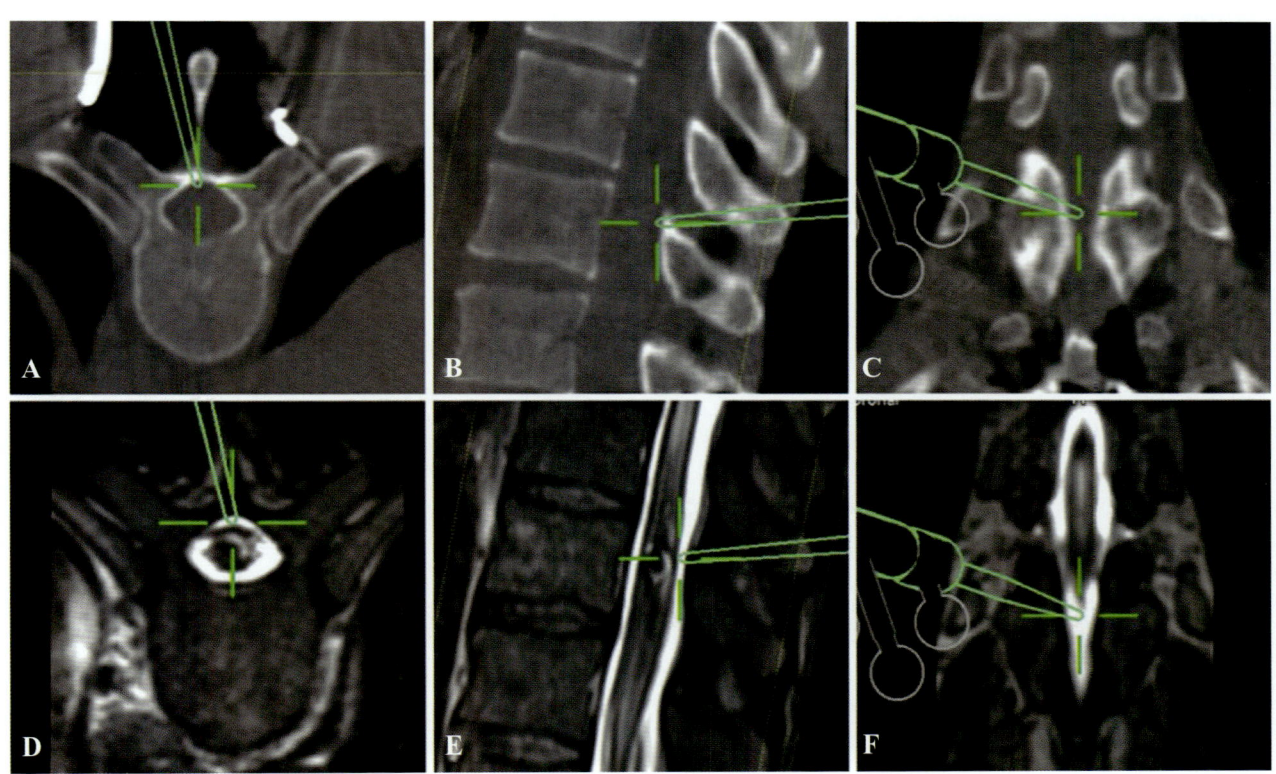

图 7.9 此图为术中获得的轴向(A)、矢状面(B)和冠状面(C)CT 图像;D~F. 显示术前 T_2 加权 MRI 与术中 CT 成像融合,显示相同序列的相应解剖结构,用于导航目的

暴露 T_{10}~T_{12} 的背侧结构,Brainlab 系统的数字参考阵列安装在 T_{12} 棘突上,然后进行 iCT 扫描(Airo iCT)。iCT 扫描与 MRI 使用骨性解剖标志自动融合,允许导航屏显示冠状、矢状、轴向和直线平面上使用 MRI、iCT 或两者的可导航图像。使用带有导航辅助的高分辨率融合 iCT-MRI 图像来安全和充分完成骨开窗和硬膜开窗的规划。

使用显微镜进行蛛网膜下硬脑膜开口,随后放置近端蛛网膜下电极,监测病变近端脊髓 D 波。由于病变位于尾部,因此没有放置远端电极。然后小心打开蛛网膜,在软脑膜表面没有延伸的情况下,使髓内病变可视化。脊髓表面有明显的血管，使用导航探头进行精确的髓内病变定位。导航证明对脊髓切开时非常有用。在左侧中线进行的脊髓切开术中，没有出现体感诱发电位或运动诱发电位。使用微型镊子和显微解剖器进行仔细显微解剖，以清除血肿并切除病变。切除的病变送病理检查。随后，确认止血后，重新缝合硬脑膜并使用 Synthes 层板和螺钉（Raynham，MA，USA）更换椎板。

（四）术中影像学

术中使用 iCT 和荧光透视，并与上述脊髓术前 MRI 进行融合。

（五）术后影像学、康复和随访

术后 MRI 未显示残留病变（图 7.10）。手术病理结果显示细胞增生、胶质神经鞘伴出血、含铁血黄素沉积和含铁血黄素的巨噬细胞与海绵状血管瘤一致。术后患者的神经系统检查结果和症状没有立即改变，MRI 显示肿物完全切除，这支持了后续不用辅助治疗的决定。6 周后的随访检查显示，下肢肌力较术前有所改善，膀胱功能恢复。4 个月后，患者的双侧肢体力量有所改善，但仍有一些散在的感觉丧失。

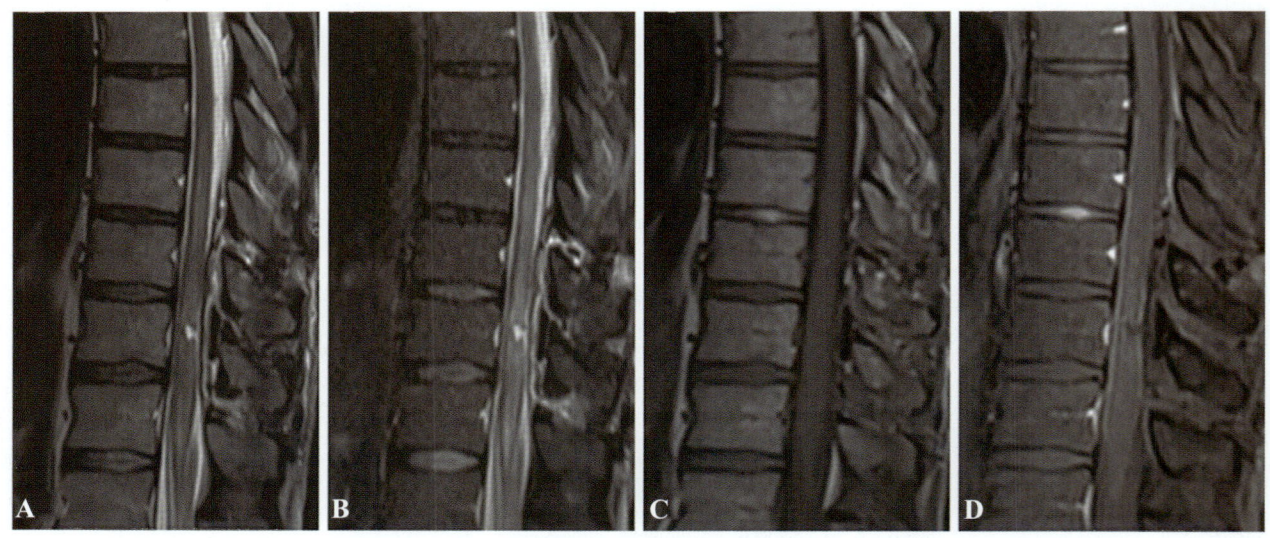

图 7.10　术后 48 小时脊柱矢状面图像显示 T_{11} 切除髓间病变

MRI 图像包括 T_2 加权图像（A）、短 Tau 倒置恢复序列（B）、对比术前 T_1 加权图像（C）和胸椎矢状面 T_1 加权对比后图像（D）

第四节　未来方向

脊柱导航技术为现有外科技术的革新和发展奠定了基础。随着脊柱导航技术在脊柱外科手术的普遍应用，AR 及机器人技术也得以快速发展，共同引领脊柱微创外科进入精准治疗时代。

一、增强现实技术在脊柱导航中的应用

虚拟 AR 是一种很有前途的技术发展形式，通过将图像和视频投影到镜头或监视器上，可以将计算机生成的数据叠加在现实世界中，从而增强术者及观看者的视觉体验[65]。例如，在进行神经外科手术时，

可以为主刀医生提供关键解剖结构的实时可视化。AR 系统能够基于 CT 或其他影像设备绘制脊柱及附属结构的 2D 或 3D 结构图，且该技术已在部分脊柱手术中证明了其实用性及有效性，包括胸腰椎椎弓根螺钉置入术、脊柱肿瘤及脊柱退变疾病的微创手术[65-69]。已有研究表明，相较于本章之前提到的现有脊柱导航技术[66,70]，AR 的应用能改进工作流程及缩短操作流程所需的时间。AR 在脊柱手术导航中的应用是一个新兴的研究领域，通过可视化术中典型的骨性解剖标志来显著提高脊柱手术的准确性。特别是在脊柱解剖结构因疾病而显著改变（脊柱肿瘤或严重的脊柱侧弯等）的复杂病例领域中，该技术具有巨大的应用潜力[65,68]。为了进一步探究 AR 技术是否适合推广应用，需要继续在 AR 领域进行持续深入的研究。

二、机器人技术在脊柱导航中的应用

机器人技术是脊柱手术的前沿技术，该技术的核心是通过精密的软件平台，预先规划椎弓根螺钉置入轨道，并通过自动化机器人手臂沿着预设轨道置入椎弓根螺钉。该技术的优势主要体现在两个方面：首先，术前预先规划螺钉置入轨道，能有效简化术中人为置钉的流程，进而有效缩短手术时间；其次，通过自动化机械臂代替人体手臂，有效地消除了人体手臂在置钉过程中的微震荡所导致的位置偏移。不过，该技术同样存在局限性。首先，该技术不能消除患者因呼吸或其他因素导致的微动带来的误差，以及导航器械及预设轨迹与患者解剖结构之间易变的关系。其次，该技术的应用重点在于预设椎弓根螺钉置入轨迹，而在导航部位为软性或骨性解剖而非椎弓根靶向定位时（比如应用于脊柱非内固定手术），该技术的应用效能会明显减低。尽管有这些局限性，但随着脊柱器械及软件功能的改进，将来机器人技术完成精准神经减压及肿瘤切除并非想象。

总之，这些技术还需要进一步的研究来充分发现它们在该领域的发展潜力。

第五节 结 论

脊柱导航技术推动精准治疗的同时，能为脊柱微创及脊柱肿瘤切除等脊柱非内固定手术提供更高的安全性。脊柱导航技术最初被作为一种精准定位椎弓根解剖结构及放置脊柱内植物的有效方法。而随着技术的发展和演变，脊柱导航技术除了定位椎弓根等骨性解剖结构之外，对非骨性解剖结构也能完成精准定位，这一进步促进了该技术在脊柱非内固定手术中的应用发展。

参考文献

1. Overley SC, Cho SK, Mehta AI, et al. Navigation and robotics in spinal surgery: Where are we now? Neurosurgery. 2017;80(3S):S86–S99. https://doi.org/10.1093/neuros/nyw077.
2. Peters TM, Clark JA, Pike GB, et al. Stereotactic neurosurgery planning on a personal-computer-based work station. J Digit Imaging. 1989;2(2):75–81. https://doi.org/10.1007/ BF03168023.

3. Wild AM, Xuereb JH, Marks PV, et al. Computerized tomographic stereotaxy in the management of 200 consecutive intracranial mass lesions. Analysis of indications, benefits and outcome. Br J Neurosurg. 1990;4(5):407–415. https:// doi.org/10.3109/02688699008992763.
4. Konakondla S, Albers JA, Li X, et al. Maximizing sacral chordoma resection by precise 3-dimensional tumor modeling in the operating room using intraoperative computed tomography registration with preoperative magnetic resonance imaging fusion and intraoperative neuronavigation: a case series. World Neurosurg. 2019;125:e1125–e1131. https://doi.org/10.1016/j.wneu.2019.01.257.
5. Maduri R, Bobinski L, Duff JM. Image merge tailored access resection (IMTAR) of spinal intradural tumors. Technical report of 13 cases. World Neurosurg. 2017;98:594–602. https://doi.org/10.1016/j.wneu.2016.05.092.
6. Zhang P, Wang G, Sun Z, et al. Application of multimodal image fusion to precisely localize small intramedullary spinal cord tumors. World Neurosurg. 2018;118:246–249. https://doi.org/10.1016/j.wneu.2018.07.034.
7. Bandela JR, Jacob RP, Arreola M, et al. Use of CT-based intraoperative spinal navigation: management of radiation exposure to operator, staff, and patients. World Neurosurg. 2013;79(2):390–394. https://doi. org/10.1016/ j.wneu.2011.05.019.
8. Oddy MJ, Aldam CH. Ionising radiation exposure to orthopaedic trainees: the effect of sub-specialty training. Ann R Coll Surg Engl. 2006;88(3):297–301. https://doi.org/10.1308/ 003588406X98702.
9. Theocharopoulos N, Perisinakis K, Damilakis J, et al. Occupational exposure from common fluoroscopic projections used in orthopaedic surgery. J Bone Jt Surg Am. 2003;85(9):1698–1703. https://doi. org/10.2106/00004623-200309000-00007.
10. Mendelsohn D, Strelzow J, Dea N, et al. Patient and surgeon radiation exposure during spinal instrumentation using intraoperative computed tomography-based navigation. Spine J. 2016;16(3):343–354. https://doi. org/10.1016/ j.spinee.2015.11.020.
11. Dasenbrock HH, Juraschek SP, Schultz LR, et al. The efficacy of minimally invasive discectomy compared with open discectomy: a meta-analysis of prospective randomized controlled trials. J Neurosurg Spine. 2012;16(5):452–462. https:// doi.org/10.3171/2012.1.SPINE11404.
12. Perez-Cruet MJ, Foley KT, Isaacs RE, et al. Microendoscopic lumbar discectomy: technical note. Neurosurgery. 2002;51(5 suppl):S129–S136.
13. Vaishnav AS, Othman YA, Virk SS, et al. Current state of minimally invasive spine surgery. J Spine Surg. 2019;5(suppl 1):S2–S10. https://doi.org/10.21037/jss.2019.05.02.
14. Jordan J, Konstantinou K, O'Dowd J. Herniated lumbar disc. BMJ Clin Evid. 2009;2009:1118.
15. Evaniew N, Khan M, Drew B, et al. Minimally invasive versus open surgery for cervical and lumbar discectomy: a systematic review and meta-analysis. CMAJ, (Open). 2014;2(4):E295–E305.https://doi.org/10.9778/cmajo.20140048.
16. Hussain I, Schmidt FA, Kirnaz S, et al.MIS approaches in the cervical spine. J Spine Surg. 2019;5(suppl 1):S74–S83. https://doi.org/10.21037/jss. 2019.04.21.
17. Henderson CM, Hennessy RG, Shuey Jr HM, et al. Posterior-lateral foraminotomy as an exclusive operative technique for cervical radiculopathy: a review of 846 consecutively operated cases. Neurosurgery. 1983;13(5): 504–512. https://doi.org/10.1227/00006123-198311000-00004.
18. Winder MJ, Thomas KC. Minimally invasive versus open approach for cervical laminoforaminotomy. Can J Neurol Sci. 2011;38(2):262–267. https://doi.org/10.1017/s0317 167100011446.
19. Hur JW, Kim JS, Shin MH, et al. Minimally invasive posterior cervical decompression using tubular retractor: the technical note and early clinical outcome. Surg Neurol Int. 2014;5:34. https://doi.org/10.4103/2152-7806.128915.
20. Abbas SF, Spurgas MP, Szewczyk BS, et al. A comparison of minimally invasive posterior cervical decompression and open anterior cervical decompression and instrumented fusion in the surgical management of degenerative

cervical myelopathy. Neurosurg Focus. 2016;40(6):E7. https://doi.org/10.3171/2016.3.FOCUS1650.

21. Wang T, Han C, Jiang H, Tian P. The effect of obesity on clinical outcomes after minimally invasive surgery of the spine: a systematic review and meta-analysis. World Neurosurg. 2018;110:e438–e449. https://doi.org/10.1016/j.wneu.2017.11.010.

22. Avila MJ, Walter CM, Baaj AA. Outcomes and complications of minimally invasive surgery of the lumbar spine in the elderly. Cureus. 2016;8(3):e519. https://doi.org/10.7759/cureus.519.

23. Goel A. Interfacetal intra-articular spacers: emergence of a concept. J Craniovertebr Junction Spine. 2016;7(2):72–74. https://doi.org/10.4103/0974-8237.181825.

24. Voronov LI, Siemionow KB, Havey RM, et al. Biomechanical evaluation of DTRAX(®) posterior cervical cage stabilization with and without lateral mass fixation. Med Devices (Auckl). 2016;9:285–290. https://doi.org/10.2147/MDER.S111031.

25. Siemionow K, Janusz P, Phillips FM, et al. Clinical and radiographic results of indirect decompression and posterior cervical fusion for single-level cervical radiculopathy using an expandable implant with 2-year follow-up. J Neurol Surg A. 2016;77(6):482–488. https://doi.org/10.1055/s-0036-1584210.

26. Abdullah AF, Wolber PG, Warfield JR, et al. Surgical management of extreme lateral lumbar disc herniations: review of 138 cases. Neurosurgery. 1988;22(4):648–653. https://doi.org/10.1227/00006123-198804000-00005.

27. Darden 2nd BV, Wade JF, Alexander R, et al. Far lateral disc herniations treated by microscopic fragment excision. Techniques and results. Spine (Phila Pa 1976). 1995;20(13):1500–1505. https://doi.org/10.1097/00007632-199507000-00011.

28. Epstein NE, Epstein JA, Carras R, et al. Far lateral lumbar disc herniations and associated structural abnormalities. An evaluation in 60 patients of the comparative value of CT, MRI, and myelo-CT in diagnosis and management. Spine (Phila Pa 1976). 1990;15(6):534–539. https://doi.org/10.1097/00007632-199006000-00019.

29. Jenis LG, An HS, Gordin R. Foraminal stenosis of the lumbar spine: a review of 65 surgical cases. Am J Orthop Belle Mead NJ. 2001;30(3):205–211.

30. Porchet F, Chollet-Bornand A, de Tribolet N. Long-term follow up of patients surgically treated by the far-lateral approach for foraminal and extraforaminal lumbar disc herniations. J Neurol Surg. 1999;90(1suppl):59–66. https://doi.org/10.3171/spi.1999.90.1.0059.

31. O'Hara LJ, Marshall RW. Far lateral lumbar disc herniation. The key to the intertransverse approach. J Bone Jt Surg Br. 1997;79(6):943–947. https://doi.org/10.1302/0301-620x.79b6.7876.

32. Park HW, Park KS, Park MS, et al. The comparisons of surgical outcomes and clinical characteristics between the far lateral lumbar disc herniations and the paramedian lumbar disc herniations. Korean J Spine. 2013;10(3):155–159. https://doi.org/10.14245/kjs.2013.10.3.155.

33. Foley KT, Smith MM, Rampersaud YR. Microendoscopic approach to far-lateral lumbar disc herniation. Neurosurg Focus. 1999;7(5):e5. https://doi.org/10.3171/foc.1999.7.6.6.

34. Viswanathan R, Swamy NK, Tobler WD, et al. Extraforaminal lumbar disc herniations: microsurgical anatomy and surgical approach. J Neurol Surg. 2002;96(2 suppl):206–211. https://doi.org/10.3171/spi.2002.96.2.0206.

35. Kambin P, Brager MD. Percutaneous posterolateral discectomy. Anat mechanism Clin Orthop Relat Res. 1987;223(223):145–154.

36. Siu TL, Lin K. Microscopic tubular discectomy for far lateral lumbar disc herniation. J Clin Neurosci. 2016;33:129–133. https://doi.org/10.1016/j.jocn.2016.02.040.

37. Ozer AF, Suzer T, Can H, et al. Anatomic assessment of variations in Kambin's triangle: a surgical and cadaver study. World Neurosurg. 2017;100:498–503. https://doi.org/10.1016/j.wneu.2017.01.057.

38. Ahn Y, Kim CH, Lee JH, et al. Radiation exposure to the surgeon during percutaneous endoscopic lumbar discectomy: a prospective study. Spine (Phila Pa 1976). 2013;38(7):617–625. https://doi.org/10.1097/

BRS.0b013e318275ca58.

39. Iprenburg M, Wagner R, Godschalx A, et al. Patient radiation exposure during transforaminal lumbar endoscopic spine surgery: a prospective study. Neurosurg Focus. 2016;40(2):E7. https://doi.org/10.3171/2015.11.FOCUS15485.
40. Soliman H, Fridley J, Telfeian A, et al. Minimally invasive, far lateral lumbar microdiscectomy with intraoperative CT navigational assistance and electrophysiological monitoring. World Neurosurg. 2018.
41. Mody MG, Nourbakhsh A, Stahl DL, et al. The prevalence of wrong level surgery among spine surgeons. Spine (Phila Pa 1976). 2008;33(2):194–198. https://doi.org/10.1097/BRS.0b013e31816043d1.
42. Sanderson SP, Houten J, Errico T, et al. The unique characteristics of "upper" lumbar discherniations. Neurosurgery.2004;55(2):385–389; discussion 389. https://doi.org/10.1227/01.neu.0000129548.14898.9b.
43. Fontanesi G, Tartaglia I, Cavazzuti A, et al. Prolapsed intervertebral disc at the upper lumbar level. Diagnostic difficulties. A report on 12 cases. Ital J Orthop Traumatol. 1987;13(4):501–507.
44. Gutterman P, Shenkin HA. Syndromes associated with protrusion of upper lumbar intervertebral discs. Results of surgery. J Neurol Surg. 1973;38(4):499–503. https://doi.org/10.3171/jns.1973.38.4.0499.
45. Oyelese AA, Fridley J, Choi DB, et al. Minimally invasive direct lateral, retroperitoneal transforaminal approach for large L1-2 disc herniations with intraoperative CT navigational assistance: technical note and report of 3 cases. J Neurosurg Spine. 2018;29(1):46–53. https://doi.org/10.3171/2017.11.SPINE17509.
46. Oyelese A, Telfeian AE, Gokaslan ZL, et al. Intraoperative computed tomography navigational assistance for transforaminal endoscopic decompression of heterotopic foraminal bone formation after oblique lumbar interbody fusion. World Neurosurg. 2018;115:29–34. https://doi.org/10.1016/j.wneu.2018.03.188.
47. Mukherjee D, Chaichana KL, Parker SL, et al. Association of surgical resection and survival in patients with malignant primary osseous spinal neoplasms from the Surveillance, Epidemiology, andEnd Results (SEER) database. Eur Spine J. 2013;22(6):1375–1382. https://doi.org/10.1007/s00586-012-2621-4.
48. Nasser R, Drazin D, Nakhla J, et al. Resection of spinal column tumors utilizing image-guided navigation: a multicenter analysis. Neurosurg Focus. 2016;41(2):E15. https://doi.org/10.3171/2016.5.FOCUS16136.
49. Zhang Y, Wen L, Zhang J, et al. Threedimensional printing and computer navigation assisted hemipelvectomy for en bloc resection of osteochondroma: a case report. Med (Baltim). 2017;96(12):e6414. https://doi.org/10.1097/MD.0000000000006414.
50. Klimo P, Thompson CJ, Kestle JR, et al. A metaanalysis of surgery versus conventional radiotherapy for the treatment of metastatic spinal epidural disease. Neurooncol.2005;7(1):64–76. https://doi.org/10.1215/S1152851704000262.
51. Maranzano E, Latini P. Effectiveness of radiation therapy without surgery in metastatic spinal cord compression: final results from a prospective trial. Int J Radiat Oncol Biol Phys. 1995;32(4):959–967. https://doi.org/10.1016/0360-3016(95)00572-g.
52. Maranzano E, Latini P, Checcaglini F, et al. Radiation therapy in metastatic spinal cord compression. A prospective analysis of 105 consecutive patients. Cancer. 1991;67(5):1311–1317. https://doi.org/10.1002/1097-0142(19910301)67:5%3C1311::aid-cncr2820670507%3E3.0.co;2-r.
53. White WA, Patterson RH, Bergland RM. Role of surgery in the treatment of spinal cord compression by metastatic neoplasm. Cancer. 1971;27(3):558–561. https://doi.org/10.1002/1097-0142(197103)27:3%3C558::aid-cncr2820270307%3E3.0.co;2-e.
54. Young RF, Post EM, King GA. Treatment of spinal epidural metastases.Randomized prospective comparison of laminectomy and radiotherapy. J Neurol Surg. 1980;53(6): 741–748. https://doi.org/10.3171/jns.1980.53.6.0741.
55. Akeyson EW, McCutcheon IE. Single-stage posterior vertebrectomy and replacement combined with posterior instrumentation for spinal metastasis.J Neurol Surg. 1996;85(2):211–220. https://doi.org/10.3171/

jns.1996.85.2.0211.

56. Gokaslan ZL, York JE, Walsh GL, et al. Transthoracic vertebrectomy for metastatic spinal tumors. J Neurol Surg. 1998;89(4): 599–609. https://doi.org/10.3171/jns.1998.89.4.0599.

57. Patchell RA, Tibbs PA, Regine WF, et al. Direct decompressive surgicalresection in the treatment of spinal cord compression caused by metastatic cancer: a randomised trial. Lancet. 2005;366(9486):643–648. https://doi.org/10.1016/ S0140-6736(05)66954-1.

58. Rothrock R, Pennington Z, Ehresman J, et al. Hybrid therapy for spinalmetastases. Neurosurg Clin N Am. 2020;31(2): 191–200. https://doi.org/10.1016/j.nec.2019.11.001.

59. Spratt DE, Beeler WH, de Moraes FY, et al. An integrated multidisciplinary algorithm for the management of spinal metastases: an InternationalSpine Oncology Consortium report. Lancet Oncol. 2017;18(12):e720–e730. https://doi.org/10.1016/S1470-2045(17)30612-5.

60. Stefini R, Peron S, Mandelli J, et al. Intraoperative spinal navigation for the removal of intradural tumors: technical notes. Oper Neurosurg (Hagerstown). 2018;15(1):54–59. https://doi.org/10.1093/ons/opx179.

61. Moldovan K, Konakondla S, Barber SM, et al. Intraoperative computed tomography navigation-assisted resection of symptomatic intramedullary spinal cord cavernoma: a technical note and case report. World Neurosurg. 2019;129: 311–317. https://doi.org/10.1016/j.wneu.2019.06.101.

62. Vasudeva VS, Abd-El-Barr M, Pompeu YA, et al. Use of intraoperative ultrasound during spinal surgery. Glob Spine J. 2017;7(7):648–656. https://doi.org/10.1177/2192568217700100.

63. Benjamin CG, Frempong-Boadu A, Hoch M, et al. Combined use of diffusion tractography and advanced intraoperative imaging for resection of cervical intramedullary spinal cord neoplasms: a case series and technical note. Oper Neurosurg (Hagerstown). 2019;17(5):525–530. https://doi.org/10.1093/ons/opz039

64. Hadzipasic M, Giantini-Larsen AM, Tatsui CE, Shin JH. Emerging percutaneous ablative and radiosurgical techniques for treatment of spinal metastases. Neurosurg Clin N Am. 2020;31(1):141–150. https://doi.org/10.1016/j.nec.2019.08.017.

65. Vadalà G, De Salvatore S, Ambrosio L, et al. Robotic spine surgery and augmented reality systems: a state of the art. Neurospine. 2020;17(1):88–100. https://doi.org/10.14245/ns.2040060.030.

66. Elmi-Terander A, Burström G, Nachabe R, et al. Pedicle screw placement using augmented reality surgical navigation with intraoperative 3D imaging: a first in-human prospective cohort study. Spine (Phila Pa 1976). 2019;44(7): 517–525. https://doi.org/10.1097/BRS.0000000000002876.

67. Elmi-Terander A, Nachabe R, Skulason H, et al. Feasibility and accuracy of thoracolumbar minimally invasive pedicle screw placement with augmented reality navigation technology. Spine (Phila Pa 1976). 2018;43(14):1018–1023. https://doi.org/10.1097/BRS.0000000000002502.

68. Elmi-Terander A, Skulason H, Söderman M, et al. Surgical navigation technology based on augmented reality and integrated 3D intraoperative imaging: a spine cadaveric feasibility and accuracy study. Spine (Phila Pa 1976). 2016;41(21):E1303–E1311. https://doi.org/10.1097/BRS.0000000000001830.

69. Molina CA, Theodore N, Ahmed AK, et al. Augmented reality-assisted pedicle screw insertion: a cadaveric proof of-concept study. J Neurosurg Spine. 2019;31(1):139–146. https://doi.org/10.3171/2018.12.SPINE181142.

70. Edström E, Burström G, Nachabe R, et al. A novel augmented-reality-based surgical navigation system for spine surgery in a hybrid operating room: design, workflow, and clinical applications. Oper Neurosurg (Hagerstown). 2020;18(5):496–502. https://doi.org/10.1093/ons/opz236.

第八章 机器人辅助下成人脊柱畸形矫正

Martin Nikolaus Stienen，Anand Veeravagu 著

孔清泉　马　飞　黄章恒 译

第一节　技术介绍

一、成人脊柱畸形目前的实践与治疗标准

成人脊柱畸形（ASD）是一种常发生于老年患者表现多样的疾病，包括脊柱矢状位和（或）冠状位的序列异常[1,2]。成人脊柱畸形患者可无症状，也可能随着其类型和严重程度不同而表现出不同程度的疼痛和残疾，常超过其他慢性疾病（包括心脏疾病和肺部疾病）对患者健康的影响[3,4]。虽然对于没有明显或逐渐加重的疼痛、神经功能损害或畸形的患者，通常首先推荐非手术治疗，但迄今为止的研究尚未发现保守治疗措施能显著改善成人脊柱畸形患者健康状况，而恰当的手术治疗可以持续改善患者疼痛，且在减少致残方面同样具有临床意义[2,5-7]。

在过去几十年间，随着外科技术的进步，包括技术和器械方面的改进，使成人脊柱畸形手术从改善性手术发展为矫形手术，并扩展了治疗患者人群。目前，这些患者在成功手术治疗后有望恢复功能状态和提升健康相关生活质量（HRQoL）。然而，由于多种原因，外科治疗仍然面临挑战，包括患者选择（手术的风险收益评估）、患者术前准备（例如，增加骨质量、术前锻炼、戒烟、降低老年和虚弱患者并发症的风险因素）、手术计划（例如，范围、是否需要联合入路、截骨需求）、术中技术应用（例如，术中影像、导航、电生理监测）、手术技术差别、手术时间及术中和术后并发症管理。除了精湛的手术技术水平，还需现代麻醉和重症监护管理来处理成人脊柱畸形矫正中或矫形后潜在的过度失血问题。

成人脊柱畸形手术2年随访内的并发症发生率与再手术率分别高达70%和28%[8]。因此，需要提升手术的安全性与耐受性。成人脊柱畸形微创手术（MIS）技术的发展旨在降低发病率，减少并发症发生率，并缩短术后恢复时间[9,10]。MIS外科医生的选择包括360° MIS技术[包括采用前路或侧路椎间盘切除术（间接减压），然后行后路经皮椎弓根螺钉内固定]或混搭技术（先进行前路或侧路椎间盘切除术，随后进行后路常规开放手术进行减压、固定和截骨等治疗）。并非所有成人脊柱畸形患者都适合MIS技术，已有指导最佳方案的决策流程被提出以指导治疗方案的确定[11]。

二、当前机器人手术在成人脊柱畸形中的应用

机器人已经成为MIS脊柱外科医生工具库中合乎需求的一步，它建立在导航平台上，优化了MIS手术中所面临的关键问题，包括辐射暴露和解剖学精准定位具有挑战性的患者。畸形手术需要术者精细

的技巧和稳定的手上操作以便在暴露过程中处在狭小的工作通道最大限度地减少额外损伤，但这些繁重且长时间的手术过程容易导致术者心身疲劳[12]。此外，术中 C 型臂摄片，患者在前后位或侧位时可能均无法很好地显示节段椎体解剖结构，然而图像重建三维导航和机器人引导则能以高可信度获得复杂的螺钉轨迹。机器人的主要优势是几何精度／三维空间精确性（允许对起点、方向和轨迹长度的精确定位）、无限的可重复性、完美的"重现"、无生理上的疲劳，以及对辐射不敏感／减少辐射。这些性质与脊柱外科医生的判断、经验和对机器人的熟悉程度之间的协同是机器人手术成功的关键[13]。一般来说，机器人辅助可以区分为 3 种不同级别：①远程指令工作站上的远程手术系统，外科医生通过该系统进行机器远程控制[如达芬奇机器人手术系统（直觉外科公司）]；②能自主执行某些动作的预设程序化机器的监控系统；③协同自主共享控制模型，其机器运动受到同时控制（如 Spine Assist/Renaissance/Mazor X）[14,15]。特别在脊柱和成人脊柱畸形手术中应用的机器人系统属于第三类。

椎弓根螺钉结构是当前脊柱固定的基础，提供了足够的刚性以促进骨愈合（融合）。在没有导航系统的情况下，其安全性主要取决于患者的解剖标志和外科医生的经验。有充分的证据表明，即使经验丰富的外科医生，对于解剖结构具有挑战性的病例，螺钉误置的发生率也可高达 5%~30%；而成人脊柱畸形病例常包括翻修手术，此类患者可靠的解剖标志常已改变[16-19]。因此，早期的机器人系统专注基于导航确定最佳螺钉轨迹来引导椎弓根螺钉的置入，这是大多数现代机器人系统仍然局限于其中的任务[2]。即使在最新的脊椎手术机器人中，外科医生仍然需要手动置入椎弓根螺钉。手术机器人与术中 CT 或 O 型臂图像采集的结合极大地简化了实施流程，去除了基于 C 型臂透视检查时患者信息注册的需求，同时进一步提高了机器人手术的精度[20]。

除辅助椎弓根螺钉固定，当前机器人在成人脊柱畸形病例中的应用较少。为了恢复脊柱前凸并获得前柱的牢固融合，常采用经前入路或侧方入路的椎间融合技术。位于腰椎前方的输尿管和腹膜后的大血管（主动脉、腔静脉及其分支）是腰椎前路椎间融合术的阻碍。达芬奇手术系统（直觉外科）已成功用于动物模型和几个小宗病例报道，可以在手术中剥离上述关键结构，有助于腹腔镜下的手术[21-24]。椎间盘内部和周围的可视化被认为优于传统的开放或腹腔镜技术[21]。然而，达芬奇外科系统尚未被 FDA 批准用于脊柱固定，除探索性临床研究之外（尤其是用于成人脊柱畸形病例）尚不推荐[12]。除此以外，作者尚不清楚有无其他机器人已应用于前路或侧方入路的椎间盘切除术、截骨术或畸形矫正。

三、成人脊柱畸形——有无机器人辅助的结果

（一）胸 - 腰椎螺钉置入的准确性

目前尚缺乏比较机器人辅助与非辅助下成人脊柱畸形手术结果的高质量随机研究。由此，我们对其价值的认识来自对前瞻性与回顾性队列研究的回顾分析，或者从非成人脊柱畸形人群研究的荟萃分析中进行的推断[25,26]。关于机器人辅助胸腰椎椎弓根螺钉固定的准确性已有一些报道（表 8.1），其中椎弓根螺钉置入的准确性通常根据 Gertzbein 和 Robbins 提出的分型进行分级（G&R；表 8.2）[27]。

表 8.1 当前文献综述，总结截至 2019 年 7 月发表报道关于机器人辅助下胸腰椎椎弓根螺钉置入治疗成人脊柱畸形及相关脊柱疾病的安全性和准确性的文章

作者/年限	研究设计	患者数/螺钉数/机器人类型	准确性评估	安全性评估	可行性评估
Devito 等 2010[28]	回顾性多中心研究（14 家医院）；人群包括约 14% 的 AIS 和成人脊柱畸形患者	842 例患者，包括 635 例患者（3271 枚螺钉）有可用的术中透视，139 例患者（646 枚螺钉）有可用的术后 CT 扫描；Mazor SpineAssist®	术中 X 线及术后 CT（有条件时）；临床接受率 97.9%；G&R 分级 A89.3%，B9.0%，C1.4%，D0.3%；98.3% 在安全区域内（G&R 分级 A 和 B）	无	682 例患者 3912 枚螺钉按计划置入，83.6%（3271 枚螺钉）完全在机器人引导下完成（其余由机器人初步引导，手术医生手动完成）
Macke 等 2016[28]	回顾性队列研究；AIS 人群	48 例患者（662 枚螺钉）；Maz 或 Renaissance®	回顾术后 CT；G&R 分级 A 和 B 为 92.7%（安全区），C 为 4.5%，D 为 1.5%，E 为 1.2%	无	无
Fan 等 2018[29]	回顾性队列研究；成人脊柱畸形人群	286 例患者，包括 83 例机器人 PLIF，75 例导板引导 PLIF，109 例导航 PLIF	回顾术后 CT。机器人组：G&R 分级 A91.3%，B4.7%，C2.8%，D0.6%；96.0% 在安全区内（G&R 分级 A 和 B）	机器人组：发生并发症 6 例（7.2%），包括硬膜撕裂、SSI、伤口翻修。无神经系统并发症。2 例因 Cage 移位需行翻修手术	无

注：AIS：青少年特发性脊柱侧凸；ASD：成人脊柱畸形；G&R：Gertzbein and Robbins；PLIF：后路腰椎椎间融合术；SSI：手术部位感染

表 8.2 Gertzbein-Robbin（G&R）分类说明，区分 5 个分级，描述螺钉偏离"理想的"椎弓根钉道的程度

G&R 分类	皮质穿破程度	描述
A	0 mm	椎弓根内，未穿破椎弓根皮质层
B	< 2 mm	穿破椎弓根皮质层 < 2 mm
C	2~3.9 mm	穿破 < 4 mm
D	4~6 mm	穿破 < 6 mm
E	> 6 mm	螺钉未通过椎弓根，或在椎弓根置入路径中的任何部位及任何方向穿破 > 6 mm

2010年，Devito等描述了使用Mazor Spine Assist机器人辅助下进行的646个置入物的准确率。结果显示，G&R分级A级为89.3%，B级为9.0%，C级为1.4%，D级为0.3%。回顾该研究中的人群包括大约14%的青少年脊柱侧凸和成人脊柱畸形患者[30]。

2013年，Hu等在一项基于术中双平面透视、术后X线片及术中判断的回顾性分析中评估了连续治疗的102例患者螺钉置入的准确性。机器人（Mazor Renaissance）成功应用于95例患者，其中包括85例（89.5%）成人脊柱畸形患者（后凸与侧凸）[31]。计划置入螺钉1085枚，实际置入960枚，其中949枚（98.9%）被认为是成功准确置入。11枚螺钉位置不良，发生率为1.1%，其中1例患者因L_4椎弓根螺钉置入偏外和L_3根性疼痛需行翻修手术。由于注册不良或轨迹问题，110枚计划螺钉置入过程被中止，后采用人工置入，其中胸椎＞腰椎＞骶骨或髂骨水平。手术医生自行决定取消螺钉置入15枚。排除透视图像配准原因外，作者提到了严重肥胖（BMI为49.9 kg/m²）和畸形病例存在的困难[31,32]。从这篇报道来看，尽管畸形和翻修患者正常解剖标志物模糊不清，但机器人仍能提高螺钉置入准确性。在采用术后CT扫描评估螺钉准确性的研究中，螺钉位置不良率约为临床评估结果的4倍[33]。

2016年，Macke等发表了关于50名青少年特发性脊柱侧凸（adolescent idiopathic scoliosis，AIS）儿童（662枚螺钉）的系列病例报道[28]。Mazor Renaissance辅助下置入螺钉总体准确率（G&R分级A或B）为92.8%（内壁穿破率为3%），采用术中俯卧位CT扫描的患者，误差率降低至2.4%（无内壁穿破发生）。

2018年，一项最大规模的比较研究，分析了采用机器人（Mazor Renaissance；83例患者，1012枚螺钉）与3D打印个体化导板（75例患者，886枚螺钉）或基于CT导航（109例患者，1276枚螺钉）辅助治疗的267例严重成人退行性脊柱侧凸患者的临床和放射学结果。作者发现，机器人组螺钉位置优良率（G&R分级A和B）（96.0%）高于个体化导板组（90.6%；$P<0.001$）或CT导航组（93.0%；$P=0.019$）。在这一极具挑战性的患者群体中，机器人辅助螺钉置入组G&R分级占比分别为91.3%（A）、4.7%（B）、2.8%（C）、0.6%（D）、0%（E）。组间比较，机器人组6枚螺钉置入在原设备引导的基础上进行了手动的修正，而个体化导板组（$P<0.001$）和CT导航组（$P=0.029$）分别有30枚和20枚。88例发生椎弓根侵犯的患者均为侧方侵犯，表明"工具滑移"是导致螺钉位置不良的诱因。机器人辅助组中未发现螺钉明显侵犯关节突的情况[29]。

（二）脊柱-骨盆螺钉置入的准确性

跨腰骶交界区获得的牢固固定与融合具有挑战性[34]。三皮质经S_2骶髂（S_2 alar-iliac，S_2Ai）钉道固定作为一种低切迹骨盆固定方法越来越受欢迎，采用此方法能减轻S_1螺钉的应力，并能有效替代传统的髂骨螺钉固定[35]。这些螺钉的钉道被主要的神经和血管结构所包绕。在过去10年中，已有多篇文献报道使用机器人可获得合适的S_2Ai钉道，这为在机器人引导下S_2Ai螺钉置入的可行且准确性提供了证据（表8.3）。

表 8.3 当前文献综述，总结截至 2019 年 7 月发表报道关于机器人辅助下 S_2Ai 螺钉置入治疗 ASD 及相关脊柱疾病的安全性和准确性的文章

作者/年限	研究设计	患者数/螺钉数/机器人类型	准确性评估	安全性评估	可行性评估
Bederman 等 2017[36]	回顾性病例观察	连续 14 例患者；31 枚 S_2Ai 螺钉；Mazor Renaissance®	回顾术后放射片和 CT；准确率 45.2%；10 例 G&R A 级（32.2%），1 例 B 级（3.2%），6 例 C 级（19.4%）穿破	未出现与 S_2Ai 置钉相关并发症	螺钉模拟软件存在困难，只能模拟 60 mm 长度的螺钉。机器人钻孔能力（28 mm）有限，需要手动探测所有置入螺钉的深度
Hyun 等 2017[37]	回顾性病例观察	4 例患者；8 枚 S_2Ai 螺钉；Mazor Renaissance®	回顾术后 CT 检查；准确率为 100%	未出现与 S_2Ai 置钉相关并发症	术中无困难
Hu 和 Lieberman 2017[38]	回顾性病例观察	非连续 18 例患者；35 枚 S_2Ai 螺钉；Mazor Renaissance®	回顾术后 CT 检查；准确率为 100%	无	术中无困难
Laratta 等 2018[39]	回顾性病例观察	连续 23 例患者；46 枚 S_2Ai 螺钉；Mazor Renaissance®	回顾术中 O 型臂（CT）；准确率 95.7%（< 3 mm 和 > 6 mm 穿破各 1 枚）	未出现与 S_2Ai 置钉相关并发症	所有计划的螺钉均成功实施。未报道困难
Shillingford 等 2018[40]	回顾性匹配队列研究	连续 68 例患者（105 枚 S_2Ai 螺钉）；机器人组 23 例（46 枚 S_2Ai 螺钉），徒手组 28 例（59 枚 S_2Ai 螺钉）	回顾术中 O 型臂（CT）；机器人准确率 95.7%（2 枚穿破），徒手组准确率 91.5%（5 枚穿破；$P=0.463$）	两组均无与 S_2Ai 螺钉相关术中神经血管或内脏并发症发生	无

注：ASD：成人脊柱畸形；G&R：Gertzbein and Robbins；S_2Ai：S_2 髂骨

2017年，Laratta等报道了使用Bone-mounted Mazor Renaissance机器人系统引导S_2Ai螺钉置入的情况（平均螺钉长度为80±2.6 mm；平均直径为8.5±0 mm）[39]，作者回顾分析了2016年1月至9月间连续治疗的23例患者术中3D O型臂扫描结果，以确定钉道破裂的严重程度和方向。对于S_2骶翼钉道区域，经过盲法评估，结果显示，共有2处髂骨皮质穿破（前后各1处），其中一处为中重度（G&R分级E；>6 mm）。46枚S_2Ai螺钉总体准确率为95.7%，机器人辅助螺钉置入安全，无螺钉置入相关并发症发生[39]。

同在2017年，Bederman等使用了相同的系统（Mazor Renaissance）引导S_2Ai螺钉置入（平均螺钉长度为80 mm，范围65~90 mm）。作者回顾性分析报道了连续治疗的14例患者和置入的31枚螺钉[36]。根据G&R标准，他们发现有10枚螺钉（32.2%）出现A级穿破，1枚螺钉（3.2%）出现B级穿破，以及6枚螺钉（19.4%）出现C级穿破，导致整体准确率较低仅为45.2%。值得关注的是，所有误置的螺钉均没有进入盆腔，未侵犯内脏或神经血管结构，也不需要取出或翻修。作者提到螺钉模拟软件存在的困难在于当时只能模拟60 mm长度的螺钉。然而，发现只有长度>75 mm的螺钉才会穿破骨皮质。此外，因为机器人钻孔能力（28 mm）有限，故Bederson等需要手动探测所有置入螺钉的深度[36]。

上述的这些困难在Hyun等的系列病例应用中被顺利克服[37]。他们在4例成年患者进行脊柱畸形矫正手术时，置入了8枚S_2Ai螺钉（直径8.5 mm；长度80 mm或90 mm）。作者采用Mazor Renaissance作为引导工具，在软件升级后，可以提供更广阔的盆骨视野，从而实现了80 mm螺钉轨道的操作。通过采用（Jamshidi）穿刺针和克氏针辅助及超过28 mm导向孔的引导技术，他们发现所有3枚螺钉（包括两枚90 mm长的螺钉）在术后CT检查中显示放置准确，未穿破皮质。没有术中或术后并发症发生。机器人使用的平均时间是13分钟，每枚螺钉平均使用5.3秒的透视[37]。

另一篇2017年的文章来自Hu和Lieberman，总结了他们使用Mazor Renaissance引导S_2Ai置入螺钉（未提供长度和直径）的经验[38]。值得注意的是，作者最初的病例包括34例患者，但16例患者因无手术后CT数据而被排除。通过回顾18例患有退行性脊柱侧弯（$n=12$）、平背综合征（$n=2$）或其他诊断的患者的术后CT扫描结果，作者发现所有置入的螺钉均无钉道破裂。实际螺钉与治疗计划之间的平均偏差在进钉点处3 mm（轴位）和1.8 mm（侧向）范围内，在深度为30 mm处分别为2.1 mm（轴位）和1.2 mm（侧向）。作者提到，在经典的S_2Ai进钉点不规则和斜坡样的骶骨面上，钻头可能存在轻微的侧向滑移，但这种偏差被认为是极小且可接受的。术中没有遇到使用机器人引导S_2Ai螺钉置入的困难。

最后，Shillingford等进行了一项回顾性匹配队列分析，比较了机器人导航和徒手置钉技术在S_2Ai螺钉置入准确性方面的差异[40]。

（三）术中并发症发生率

成人脊柱畸形矫正手术本身就与极高并发症发生率相关[2,4,8,10,11]。任何可能降低术中和术后常见并发症的技术均对脊柱外科医生具有潜在意义。

Kantelhardt等在连续112例因不同手术适应证接受脊柱融合手术治疗患者的病例系列回顾分析中发现，机器人辅助手术与透视引导下手术相比，术中并发症（包括严重出血和硬膜撕裂）的发生率较低（4.7% vs. 9.1%，P=0.04）[41]。在术后并发症方面的差异，包括创口愈合障碍（13.5% vs. 21.4%）、手术部位感染（2.7% vs. 10.7%）和脑脊液瘘（0 vs. 6.1%）也支持机器人辅助手术，但差异并不显著[41]。

使用机器人引导相比透视引导进行的 MIS ReFRESH 的前瞻性对照多中心研究的中期结果更加引人注目，手术并发症降低了 5 倍（P < 0.001），翻修手术减少了 7 倍（P=0.012）[42]。目前，该研究的最终结果尚未公布，但需考虑到该研究纳入的患者接受的是短节段（< 4 节段）脊柱融合手术，因此结果或许不能完全等同于典型的成人脊柱畸形患者群体。

在一项包括 276 例成人脊柱畸形患者的大规模比较分析中，机器人辅助手术与导板或 CT 导航引导下手术在估计失血量、术后住院时间、翻修手术及术中和术后并发症（包括硬膜撕裂、手术部位感染、创口修复和神经系统并发症）方面没有显著差异[29]。

（四）头端关节突关节侵犯

在长节段融合手术中，精确规划和执行椎弓根螺钉的钉道理论上可使外科医生避免对最上固定椎体的近端椎小关节造成机械损伤[25,29]。这可能会产生生物力学上更好的结果，有可能在成人脊柱畸形矫正后的长时间内降低邻椎病和失败的发生率[43]。到目前为止，在成人脊柱畸形患者的比较研究中，并未发现机器人手术与其他精密引导工具之间存在显著的差异[29]。需要更多长期随访的患者数据，以明确机器人手术的潜在优势。

（五）术后疼痛、残障和健康相关生活质量

一项报道显示，机器人辅助手术术后疼痛水平较低，阿片类药物使用减少[41]，这可能间接减少了与阿片相关并发症[44]。然而，机器人技术的优势可能相较于受经皮 MIS 手术与开放手术比例在非机器人组有更高的影响[41]。目前，尚无关于机器人与非机器人成人脊柱畸形手术之后主观或客观残疾或健康相关生活质量结果的比较研究。但是，在 MIS ReFRESH 研究中，VAS 疼痛评分、Oswestry 功能障碍指数（ODI）和 EuroQol（EQ-5D）问卷被作为次要衡量指标[45,46]。

（六）经济结果和成本效益

目前，还没有关于机器人辅助脊柱手术特别是成人脊柱畸形手术的经济结果或成本效益的数据[12,14,15]。机器人技术手术室的高购买成本可能会因手术室时间减少、螺钉误置翻修手术数量的减少及相邻节段疾病发生率的降低而被抵消，但这仍需要通过大规模研究，并具备足够长的随访时间来证明[14]。

（七）射线暴露

脊柱畸形手术需要全面了解解剖结构、椎体在三维空间中的定位及与下层和相邻神经血管结构的关系。特别是在存在旋转畸形时，许多外科医生依赖于术中二维 C 型臂透视或三维 CT 引导来获取最佳螺钉位置，这可能导致患者和外科医生遭受更多的辐射暴露[32]。通过机器人系统，外科医生和手术室人员可以在手术室外获取 CT 和（或）透视图像，并且不需要额外进行术中扫描[15]。相应的是，相关研究多次证明了机器人辅助脊柱融合手术可减少透视时间和辐射剂量[25,41,47,48]。

与成人相比，儿童尽量减少辐射暴露尤为重要，已有研究指出辐射暴露与癌症发病率可能存在相关性[15,49]。多数机器人系统依赖有限数量的初始2D或3D图像进行注册[15,41]。因此，在脊柱侧弯矫形术和其他儿童畸形手术中减少辐射暴露是这些系统的主要优势。尽管目前缺乏成人脊柱畸形矫正领域的数据，但可以推测，对于涉及更多脊柱内置物的成人脊柱畸形手术，这种减少辐射暴露的优势对于外科医生和手术室工作人员来说也同样具有吸引力。由于多数机器人系统所需的薄层高分辨率CT扫描通常作为大多畸形外科医生术前评估的一部分，相对于额外的透视辐射暴露，机器人辅助成人脊柱畸形矫正手术患者的总辐射暴露可能也会较少。

（八）翻修率

非成人脊柱畸形人群的研究较少，但是目前的报道一致认为，机器人辅助手术与传统（徒手）融合手术相比，其术后的翻修率更低。Schröder和Staartjes在一项针对72例机器人脊柱滑脱病例的研究中，描述了不需要术中重复置钉，也无须转为开放手术[50]。他们在1年之中翻修3例（翻修率4.2%），但这些翻修手术与螺钉位置不当无关。在一项对现有文献的荟萃分析中，作者发现，接受徒手融合手术的患者因螺钉位置不当而需要翻修手术的可能性是接受机器人融合手术的患者的8倍（OR，8.1；95%CI 2~33.3；P<0.001）。导航引导下融合病例与机器人辅助下融合病例的翻修率接近[50]。

在MIS ReFRESH研究组的一份初步报道中，250例患者接受机器人辅助，79例患者为常规透视，均进行1年以上的随访。结果显示，机器人组翻修手术的优势比透视组降低了6.4倍[2（0.8%）vs. 4（5.1%）；P=0.031][51]。

在成人脊柱侧弯病例中，Fan等发现机器人手术与CT导航手术后的翻修率相似[2/83（2.4%）vs. 4/109（3.7%）；P=0.512]，其中机器人组没有因螺钉位置不良而需进行的翻修手术，而导航组有2例因位置不良需进行翻修[29]。该项研究不足之处为文中未提及患者具体的随访时间。

（九）手术时间

机器人系统在临床使用时间相对较短，评估机器人系统对脊柱手术效率影响的研究很少，在成人脊柱畸形中还尚无报道[14,15,52]。根据脊柱固定节段的数量，多次注册会增加手术时间。然而，基于现有的关于图像引导与导航的相关文献，并考虑到机器人系统精度的提高可以推测，机器人辅助对手术流程和总手术时间可能有积极影响。机器人辅助与任何新技术的实施一样存在学习曲线，一旦克服可能会提高手术效率。

第二节　成人脊柱畸形的手术治疗——病例1（退行性后凸畸形）

一、病例描述

（一）病史及临床表现

患者，女，68岁，体型肥胖（BMI，35 kg/m²），既往于2005年在外部医院有L_3~L_5后路腰椎融合手术史，症状为大腿后外侧、小腿、腰部疼痛严重，伴有剧烈的坐骨神经痛（VAS 8/10），并延伸至足背侧。由于疼痛和行走时双腿麻木无力，患者只能行走 40~90 m，站立不超过几分钟。平卧时可缓解疼痛。患者术前的 ODI 评分为 58 分。神经系统检查显示右髋关节屈曲和踇长伸肌有轻微（4+/5）无力，皮肤感觉正常，一般反射减退。

（二）术前影像学

腰椎 MRI 显示 L_5~S_1 处有中央型椎间盘突出，右侧更重。L_5~S_1 Ⅰ 度滑脱伴严重的关节突关节肥厚。L_2~L_3 有严重的椎管狭窄，L_1~L_2 有中度椎管狭窄（图 8.1A 和 B）。CT 检查显示，既往行 L_4~L_5 椎板切除术，L_3~L_5 椎间融合满意（图 8.1C）。脊柱侧弯 X 线片（图 8.1D 和 E）显示中度矢状面和轻微冠状面失衡（SVA，7.5 cm），PI 为 63°，LL 为 46°，导致 LL-PI 错配为 17°，部分补偿（PT24°）。患者的 T 评分（全髋关节）是 −0.4。

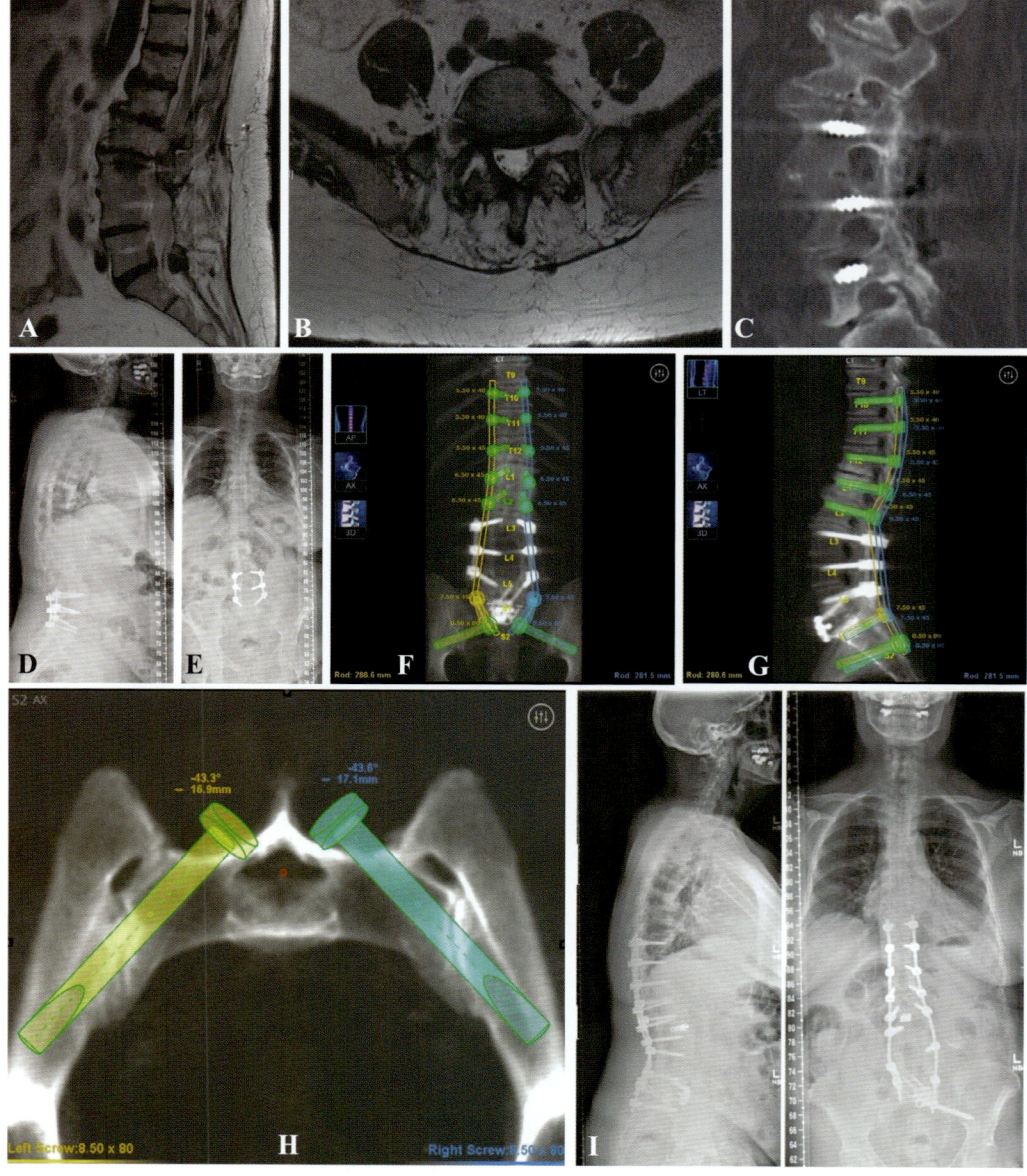

图 8.1　案例插图 1
A. 术前矢状位 T_2 加权 MRI；B. 术前在 L_5/S_1 椎间盘水平的轴位 T_2 加权 MRI；C. 术前旁正中矢状位 CT 扫描，显示先前的 L_3~L_5 水平之间的椎间隙骨性融合；D. 术前脊柱侧凸 X 线片，侧位片；E. 术前脊柱侧凸 X 线片，正位片；F、G. MazorX 计划软件上的术中视图，概述了患者特定的螺钉轨迹和尺寸，以及前后（F）和侧向（G）投影的棒长度；H. 术后脊柱侧凸 X 线片，侧位片；I. 术后脊柱侧凸 X 线片，正位片

(三)手术计划

我们选择了分期翻修手术,先在 L_5/S_1 进行 ALIF,然后在 $L_{2/3}$ 进行外侧椎间盘切除术,并在第一次手术中放置前凸极外侧椎间融合(XLIF)器。然后,我们计划在第二节段使用机器人辅助(MazorX®,马佐尔机器人,凯撒利亚,以色列)从 T_{10} 单侧 S_2Ai 中进行后路翻修,移除以前的器械,并进行减压和 Smith-Peterson 截骨术(Smith-Peterson osteotomies,SPOs)。

(四)术中影像学

无术中影像学记录。值得注意的是,由于腰骶神经丛解剖结构显露不清,影响了牵张器的安全对接,XLIF 手术中止。患者俯卧翻转,更改为 $L_{2/3}$ 节段行带椎体前凸植入物的经椎间孔腰椎椎间融合术。

(五)术后影像学

术后 3 个月的脊柱侧弯 X 线片(见图 8.1I~J)表明内植物放置满意,腰椎前凸部分恢复(LL53°,PT28°),没有近端连接性后凸或失败的迹象。

(六)术后恢复及随访

围手术期未出现并发症。患者于术后第 6 天出院回家。在术后 3 个月的随访中感觉良好,仍在继续恢复,偶尔有疼痛,但疼痛的强度和频率明显减低(ODI 32)。患者不需要服用镇痛药,并且对术后的结果很满意。检查中无神经功能缺陷。到目前为止,在术后 18 个月的随访期间,没有出现需要手术翻修的情况。

二、手术细节(包括导航及机器人技术)

由于长节段融合手术,手术的后半部分需要分两步进行。首先,准备好 T_{10}~L_2 节段之间的所有螺钉进入点,并将机器人安装在 T_{12} 棘突。所有椎弓根轨迹都在机器人引导下钻孔,并在没有破裂迹象的情况下对球进行探测。在攻丝和螺钉插入后,卸下机器人,对 T_{10}~L_2 之间的区域进行止血。然后从 L_3~S_2Ai 打开剩余的伤口,并移除先前的硬件。只徒手重新置入了右边的 L_3 和 L_5 螺钉,以及左边的 L_4 螺钉,因为这个区域在患者之前的手术中已融合。然后进行减压、$L_{2/3}$ TLIF 和 SPOs,再将机器人系统带回手术区,安装到髂骨上,重新在尾侧注册。S_1 螺钉和左侧 S_2Ai 螺钉均在机器人引导下钻孔,并插入适当大小的螺钉(见图 8.1F~H)。

所有螺钉的刺激都远远高于 10 mAmp 阈值,缝合的长盒 C 型臂 X 线图像(LessRay®,NuVauier,圣地亚哥)为螺钉的正确放置和合适的腰椎前凸提供了证据。使用导航式 Bendini® 系统(NuVasive,圣迭戈)对棒进行塑形和弯曲,最后在 $L_{2/3}$ 节段进行轻微压紧。

在此过程中,我们使用术前 CT 扫描进行机器人导航。在机器人轨迹的规划阶段,需要注意避开不平整的骨结构,为工具对接做好充分的解剖学"着陆区"准备,有助于避免穿刺针位置偏移。考虑到脊柱机器人一次无法记录超过 5 个或 6 个脊柱节段,切开部分皮肤有助于防止成人脊柱畸形病例中的大量失血。

（一）治疗不良反应

术后出血 1.7 L。使用了细胞保护技术来减少失血量，不需要输注血制品（2.5 L 晶体液和 1 L 白蛋白）。

（二）潜在缺陷

无。

（三）并发症的管理

手术未出现并发症，但在与腰肌对接时遇到了意想不到的困难。腰神经丛横跨腰大肌，且肌肉组织相当紧绷，在 $L_{2/3}$ 椎间盘表面不易活动，使我们无法进行经腰大肌 XLIF 手术。由于大血管非常靠近，因此无法进行角度调整。在这种情况下选择 TLIF 可避免腰丛神经的牵拉损伤。没有发生与机器人手术有关的并发症，并且顺利执行了所有计划的机器人轨迹。到目前为止，还没有必要进行术后 CT 扫描。然而，根据术中触诊和术后 X 线复查，没有证据表明螺钉破坏了骨皮质。

第三节　成人脊柱畸形的手术治疗——病例 2（重度腰椎滑脱）

一、病例描述

（一）病史及临床表现

患者，女，48 岁，非肥胖人群，因 May-Thurner 综合征导致左下肢深静脉血栓形成而就诊。患者在坐着或站立时腰部疼痛剧烈，双侧（右侧重于左侧）L_5 神经根性疼痛，局部疼痛位于臀部、大腿后外侧和小腿，并延伸至大脚趾。在我们第一次接触之前，患者自诉既往行 $L_5\sim S_1$ 减压和融合手术后，症状没有改善，甚至恶化。目前的主诉是轴向性背部疼痛，随着弯腰、扭动和行走等活动而加重。在神经系统检查中，未发现感觉或运动障碍，也没有发现括约肌无力的情况。

（二）术前影像学

MRI 研究显示 L_5/S_1 处重度峡部裂性滑脱伴双侧峡部缺损、局部后凸和 L_5 以上节段前凸（图 8.2A 和 B）。术前 CT 侧斜位重建显示 L_5 椎弓根几乎垂直投影（图 8.2C；已经安装了一个腔静脉滤器）。脊柱侧弯 X 线片显示高 PI 角为 78°，LL 为 56°，PT 为 32°。患者的脊柱矢状面轴向距离为 120 mm，在冠状面保持平衡（图 8.2D）。

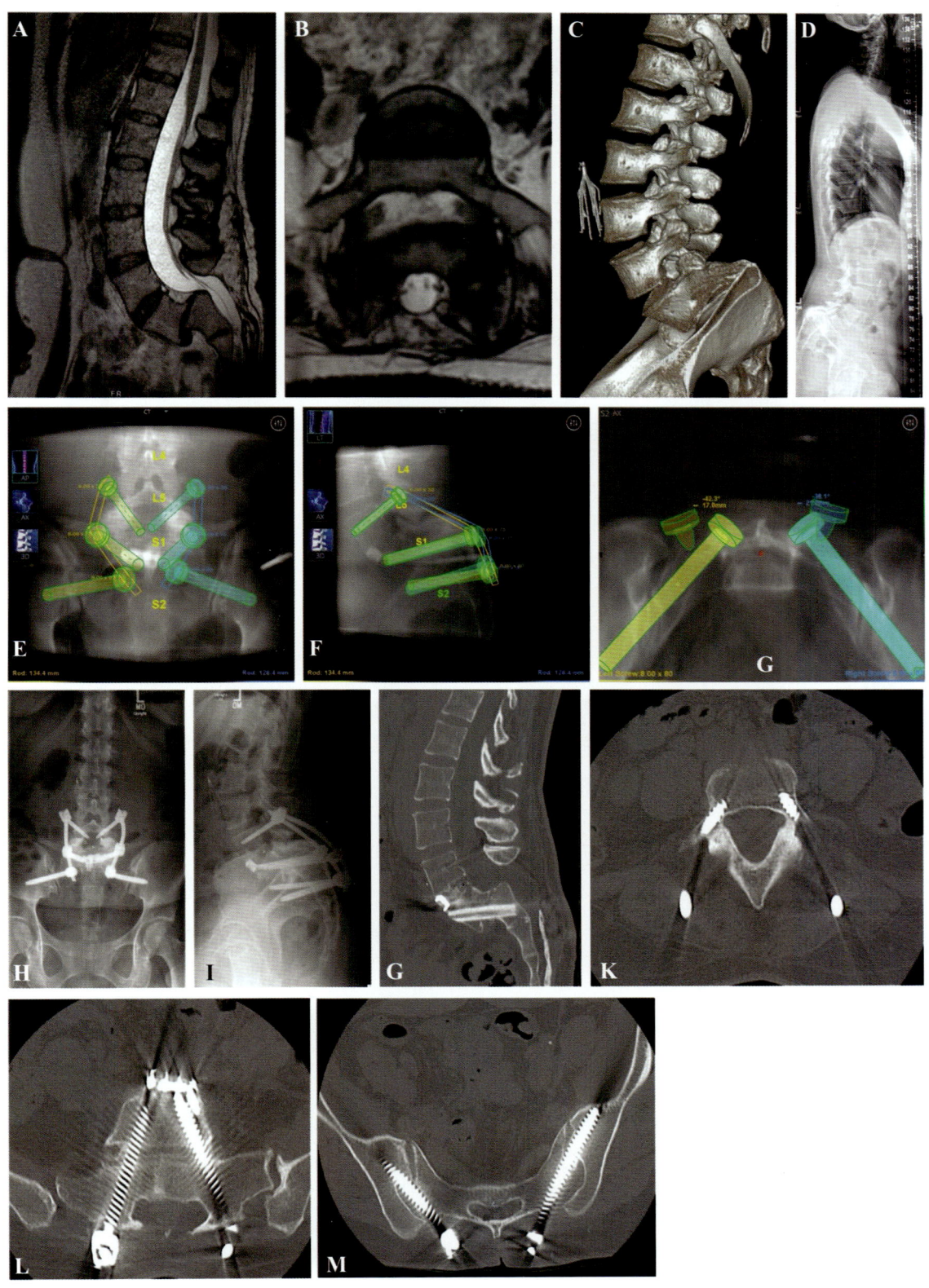

图 8.2　病例影像资料 2

A. 术前矢状位 T_2 加权 MRI；B. L_5/S_1 椎间盘水平的术前轴位 T_2 加权 MRI；C. 术前腰椎 CT 扫描及三维重建，显示 L_5 椎弓根几乎垂直的轨迹；D. 术前全脊柱 X 线侧位片；E~G. MazorX 计划软件的术中视图，概述了患者特定的螺钉轨迹和尺寸及前后（E）和侧向（F）投影中的杆长度，以及 S_2Ai 螺钉的轴向视图（G）；H. 术后腰椎 X 线检查正位片；I. 术后腰椎 X 线检查侧位片；J. 术后 CT 扫描矢状位，显示腓骨支柱移植物的位置；K~M. 术后 CT 扫描，轴位，显示 L_4 椎弓根螺钉（K）、经椎间盘 L_5/S_1 螺钉（L）和 S_2Ai 螺钉（M）的放置情况

(三）手术计划

由于患者年纪不大，而且其症状似乎源于严重退变的 L_5/S_1 节段，而非脊柱整体失衡，故不再积极尝试减少腰骶后凸。然而，该患者需要大的表面积融合，包括 $L_{4/5}$ 的 ALIF，以延长稳定至 L_4，同时使用前入路来进行"反向 Bohlman"技术，是经 L_5/S_1 放置腓骨支柱移植物的第一步。然后在经皮机器人引导下进行后路融合术，包括双侧 L_4 椎弓根、双侧经椎间盘 L_5/S_1 轨迹和双侧 S_2Ai 螺钉。由于其三角形的几何形状、螺钉长度的增加及与皮质骨的表面接触，后部入路进行的跨三柱经盘的内固定方式可提供额外的固定强度[53]。近期公布了有关手术计划和实施的详细信息[54]。

（四）术中影像学

图 8.2E～G 展示了 Mazor X 计划软件上的术中视图，勾勒出患者特定的螺钉轨迹和尺寸、前后和侧向投影中的棒长度，以及 S_2Ai 螺钉的轴位图。

（五）术后影像学

站立位腰椎 X 线检查显示螺钉在计划轨迹中的正确放置（见图 8.2H 和 I）。术后 CT 扫描显示腓骨支柱移植物（见图 8.2J）以及精确放置的螺钉（见图 8.2K～M）。

（六）术后恢复及随访

围术期未出现并发症。患者在术后第 2 天使用 LSO 支具活动并行走。其在术后第 4 天出院回家。在长期随访中，患者主诉下肢症状完全缓解，轴性下腰痛得到改善。

二、手术注意细节（包括导航及机器人技术）

对于 L_4（椎弓根小而内聚；见图 8.2K）、经椎间盘 L_5/S_1（见图 8.2L）和 S_2Ai（见图 8.2M）的不常规和复杂的螺钉轨迹，机器人比二维荧光透视或三维导航更受青睐，原因是机器人提高了效率、增强了外科医生的信心同时减少了辐射暴露[36,37,39]。此外，最近有报道称，与传统的融合术相比，机器人椎体滑脱融合术后螺钉松动的翻修率较低[50]。虽然 3D 导航可能是一种替代方案，但我们更喜欢使用机械臂，而不是自由移动的导航手术工具所实现的"锁定"所需轨迹。特别是对于（在徒手手术中）相对不常用的经椎间盘 L_5/S_1 螺钉轨迹，错位是内固定位置不佳的主要原因，机器人技术被认为是确保手术计划完美执行的最佳技术[55]。它允许在 $L_{4/5}$ALIF 融合器附近放置具有最佳直径和最大可能长度的螺钉；同时，这些并不会干扰腓骨支柱物移植（见图 8.2I～M）。

该机器人还允许以经皮和 MIS 的方式进行手术的后半部分。这对于防止重复的肌肉和软组织剥离以及降低患者之前手术形成的瘢痕所固有的潜在硬脑膜或神经损伤的风险是有利的。

我们确实使用机器人的同时使用了手术导航，以实时复查所提出的目标轨迹的准确性。由于患者的解剖结构具有挑战性，我们认为这是必要的。

（一）治疗不良反应

无。

（二）潜在缺陷

原位固定腰椎滑脱的优点是可以降低神经系统并发症的风险，特别是由复位手法引起的 L_5 神经根损伤[56]。此外，为了减少腰椎滑脱，首先需要进行充分的减压，在这种情况下，这将需要对患者之前手术中的瘢痕组织进行剥离，并可能产生额外的入路相关的副损伤。

原位手术的明显缺陷是患者仍然矢状位不平衡，这可能导致疼痛和残疾，以及更高的内植物位置不良的风险、邻近节段疾病，以及将来再行脊柱手术的风险更高。

（三）并发症管理

术中和术后均未出现并发症。随着时间的推移，我们逐渐发现，在这名瘦弱患者的皮肤表面（骶骨脂肪组织极少）下突出的 S_2Ai 螺钉头是导致其腰背疼痛的主要原因，这也是为什么手术后 1 年左右，即在融合术完成后取出这两枚螺钉的原因。

第四节 总 结

一、目前机器人辅助的附加价值

目前，可用的机器人系统可为矫形外科医生提供良好甚至极佳的胸腰椎和脊柱植入物置放精确度。此外，它们还有可能减少辐射暴露（对患者和手术室工作人员）和螺钉错位的翻修率。机器人在治疗颈椎畸形方面的应用仍然极为有限，除了应用在人体中的单个病例报道外[57,58]，机器人系统目前都是在尸体上进行测试[59]。其进一步应用于颈椎的挑战在于颈椎节段的活动度较大，导致平移和旋转误差较大。

对于成人脊柱畸形，新的 Mazor X Stealth Edition 允许实时评估导航精度，这对截骨后甚至截骨前解剖结构发生移动或改变的情况很有帮助。

尽管有附加价值，但是其缺陷也必须被考虑在内。在成人脊柱畸形矫正等复杂的手术过程中，决策受到许多不同因素的影响，包括视觉和感知及手术器械。这些方面在机器人辅助的病例中会受到影响，外科医生必须意识到这种潜在的"偏见"，这可能会对患者的预后产生影响[60]。在机器人辅助脊柱手术的快速和有效使用之前，应重视 25~30 个病例的学习曲线；这种学习曲线不是外科医生独有的，而是整个手术室工作人员共有的学习曲线[14,31,61]。在开始复杂的机器人辅助畸形矫正手术之前，这条学习曲线似乎是合理的。此外，机器人不能为训练不足的外科医生提供复杂的成人脊柱畸形矫正的技能组合；相反，它可以帮助使训练有素的外科医生更加精确和高效[32]。

需要进一步的技术发展来使机器人系统更好地应用于成人脊柱畸形手术。采用目前机器人系统的骨安装方法（例如，将 Schanz 螺钉插入髂骨顶部），现代机器人系统可以通过后路切口从 L_3 椎体延伸到 S_2 椎体[34]。然而，对于更长的结构，需要进一步的设置和重新注册，这将花费更多的时间及更多的人工操作。

二、未来方向

还有一些富有远见的概念，包括带有集成扫描仪和手术臂的半自动脊柱手术机器人设备，甚至可以操作人型机器。然而，在未来10年里，那些不能完全独立工作但有助于外科医生实现安全和高效手术目标的机器更为现实[2,26]。外科医生和机器人之间的可视化和通信方式可能会随着时间的推移而改变，包括X线和CT之外的多模式成像的增强现实（AR）技术、语音命令和传感器手套[2,26]。

目前，机器人主要起到多功能钻头和螺钉导向器的作用，但还不能帮助完成繁重的任务，如杆的轮廓和插入、神经根减压、椎间盘切除术和椎间融合术等。达芬奇系统已经在动物模型中用于其中一些任务[24,62]，但它们在脊柱畸形手术中的适用性是中等的，尽管一些"早期使用者"欣赏达芬奇系统的功能，但目前大多数人仍然依赖于传统技术和导航来处理这些复杂的病例。然而，成人脊柱畸形病例可能为脊柱机器人提高手术精度提供了最大的机会[15]。机器人行业需要克服的技术挑战包括脊柱及其周围组织的极度异质性，需要在手术策略和最终执行中纳入高度的触觉反馈。机器人系统目前需要CT扫描来识别骨元素，但对于脊柱手术（一个严重依赖MRI的领域）联合配准能力或基于MRI的配准将是一个有价值且可能避免辐射的进步。尽管在美国和其他地方，机器人引导手术的数量正在增加，但机器人行业必须继续提高手术的人体工程学和灵活性，才能使其实用性令人信服且无可争议。因此，在可预见的未来，脊柱外科医生还是需要掌握传统的治疗成人脊柱畸形的技术。然而，机器人、微创手术技术和人工智能的结合蕴藏着巨大潜力。

参考文献

1. Ames CP, Smith JS, Scheer JK, et al. Impact of spinopelvic alignment on decision making in deformity surgery in adults: a review. J NeurosurgSpine. 2012;16(6):547–564. https://doi.org/10.3171/2012.2.SPINE11320.
2. Smith JS, Shaffrey CI, Ames CP, et al. Treatment of adult thoracolumbar spinal deformity: past, present, and future. J Neurosurg Spine. 2019;30(5):551–567. https://doi.org/10.3171/2019.1.SPINE181494.
3. Bess S, Line B, Fu KM, et al. The health impact of symptomatic adult spinal deformity: comparison of deformity types to United States population norms and chronic diseases. Spine (Phila Pa 1976). 2016;41(3):224–233.https://doi.org/10.1097/BRS.0000000000001202.
4. Schwab F, Dubey A, Gamez L, et al. Adult scoliosis: prevalence, SF-36,and nutritional parameters in an elderly volunteer population. Spine (PhilaPa 1976). 2005;30(9):1082–1085. https://doi.org/10.1097/01.brs.0000160842.43482.cd.
5. Bridwell KH, Baldus C, Berven S, et al. Changes in radiographic and clinical outcomes with primary treatment adult spinal deformity surgeries from two years to three- to five years follow-up. Spine (Phila Pa 1976). 2010;35(20):1849–1854. https://doi.org/10.1097/BRS.0b013e3181efa06a.
6. Bridwell KH, Glassman S, Horton W, et al. Does treatment (nonoperativeand operative) improve the two-year quality of life in patients with adultsymptomatic lumbar scoliosis: a prospective multicenter evidence-based medicine study. Spine (Phila Pa 1976). 2009;34(20):2171–2178. https://doi.org/10.1097/BRS.0b013e3181a8fdc8.
7. Glassman SD, Carreon LY, Shaffrey CI, et al. The costs andbenefits of nonoperative management for adult

scoliosis.Spine (Phila Pa 1976). 2010;35(5):578–582. https://doi.org/10.1097/BRS.0b013e3181b0f2f8.

8. Smith JS, Klineberg E, Lafage V, et al. Prospective multicenter assessment of perioperative and minimum 2-year postoperative complication rates associated with adult spinal deformity surgery. J Neurosurg Spine. 2016;25(1):1–14. https://doi.org/10.3171/2015.11.SPINE151036.

9. Park P, Wang MY, Lafage V, et al. Comparison of two minimally invasive surgery strategies to treat adult spinal deformity. J Neurosurg Spine. 2015;22(4):374–380. https://doi.org /10.3171/2014.9.SPINE131004.

10. Wang MY, Mummaneni PV, Fu KM, et al. Less invasive surgery for treating adult spinal deformities: ceiling effects for deformity correction with 3 different techniques. Neurosurg Focus. 2014;36(5):E12. https://doi.org/10.3171/2014.3.FOCUS1423.

11. Mummaneni PV, Shaffrey CI, Lenke LG, et al. The minimally invasive spinal deformity surgery algorithm: a reproducible rational framework fordecision making in minimally invasive spinal deformity surgery. Neurosurg Focus. 2014;36(5):E6. https://doi.org/10.3171/2014.3.FOCUS1413.

12. Overley SC, Cho SK, Mehta AI, et al. Navigation and robotics inspinal surgery: where are we now? Neurosurgery. 2017;80(3S):S86–S99. https://doi.org/10.1093/neuros/ nyw077.

13. Specht LM, Koval KJ. Robotics and computer-assisted orthopaedic surgery. Bull Hosp Jt Dis. 2001-2002;60 (3-4):168–172.

14. Fiani B, Quadri SA, Farooqui M, et al. Impact of robotassisted spine surgery on health care quality and neurosurgical economics: a systemic review. Neurosurg Rev. 2020;43(1): 17–25. https://doi.org/10.1007/s10143-018-0971-z.

15. Kochanski RB, Lombardi JM, Laratta JL, et al. Image-guided navigation and robotics in spine surgery. Neurosurgery. 2019;84(6):1179–1189. https://doi. org/10.1093/neuros/nyy630.

16. Gautschi OP, Schatlo B, Schaller K, et al. Clinically relevant complications related to pedicle screw placement in thoracolumbar surgery and their management: a literature review of 35, 630 pedicle screws. Neurosurg Focus. 2011;31(4):E8. https://doi.org/10.3171/2011.7.FOCUS11168.

17. Gelalis ID, Paschos NK, Pakos EE, et al. Accuracy of pedicle screw placement: a systematic review of prospective in vivo studies comparing free hand, fluoroscopy guidance and navigation techniques. Eur Spine J. 2012;21(2):247–255. https://doi.org/10.1007/s00586-011-2011-3.

18. Kosmopoulos V, Schizas C. Pedicle screw placement accuracy: a meta-analysis. Spine (Phila Pa 1976).2007;32(3):E111–E120. https://doi.org/10.1097/01.brs.0000 254048.79024.8b.

19. Shin BJ, James AR, Njoku IU, et al. Pedicle screw navigation: a systematic review and meta-analysis of perforation risk for computer-navigated versus freehand insertion. J Neurosurg Spine. 2012;17(2):113–122. https://doi.org/10.31 71/2012.5.SPINE11399.

20. Larson AN, Santos ER, Polly DW Jr, et al. Pediatric pedicle screw placement using intraoperative computed tomography and 3-dimensional image-guided navigation. Spine (Phila Pa 1976). 2012;37(3):E188–E194. https://doi. org/10.1097/BRS.0b013e31822a2e0a.

21. Beutler WJ, Peppelman WC Jr, et al. The da Vinci robotic surgical assisted anterior lumbar interbody fusion: technical development and case report. Spine (Phila Pa 1976). 2013;38(4):356–363. https://doi.org/10.1097/BRS.0b 013e31826b3d72.

22. Lee JY, Bhowmick DA, Eun DD, et al. Minimally invasive, robot-assisted, anterior lumbar interbody fusion: a technical note. J Neurol Surg A. 2013;74(4):258–261. https:// doi.org/10.1055/s-0032-1330121.

23. Lee Z, Lee JY, Welch WC, et al. Technique and surgical outcomes of robot-assisted anterior lumbar interbody fusion. J Robot Surg. 2013;7(2):177–185. https://doi. org/10.1007/s11701-012-0365-0.

24. Kim MJ, Ha Y, Yang MS, et al. Robot-assisted anterior lumbar interbody fusion (ALIF) using retroperitoneal approach. Acta Neurochir (Wien). 2010;152(4):675–679. https://doi. org/10.1007/s00701-009-0568-y.

25. Gao S, Lv Z, Fang H. Robot-assisted and conventional freehand pediclescrew placement: a systematic reviewand meta-analysis of randomized controlled trials. Eur Spine J. 2018;27(4):921–930. https://doi.org/10.1007/ s00586-017-5333-y.
26. Madhavan K, Kolcun JPG, Chieng LO, et al. Augmented-reality integrated robotics in neurosurgery: are we there yet? Neurosurg Focus. 2017;42(5):E3. https://doi. org/10.3171/2017.2.FOCUS177.
27. Gertzbein SD, Robbins SE. Accuracy of pedicular screw placement in vivo. Spine (Phila Pa 1976). 1990;15(1):11–14. https://doi.org/10.1097/00007632-199001000-00004.
28. Macke JJ, Woo R, Varich L. Accuracy of robot-assisted pedicle screw placement for adolescent idiopathic scoliosis in the pediatric population. J Robot Surg. 2016;10(2):145–150. https://doi.org/10.1007/s11701-016-0587-7.
29. Fan Y, Peng Du J, Liu JJ, et al. Radiological and clinical differences among three assisted technologies in pedicle screw fixation of adult degenerative scoliosis. Sci Rep. 2018;8(1):890. https://doi.org/10.1038/ s41598-017-19054-7.
30. Devito DP, Kaplan L, Dietl R, et al. Clinical acceptance and accuracy assessment of spinal implants guided with SpineAssist surgical robot: retrospective study. Spine (Phila Pa 1976). 2010;35(24):2109–2115. https://doi.org/10.1097/ BRS.0b013e3181d323ab.
31. Hu X, Ohnmeiss DD, Lieberman IH. Robotic-assisted pedicle screw placement: lessons learned from the first 102 patients. Eur Spine J. 2013;22(3):661–666. https://doi. org/10.1007/s00586-012-2499-1.
32. Hu X, Lieberman IH. Robotic-assisted spine surgery. In: Phililips FM, ed. Minimally Invasive Spine Surgery. New York: Springer Science + Business; 2014:61–66.
33. Hicks JM, Singla A, Shen FH, et al. Complications of pedicle screw fixation in scoliosis surgery: a systematic review. Spine (Phila Pa 1976). 2010;35(11):E465–E470. https://doi. org/10.1097/BRS.0b013e3181d1021a.
34. Laratta JL, Shillingford JN, Meredith JS, et al. Robotic versus freehand S2 alar iliac fixation: in-depth technical considerations. J Spine Surg. 2018;4(3):638–644. https://doi.org/10.21037/jss.2018.06.13.
35. Chang TL, Sponseller PD, Kebaish KM, Fishman EK. Low profile pelvic fixation: anatomic parameters for sacral alar-iliac fixation versus traditional iliac fixation. Spine (Phila Pa 1976). 2009;34(5):436–440. https://doi.org/10.1097/BRS.0b013e318194128c.
36. Bederman SS, Hahn P, Colin V, et al. Robotic guidance for S2-alar-iliac screws in spinal deformity correction. Clin Spine Surg. 2017;30(1):E49–E53. https://doi. org/10.1097/BSD.0b013e3182a3572b.
37. Hyun SJ, Kim KJ, Jahng TA. S2 alar iliac screw placement under robotic guidance for adult spinal deformity patients: technical note. Eur SpineJ. 2017;26(8):2198–2203. https:// doi.org/10.1007/s00586-017-5012-z.
38. Hu X, Lieberman IH. Robotic-guided sacro-pelvic fixation using S2 alar-iliac screws: feasibility and accuracy. Eur Spine J. 2017;26(3):720–725. https://doi.org/10.1007/ s00586-016-4639-5.
39. Laratta JL, Shillingford JN, Lombardi JM, et al. Accuracy of S2 alar-iliac screw placement under robotic guidance. Spine Deform. 2018;6(2):130–136. https://doi.org/10.1016/j. jspd.2017.08.009.
40. Shillingford JN, Laratta JL, Park PJ, et al. Human versus robot: a propensity-matched analysis of the accuracy of free hand versus robotic guidance for placement of S2 alar-iliac (S2AI) screws. Spine (Phila Pa 1976). 2018;43(21):E1297–E1304. https://doi.org/10.1097/BRS.0000000000002694.
41. Kantelhardt SR, Martinez R, Baerwinkel S, et al. Perioperative course and accuracy of screw positioning in conventional, open robotic-guided and percutaneous robotic-guided, pedicle screw placement. Eur Spine J. 2011;20(6):860–868. https://doi.org/10.1007/ s00586-011-1729-2.
42. ODT. NASS News: Mazor robotics presents first prospective study of robotic-guided spine surgery. https://www.odtmag. com/contents/view_breaking-news/2017-10-25/nass-newsmazor-robotics-presents-first-prospective-study-of-roboticguided-spine-surgery. Accessed July 14, 2019.
43. Kim HJ, Kang KT, Park SC, et al. Biomechanical advantages of robot-assisted pedicle screw fixation in posterior

lumbar interbody fusion compared with freehand technique in a prospective randomized controlled trial-perspective for patient-specific finite element analysis. Spine J. 2017;17(5):671–680. https://doi.org/10.1016/j.spinee.2016.11.010.

44. Stienen MN, Smoll NR, Hildebrandt G, et al, Gautschi OP. Constipation after thoraco-lumbar fusion surgery. Clin Neurol Neurosurg. 2014;126:137–142. https:// doi.org/10.1016/j.clineuro.2014.08.036.

45. MIS ReFRESH: Robotic vs. Freehand Minimally Invasive Spinal Surgeries. https://clinicaltrials.gov/ct2/show/NCT02057744. Accessed July 18, 2019.

46. Stienen MN, Ho AL, Staartjes VE, et al. Objective measures of functional impairment for degenerative diseases of the lumbar spine: a systematicreview of the literature. Spine J. 2019;19(7):1276–1293. https://doi.org/10.1016/j.spinee.2019.02.014.

47. Hyun SJ, Kim KJ, Jahng TA, et al. Minimally invasive robotic versus open fluoroscopic-guided spinal instrumented fusions: a randomized controlled trial. Spine (Phila Pa 1976). 2017;42(6):353–358. https://doi.org/10.1097/ BRS.0000000000001778.

48. Keric N, Eum DJ, Afghanyar F, et al. Evaluation of surgical strategy ofconventional vs. percutaneous robot-assisted spinal trans-pedicular instrumentation in spondylodiscitis. J Robot Surg. 2017;11(1):17–25. https://doi.org/10.1007/ s11701-016-0597-5.

49. Mathews JD, Forsythe AV, Brady Z, et al. Cancer risk in 680, 000 people exposed to computed tomography scans in childhood or adolescence: data linkage study of 11 million Australians. BMJ. 2013;346:f2360. https://doi.org/10.1136/bmj.f2360.

50. Schröder ML, Staartjes VE. Revisions for screw malposition and clinicaloutcomes after robot-guided lumbar fusion for spondylolisthesis. Neurosurg Focus. 2017;42(5):E12. https:// doi.org/10.3171/2017.3.FOCUS16534.

51. Schroerlucke SR, Wang MY, Cannestra AF, et al. Revision rate in robotic-guided vs fluoro-guided minimally invasive spinal fusion surgery: report from MIS ReFRESH prospective comparative study. Spine J. 2017;17(10):S255. https:// doi.org/10.1016/j.spinee.2017.08.178.

52. Lieberman IH, Togawa D, Kayanja MM, et al. Bone-mounted miniature robotic guidance for pedicle screw and translaminar facet screw placement: part I—technical development and a test case result. Neurosurgery. 2006;59(3):641–650, discussion 641. https://doi.org/10.1227/01.NEU.0000229055.00829.5B.

53. Abdu WA, Wilber RG, Emery SE. Pedicular transvertebral screw fixation of the lumbosacral spine in spondylolisthesis. A new technique for stabilization. Spine (Phila Pa 1976). 1994;19(6):710–715. https://doi.org/10.1097/00007632-199403001-00011.

54. Ho AL, Varshneya K, Medress ZA, et al. Grade II spondylolisthesis: Reverse Bohlman procedure with transdiscal S1-L5 and S2 Alar Iliac screws placed with robotic guidance. World Neurosurg. 2019;132:421–428.e1. https://doi:10.1016/j.wneu.2019.07.229.

55. Delgado-Fernández J, Pulido P, García-Pallero Má, et al. Image guidance in transdiscal fixation for high-grade spondylolisthesis in adults with correct spinal balance. Neurosurg Focus. 2018;44(1):E9. https:// doi.org/10.3171/2017.10.FOCUS17557.

56. Acosta FL Jr, Ames CP, Chou D. Operative management of adult high-grade lumbosacral spondylolisthesis. Neurosurg Clin N Am. 2007;18(2):249–254. https://doi.org/10.1016/j. nec.2007.01.001.

57. Tian W. Robot-assisted posterior C1-2 transarticular screw fixation for atlantoaxial instability: a case report. Spine(Phila Pa 1976). 2016;41(suppl 19):B2–B5. https://doi.org/10.1097/BRS.0000000000001674.

58. Molteni G, Greco MG, Presutti L. Transoral robotic-assisted surgery for the approach to anterior cervical spine lesions. Eur Arch Otorhinolaryngol. 2017;274(11):4011–4016. https://doi.org/10.1007/s00405-017-4731-4.

59. Kostrzewski S, Duff JM, Baur C, Olszewski M. Robotic system for cervical spine surgery. Int J Med Robot. 2012;8(2):184–190. https://doi.org/10.1002/rcs.446.

60. Randell R, Alvarado N, Honey S, et al. Impact of robotic surgery on decision making: perspectives of surgical teams. AMIA Annu Symp Proc. 2015;2015:1057–1066.
61. Schatlo B, Martinez R, Alaid A, et al. Unskilled unaware-ness and the learning curve in robotic spine surgery. Acta Neurochir (Wien). 015;157(10):1819–1823, discussion 23. https://doi.org/10.1007/s00701-015-2535-0.
62. Ponnusamy K, Chewning S, Mohr C. Robotic approaches to the posterior spine. Spine (Phila Pa 1976). 2009;34(19):2104–2109. https://doi.org/10.1097/BRS.0b013e3181b20212.

第九章　机器人辅助经皮固定

Mark A. Pacult，S. Harrison Farber，Cyrus Elahi，Juan S. Uribe　著

孔清泉　张　斌　刘驭恒　译

第一节　技术介绍

一、目前的实践和治疗标准

自 1959 年开始，就已有研究报道通过置入椎弓根螺钉来促进脊柱融合。当年 Boucher[1] 详细介绍了如何将椎弓根螺钉置入到椎体中，并报道了良好的融合效果。这些早期的椎弓根螺钉（椎板关节突螺钉）通过上方脊椎的椎板到下方脊椎的椎弓根完成内固定，再通过自体骨植骨进行融合。1970 年，RoyCamille 首次报道了钉板系统（包含椎弓根螺钉和钢板的内固定系统）[2]。在该系统中，椎弓根螺钉对纵向放置的钢板起到骨锚定的作用。自初次报道至今，椎弓根螺钉在其设计、置入技术和脊柱固定的兼容方面得到了一系列显著的改进。应用机器人置入椎弓根螺钉技术是手术创新史上引人注目的最新篇章之一。

以下两个因素促进了手术创新步伐的加快，从而促进了在脊柱手术中引入机器人技术。第一个因素是置入椎弓根螺钉的过程存在损伤神经血管的风险。在椎弓根螺钉相关报道中持续的主题是置入的准确性，即如何避免穿破椎弓根皮质。第二个因素是传统手术置入椎弓根螺钉需要暴露广泛的软组织，会增加手术创伤、围术期并发症、感染和脊柱不稳定的风险。这两个因素推动了计算机辅助导航和经皮技术的发展，以此提高椎弓根螺钉置入的准确性并减少创伤。机器人辅助椎弓根螺钉置入技术依赖并结合了计算机辅助导航技术和经皮技术。

Magerl[3] 于 1984 年首次描述了通过术中透视技术进行经皮固定。无须传统的广泛暴露，通过椎弓根轴的"猫头鹰眼"倾斜位透视图像帮助外科医生经皮放置椎弓根螺钉。由于在当时通过微创方式放置连接棒的技术仍处于起步阶段，这些经皮置入的螺钉通过与外固定系统连接而完成固定。直到 2002 年，Foley 和 Gupta[4] 开发了 Sextant 系统（由 Medtronic Sofamor Danek 制造），才在术中虚拟导航（通过使用虚拟透视）和经皮插入连接棒技术方面取得了重大进展。3D 虚拟透视（通常称为计算机辅助导航）于 1997 年首次被报道，其在椎弓根螺钉置入的准确性方面已得到充分的验证[5,6]。经皮置钉术中精确的计算机影像注册技术的进步，使机器人得以应用到脊柱融合领域。

机器人是一种可以复制人类某些功能的机器。目前，有 3 种不同的手术机器人系统：远程手术系统（外科医生直接控制机器人）、监督控制系统（外科医生计划任务、机器人执行任务）和共享控制系统（外

科医生和机器人共同完成任务)[7,8]。与其他手术机器人系统相比,机器人在脊柱手术中的应用是独特的。在普外科、泌尿外科和妇科等领域应用的机器人手术源于对不同需求的满足。例如,对以前难以到达区域的可视化。机器人手术在这些领域的应用依赖于内镜的研发,从而催生了远程手术系统。例如,众所周知的达芬奇机器人系统(直观手术)。此类系统旨在提高手术能力,机器人的优势是通过增加封闭体腔中的手动功能来实现的。

二、脊柱手术中的机器人系统

现代脊柱融合术包括反复通过微创手术放置经过神经血管敏感结构区域的内固定物。在这种模式中,机器人理论上的优势是自动执行重复性任务,最大限度地减少手术暴露,并通过消除人为失误来提高准确性。当前脊柱手术中使用的机器人通常是共享控制系统,即术中计划由机器人的成像软件设计,再由外科医生验证和修改计划,然后外科医生以共享的方式执行。外科医生经皮放置实施导航定位的机械臂相关硬件。用于图像采集和配准的计算机辅助导航系统能让机器人识别其效应臂相对于理论上(在术前图像上)和实际中(患者身体)的目标位置。虽然许多系统已经开发出独特的图像配准和融合软件,但脊柱手术机器人系统的基本创新是为钻孔而准备的自动化螺钉定位技术。虽然套管、钻头导向器和螺钉的定位是自动化的,但外科医生仍须通过皮肤和筋膜切口准备软组织并操作钻头、丝锥和螺钉。

目前,已有3家制造商的机器人系统获得FDA批准用于经皮椎弓根螺钉置入。这些机器人系统的概述见下文和表9.1。

表9.1 当代FDA批准的机器人系统

机器人	制造商	FDA批准	前代	独特的功能
Mazor X Stealth版	美敦力(前身为Mazor Robotics)	2018	Mazor Renaissance, Mazor SpineAssist Mazor X	光学摄像头避免机械臂和工具之间的碰撞
ROSA One	捷迈生物科技(前身为Medtech)	2019	ROSA Spine	适用于骨科
Excelsius	Globus	2017	—	通过透视或术中CT扫描进行注册

(一)Mazor系统

第一个获得FDA批准的机器人系统由Mazor Robotics(以色列,凯撒利亚)开发,命名为SpineAssist。该系统通过固定到棘突(开放手术)或通过Steinman针固定到髂嵴(经皮手术)来安置到患者身上。其操作涉及的基本步骤包括:①术前进行CT扫描;②术前规划,通过系统软件在术前图像上绘制螺钉轨迹和螺钉尺寸;③将安装框架固定到患者身上并放置基准标志;④获得患者脊柱的透视图像并使用系统软件将这些图像与术前CT同步;⑤将机械臂对准计划位置,然后放置克氏针、扩张器、丝锥和螺钉。

随后的机器人型号包括 Mazor Renaissance（2011 年 FDA 批准）和 Mazor X（2016 年 FDA 批准）。这两个机器人系统都进行了改进，以处理 Mazor SpineAssist 报告的问题。例如，钻头在筋膜或骨质上的滑移。Mazor X 还配备光学摄像头来监测手术区域，以避免术中机械臂和工具之间发生碰撞。

2018 年，美敦力（爱尔兰，都柏林）收购了 Mazor Robotics，并将其术前 Stealth 导航软件与 Mazor X 机器人整合，形成了 Mazor X Stealth Edition，并于 2018 年获得 FDA 批准。

（二）Rosa One

ROSA 脊柱机器人由 Medtech SA（法国，蒙彼利埃）开发，于 2016 年获得 FDA 批准。它由一个带有灵活机械臂的落地式工作站和一个用于捕获患者基准点的独立落地式摄像头组成。

该系统通过获得术中 CT 扫描来进行操作，CT 扫描时将机械臂基准框放置在脊柱手术区域的上方[9]。外科医生在连接到机械臂底座的触摸屏上参照 CT 图像来制定手术计划。然后机械臂通过上面的基准框识别脊柱标志，并移动到预定位置。在手术过程中，机器人通过基准系统来跟踪器械，并将放置适当的扩张器、丝锥和螺钉。与 Mazor 系统一样，机械臂将每个工具移动到位，但钻孔和拧入螺钉是由外科医生完成的。

2016 年，Zimmer Biomet（印第安纳州，华沙）收购了 Medtech SA，2019 年 ROSA One 脊柱系统获得 FDA 批准。该机器人系统在 ROSA One 大脑程序下可用于颅脑手术，在 ROSA One 膝关节程序下可用于骨科手术。

（三）Excelsius

Globus（宾夕法尼亚州，奥杜邦）的 Excelsius 机器人系统于 2017 年获得 FDA 批准。与其他机器人系统类似，它由一个带有机械臂的移动底座和用于手术规划的屏幕组成。一个单独的移动底座包括一个摄像头，用于注册基准点以进行图像合并。操作系统时，将基准点放置在髂后上棘，并将动态参考基底网格放置在脊柱手术区域的皮肤上。该系统可以通过术中透视图像与术前 CT 合并，或通过注册术中 CT 扫描来发挥作用。然后外科医生规划每个螺钉轨迹并在屏幕上进行选择。机械臂移动到位，然后依次放置扩张器。螺钉轨迹由机械臂维持，而螺钉放置的步骤由外科医生操作。

（四）未经 FDA 批准的机器人

美国正在使用一些来自世界各地未经 FDA 批准认证的机器人系统，其中包括 Tianji 机器人（北京天智航医疗科技），其于 2016 年获得了中国食品药品监督管理总局批准[10,11]。该系统由机械臂底座和包含用于仪器跟踪和配准的光学跟踪摄像机及规划显示器的第二底座组成。操作系统时，外科医生将跟踪器放置在棘突上，机械臂将校准器保持在皮肤上并获得术中二维 C 型臂图像。这些图像与术前 CT 进行配准。然后使用系统软件进行手术规划，外科医生查看每个层面的图像并规划螺钉的轨迹、直径和长度。然后机械臂移动到预定位置。外科医生切开皮肤，通过连续扩张器进行软组织扩张，并通过机械臂将套管固定到位。钻孔和螺钉置入是通过机械臂控制的导向器引导，并由外科医生控制的追踪式导航仪来完成[12]。

三、目前的结果

大量文献报告了机器人系统、徒手和导航技术在置入椎弓根螺钉中的比较。机器人、徒手和 CT 引导下螺钉置入技术的优点和缺点总结见表 9.2[12-27]。

表 9.2　机器人、徒手和 CT 引导螺钉置入的优点和缺点

优点和缺点	机器人	徒手	CT 引导
优点	• 准确性更高 [13-15] • 辐射暴露减少 [12,16] • 出血减少 [12]	• 外科医生熟悉 • 准确性可靠 [17-20]	• 与徒手相比，减少了外科医生的辐射暴露 [21]
缺点	• 陡峭的学习曲线 [22,24,28] • 钻头的滑移 [25]	• 与机器人和 CT 引导放置相比，患者和外科医生会受到更多辐射 [26,27]	• 与机器人比较辐射暴露增加 [16]

（一）椎弓根螺钉置入的准确性

在机器人系统的文献中，最广泛使用的用于评估椎弓根螺钉放置准确性的方法是 Gertzbein-Robbins 分级。该分级根据螺钉是否完全在椎弓根内（A）或是否突破内侧皮质壁 < 2 mm（B）、< 4 mm（C）、< 6 mm（D）或 > 6 mm（E）划分了 5 个不同的等级（A~E）[29]。A 级和 B 级通常在临床上是可接受的。

使用机器人置入椎弓根螺钉的安全性已在大量研究中充分证实 [30-33]。在查阅与机器人辅助脊柱手术置入椎弓根螺钉准确性的相关文献时，需要注意以下问题：不同文献描述的准确性标准各不相同以及完全的经皮入路很少。在研究中经常与开放入路结合，适应证多种多样，研究通常只采用了一种机器人系统。但是仍能作出如下总结，完全经皮机器人置入椎弓根螺钉的准确率为 97%~98% [17-20]。一项对 3271 枚机器人置入的椎弓根螺钉进行的早期、大型回顾性研究发现，98.3% 的螺钉置入为"临床安全"（Gertzbein-Robbins A 或 B）[32]。相比之下，在没有机器人参与的情况下，使用非导航和导航辅助在体内放置的 15 358 枚椎弓根螺钉的准确率分别为 90.7% 和 90.6% [14]。另一项进行直接比较的回顾性研究报道在 410 枚机器人置入的螺钉中，93.4% 是 Gertzbein-Robbins A 或 B，即具有临床安全性，而在徒手组的 397 枚螺钉中，准确率为 88.9%，这一结果具有统计学意义（$P=0.005$）[15]。

一项大型荟萃分析同样证实了机器人辅助置入椎弓根螺钉的安全性、甚至优越性。对研究机器人与徒手技术的出版物比较发现，与徒手置入螺钉相比，当以螺钉完全位于椎弓根内为参考标准时，机器人辅助置入的螺钉更加准确（OR 95%CI 1.38~2.07，$P < 0.01$）[13]。最近的一项大型随机对照试验荟萃分析表明，按照 Gertzbein-Robbins A 标准，使用 Mazor Renaissance 机器人置入的螺钉并不比传统的徒手置入螺钉更准确（$RR=1.00$，95%CI 0.96~1.05，$P=0.95$），但使用 Tianji 机器人置入螺钉相比徒手置入更为准确（$RR=0.46$，95%CI 0.28~0.75，$P < 0.01$）[34]。

一项随机对照试验对 74 枚机器人置入的椎弓根螺钉与 82 枚传统徒手开放技术放置的椎弓根螺钉进行了比较，螺钉放置精度在统计学上没有显著差异，但与徒手置入的螺钉相比，机器人置入的螺钉不容易侵犯近端关节突关节[35]。另一项对 30 例患者进行经皮机器人和开放透视两种方式置钉的研究发现，椎弓根螺钉放置的准确性没有显著差异，但使用机器人放置的螺钉距近端关节面的距离更大[36]。在另一项对准确性进行详细评估的研究中，比较了完全经皮机器人和标准开放透视引导两种方式放置的螺钉在转移性脊柱肿瘤患者行脊柱融合术中的效果。尽管临床上可接受的（Gertzbein-Robbins A 或 B）螺钉放置成功率在两组之间没有差异（192 枚螺钉的 84.4% 与 214 枚螺钉的 83.6%），但在那些发生偏移的螺钉中，机器人置入的螺钉普遍向内侧偏移，而徒手置入的螺钉则普遍向外侧偏移[10]。

值得注意的是，部分文献报道了机器人置入螺钉的精度较差。一项早期的前瞻性随机对照试验发现，与使用 Mazor SpineAssist 机器人辅助置入螺钉相比，徒手技术实现了更高的螺钉放置准确率[25]。在这项研究中，152 枚徒手置入的螺钉中 93% 被归类为 Gertzbein-Robbins A 或 B，而 146 枚机器人置入的螺钉仅为 85% 被认为是"临床安全"。作者推测机械臂的准确率较低是由于使用安装在床上的机器人导致，并且由于入口点位于关节面的斜坡，因此可能存在较高的滑移风险[25]。一项直接比较 24 例开放式机器人手术与 6 例经皮机器人手术的研究发现，经皮机器人手术的椎弓根壁的突破率更高，推测可能是由于在经皮手术中无法磨削螺钉进入点平面而引起的[37]。

由于 Mazor 和 ROSA 系统使用较早，因此相关研究最多。最近有文献表明 Excelsius 系统同样安全且准确，两项独立的回顾性研究中报告的错误率分别为 1.6%~3.4%[22,38]。机器人置入螺钉准确性的前瞻性随机对照试验见表 9.3[12,25,31,35,36,39-41]。

表 9.3 使用机器人系统置入椎弓根螺钉准确性的前瞻性、随机、对照试验

研究 / 时间	机器人	螺钉数量（枚）	干预方式	准确性	其他结果
Ringel 等 2012[25]	Mazor SpineAssist	146（机器人），152（徒手）	腰椎和骶骨螺钉	机器人 85%，徒手 93%（GR A 或 B）	徒手手术：手术时间更短
Roser 等 2013[31]	Mazor SpineAssist	72（机器人），40（徒手），36（导航）	腰椎螺钉	机器人 99%，徒手 97.5%，导航 92%（GR A）	—
Hyun 等 2017[36]	Mazor Renaissance	130（机器人），140（透视）	腰椎螺钉	机器人 97.7%，透视 95%（GR A）	机器人：辐射更少、LOS 更短、手术时间相同、VAS 和 ODI 评分相同
Kim 等 2017[35]	Mazor Renaissance	158（机器人），172（徒手）	腰椎螺钉	机器人 93.7%，徒手 91.9%（GR A）	机器人：更长的手术时间
Park 等 2018[40]	Mazor Renaissance	37 例患者（机器人），41 例患者（徒手）	腰椎螺钉	未报道	两组：VAS 背部、VAS 腿部、ODI 术后显著改善
Han 等 2019[12]	Tianji TiRobot	115（机器人），119（透视）	胸椎和腰椎螺钉	机器人 95.3%，透视 86.1%（GR A）	机器人：更少的失血，更少的辐射暴露，相同的手术时间，相同的 LOS
Li 等 2019[41]	Orthobot	32（机器人），50（徒手）	腰椎螺钉	机器人 90.6% GR A，9.4% B；徒手 78% A，20% B	机器人：更短的辐射时间

续表

研究/时间	机器人	螺钉数量（枚）	干预方式	准确性	其他结果
Fan等 2020[42]	Tianji TiRobot	186（机器人），204（透视）	颈椎螺钉	机器人87.6%，透视60.8%（GR A）	机器人：失血更少，LOS更短

注：根据Gertzbein-Robbins等级定义准确度
GR：Gertzbein-Robbins分级；LOS：住院时间；ODI：Oswestry功能障碍指数；VAS：视觉模拟评分法

（二）临床结果评估

1. 住院时间

有关机器人辅助经皮手术的文献中报道的临床结果令人满意。MIS手术理论上的优点是减少组织创伤、低失血量及缩短手术时间，理想情况下应转化为总住院时间的缩短[42]。在一项前瞻性随机对照试验中，经皮机器人置入螺钉的住院时间相比于开放徒手的手术方式缩短了2.6天[36]。在一项大型回顾性研究中直接比较了开放和经皮机器人置钉手术的住院时间，这一优势得以保持，住院时间缩短了1.5天[43]。并在同一研究中，与开放徒手置入螺钉相比，经皮机器人置入螺钉的住院时间缩短了4.5天[43]。

2. 手术时间、辐射暴露、失血

关于使用机器人技术的早期研究表明，与开放透视方式相比使用机器人置钉的手术时间更长[22,24,25,30,31]。这一时间差异归因于使用机器人和相关软件的学习曲线更为陡峭，并且在软件故障期间偶尔需要使用传统技术调整机器人放置的螺钉。然而另外一些报道指出，与开放徒手手术相比，MIS机器人手术的手术时间更短或相当[10,17,36,43]。尽管在一项回顾性研究中没有找到证据支持螺钉置入的学习曲线，但另外两份25例和30例病例的报道表明，机器人置入螺钉的错误率似乎随着使用机器人经验的增加而下降[22-24]。然而，一项研究的作者分析了使用Mazor SpineAssist系统置入的1265枚椎弓根螺钉的情况，发现外科医生前5次手术的错误率为2.4%，第11~15次手术的错误率为6.3%，第16~20次手术的错误率为7.1%[24]。因此，他们主张在前25例病例中对外科医生初学者进行监督，从而获得最佳准确性。

CT引导和机器人导航系统的另一个广为人知的益处是减少外科医生的辐射暴露。在使用这些系统时，患者需要接受一次术前或术中CT扫描，外科医生或机器人系统则能够使用该扫描结果来规划螺钉轨迹。术中跟踪仪器在这些图像上显示轨迹和螺钉放置位置，从而无须在C型臂引导下进行术中透视检查。尽管关于手术时间的证据相互矛盾，但有证据表明，使用机器人MIS技术可以缩短辐射暴露时间。一项研究指出，机器人MIS技术的平均辐射时间为4秒，术中CT引导技术的平均辐射时间为6.4秒[16]。另一项前瞻性随机试验也证实了辐射暴露时间的减少，置入每枚螺钉接受的辐射时间减少了近63%。外科医生暴露在机械臂下的辐射强度显著降低，并且在经过15个机器人病例的学习曲线后，辐射暴露时间逐渐减少[36]。机器人辅助手术理论上的优势是减少了外科医生的辐射暴露时间，这一结果已在一项研究中得到验证。该项研究发现，尽管机器人辅助手术和传统徒手手术之间的总辐射时间在统计学上没有差异，但外科医生接受的辐射强度在机器人辅助手术中显著降低[12]。

据报道，经皮机器人手术的失血量通常比开放手术（无论是机器人手术还是徒手手术）更少。一项研究发现，机器人手术平均失血量（186 mL）少于开放徒手手术（217 mL），这一结果具有统计学意义，并且在将机器人手术细分为开放手术和经皮手术组时，该结果也得到证实[12]。

（三）临床结果

理论上 MIS 方式由于减少了组织暴露、住院时间和术后疼痛，能够获得更高的患者满意度。但这一结论尚未在文献中得到证实。在一项前瞻性随机对照试验中，接受机器人 MIS 手术或传统开放手术的患者自我报告的视觉模拟评分法（VAS）或腿部疼痛评分没有显著差异，但发现机器人手术组中的患者出现了更大程度的 Oswestry 功能障碍指数下降[36]。另一项研究发现，接受经皮机器人手术的患者比接受开放机器人手术的患者阿片类药物的需求更低，并同样低于接受开放徒手手术的患者，该结论在统计学上具有显著差异[43]。

（四）并发症

一项研究回顾了术中不良反应，发现机器人手术中有 4.7% 的患者存在术中不良反应，而接受开放徒手手术的患者中有 9.1% 存在不良反应[43]。在同一项研究中报道了术后感染率，其中经皮机器人手术术后感染率为 0，开放机器人手术术后感染率为 10%，开放徒手手术术后感染率为 10.7%。在这项研究中，只有两种机器人手术的统计量总和与传统手术之间的差异具有统计学意义。在分析术后翻修的情况时，这种差异仍然存在，经皮手术翻修率更低，而开放徒手手术翻修率更高。作者基于开放机器人手术与开放徒手手术更为接近的数量，认为经皮机器人手术的优势更多地在于经皮手术入路，而非机器人本身[43]。

第二节　脊柱疾病的手术治疗

一、微创极外侧椎间融合术和后路脊柱融合术：临床病例 1

（一）病史及临床表现

患者，女，47 岁，有长期腰痛病史，在过去 6 个月内因腰痛和双侧髋关节疼痛持续加重于我院就诊。采取了包括 12 周的物理治疗、5 次 L_3~L_4 水平的类固醇硬膜外注射及非处方药物的保守治疗，均未能有效改善其症状。对患者体格检查发现，肌力足够，没有感觉障碍、跛行步态。

（二）术前影像

全脊柱正侧位 X 线片显示 L_3~L_4 脊椎病变，无异常矢状面失衡或冠状面畸形（图 9.1A 和 B）。MRI（图 9.1C）和 CT（图 9.1D 和 E）显示 L_3~L_4 椎间盘退变，椎间盘高度丢失和椎管中度狭窄。

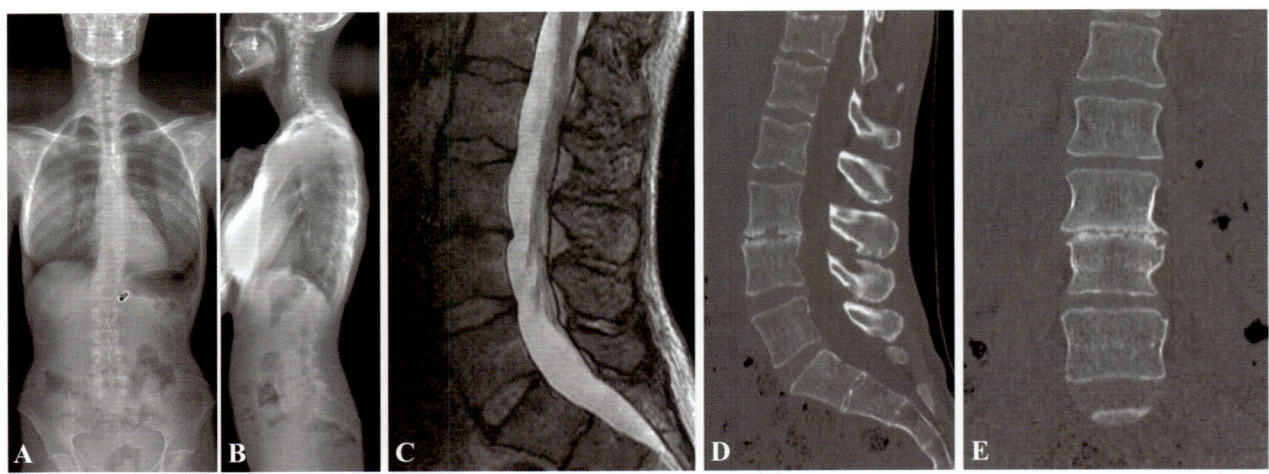

图 9.1　病例 1：47 岁女性的术前影像，有长期腰痛病史

A. 和 B. 分别为整个脊柱的正位和侧位 X 线片；C. 腰椎矢状位 MRI；D. 和 E. 分别为矢状位和冠状位 CT，可见 L_3~L_4 脊椎病变，无异常的腰椎矢状面失衡或冠状面畸形（经亚利桑那州凤凰城巴罗神经学研究所许可使用）

（三）手术计划

我们使用 ExcelsiusGPS 机器人（Globus 医学）对 L_3~L_4 腰椎实施了俯卧位微创腹膜后经腰大肌入路腰椎椎间融合术，并进行了 L_3~L_4 经皮椎弓根螺钉固定。首先，我们将导航系统在手术部位固定（图 9.2A），并用于规划椎弓根螺钉和椎间植入物的放置（图 9.2B）。接下来在机器人辅助下放置带有模块化头的经皮腰椎椎弓根螺钉。采用俯卧位腹膜后经腰大肌入路完成腰椎椎间融合术，并使用钛合金融合器（22 mm × 55 mm × 8 mm，前凸 10°）填充含有同种异体骨的植入物 [人同种异体骨（human amniotic allograf，HAA）和三磷酸钙]。在术中仔细保护前纵韧带。植入物放置后，将棒与椎弓根螺钉连接并拧紧。

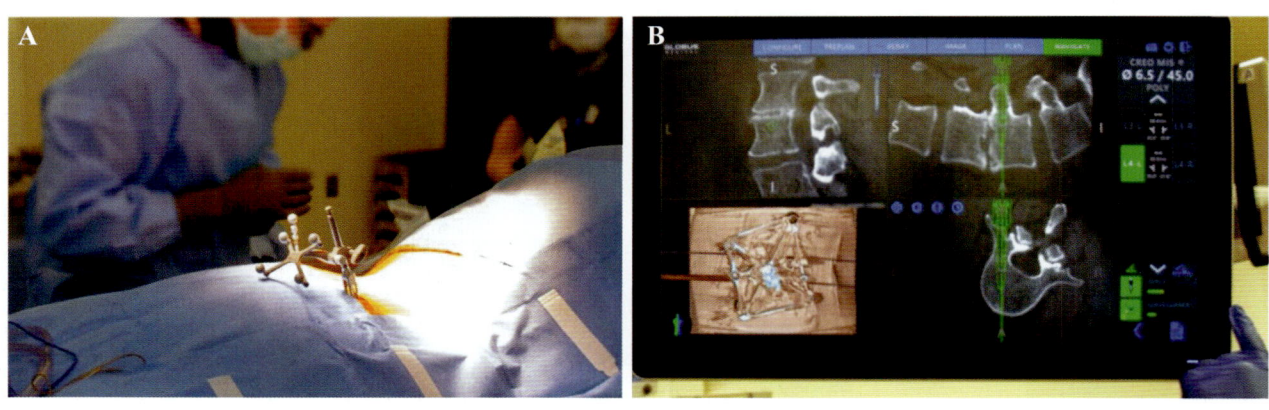

图 9.2　病例 1：微创极外侧椎间融合和椎弓根螺钉固定术的手术计划

A. 皮肤切开前固定导航标志；B. 使用术中 CT 规划螺钉进入部位和经过椎弓根的轨迹（经亚利桑那州凤凰城巴罗神经学研究所许可使用）

（四）术中影像

术中导航使我们能够微调椎弓根螺钉轨迹并规划皮肤进针点。确认螺钉轨迹后，使用导航和透视技术放置椎弓根螺钉（图 9.3A）。通过术中的正侧位 X 线确认椎弓根螺钉的位置（图 9.3B 和 C）。然后，

使用导航辅助来校准外侧腰椎融合器的置入轨迹（图9.3D）。最后使用正位X线确认轨迹，并将腰椎融合器置入L_3~L_4椎间隙（图9.3E）。

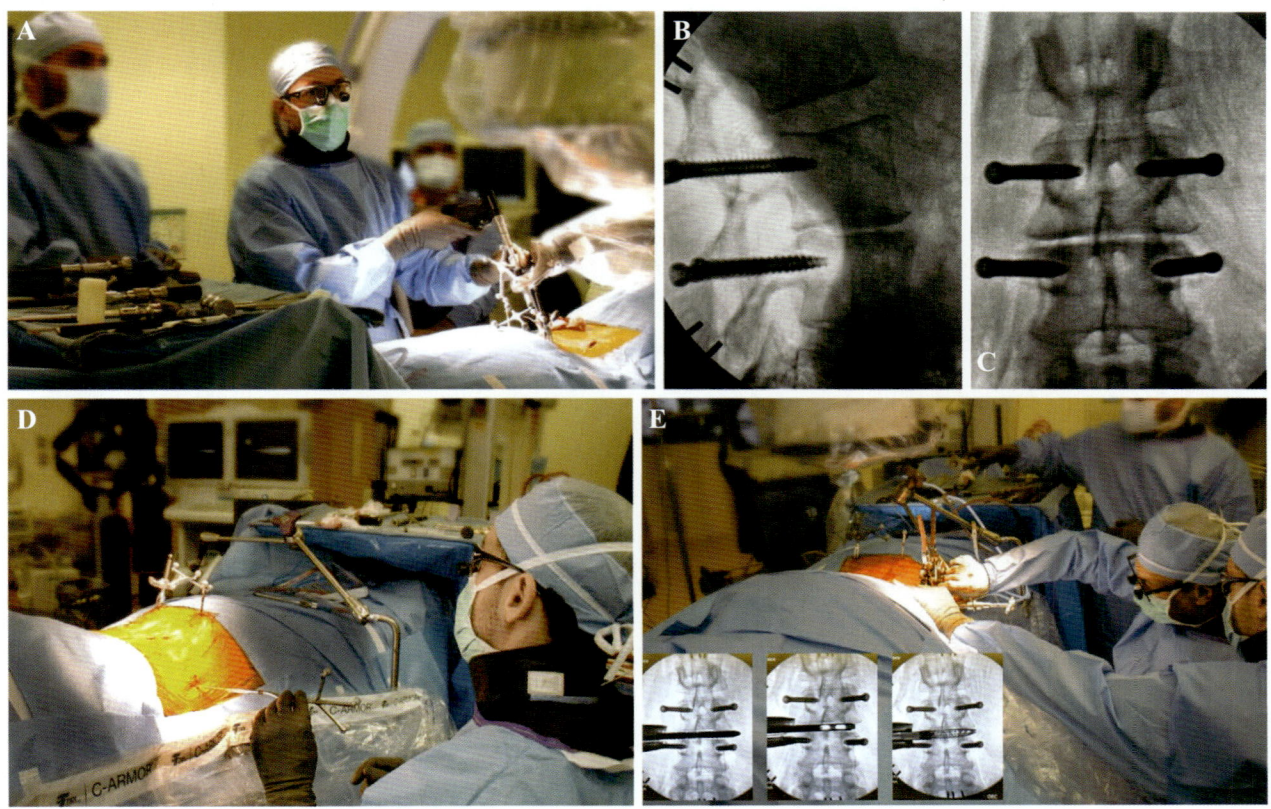

图9.3 病例1：俯卧位手术的术中流程和影像学

A. 使用带有前哨透视的机械臂进行螺钉放置；B. 侧位和 C. 正位 X 线片显示经皮螺钉的放置；D. 俯卧位融合器放置期间患者和外科医生的位置；E. 术中正位 X 线透视用于确认器械和椎间隙位置（经亚利桑那州凤凰城巴罗神经学研究所许可使用）

（五）术后影像

术后X线片显示融合器及螺钉位置满意（图9.4A和B）。术后MRI和CT证实了理想的螺钉位置且无椎弓根壁的破裂（图9.4C~H）。

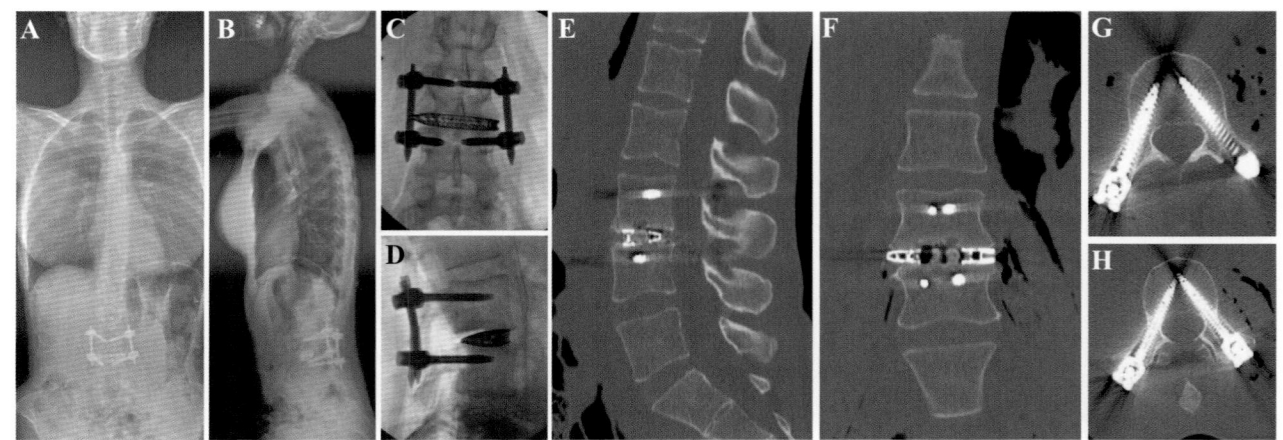

图 9.4 病例 1：术后影像学

A. 正位和 B. 侧位 X 线片显示融合器和椎弓根螺钉的放置情况；C. 腰椎的正位和 D. 侧位透视图像以及 E. 矢状位和 F. 冠状位 CT 显示理想的螺钉位置；G、H. 轴位 CT 分别显示 L_3 和 L_4 腰椎理想的螺钉位置（经亚利桑那州凤凰城巴罗神经学研究所许可使用）

（六）术后康复与随访

患者在术后第 1 天出院回家，并在 2 个月的随访时报告症状得到缓解。

（七）手术注意细节

对于极外侧入路腰椎椎间融合术（XLIF）及椎弓根螺钉固定手术中需要重点考虑的因素是，患者体位、器械及术者的舒适度。首先在传统的 XLIF 侧卧体位中患者髋关节屈曲，这在俯卧位时无法实现。但在俯卧位时轻微的腰椎前凸会自然的增加肋骨-髂嵴距离，以利于侧向入路置入融合器。另外，这两种体位所使用的手术器械是相同的。

（八）治疗中的不良事件

病例 1 中的手术方法是根据术中放射成像和手术效率来选择的。首先，与侧卧位相比，俯卧位进行 XLIF 手术时需要更长时间的放射透视。透视时间增加的一个不利影响是患者受到更多的辐射暴露。预计随着俯卧位舒适度的提高，对放射透视的需求会减少。此外，术中导航的使用减少了放射透视的使用。更重要的是，通过在俯卧位完成 XLIF 和椎弓根螺钉固定，能够缩短总的手术时间。这种高效率减少了患者的全身麻醉时间，降低了手术室需求，从而改善了患者的治疗流程。

（九）潜在缺陷

在制定手术方案时，患者的骨密度是一个需要重点考虑的因素。在上述病例中，患者在术前进行了双能 X 线吸收扫描，提示骨密度降低。这一结果促使在 XLIF 的基础上进行脊柱后路融合术，而不是单纯的 XLIF。骨密度差的患者单独接受 XLIF 会导致椎体骨折，尤其是在冠状面上骨折。同样，对于老年患者也必须考虑骨折的风险。

（十）并发症处理

后路融合术的 XLIF 存在一个潜在并发症即椎体骨折，尤其是骨质疏松患者。这种并发症在单侧经皮融合术中尤为突出。为了降低这种风险，在上述患者的 $L_{3/4}$ 腰椎放置了双侧经皮椎弓根螺钉。

二、机器人辅助微创经椎间孔腰椎椎间融合术：临床病例 2

（一）病史及临床表现

患者，女，38 岁，有多年慢性进行性腰痛和双侧下肢神经根病病史（左侧较严重）。患者否认外伤或跌倒，并描述疼痛在就诊前的 6 个月内逐渐加剧。患者尝试进行保守治疗，包括 16 周的物理治疗、腰椎类固醇注射和药物（肌肉松弛药、镇痛药、类固醇）治疗，症状得到轻微、暂时的缓解。患者否认大小便失禁或鞍区麻痹等危险症状。体格检查发现患者双侧髋关节屈曲时因疼痛限制出现 4/5 级的力量下降，但其他方面力量完全正常。患者在双侧 L_5 分布区存在皮肤麻木。

（二）术前影像

腰椎 MRI 显示 L_5/S_1 椎间盘退行性疾病，有轻度中央椎管狭窄和严重的双侧侧隐窝狭窄（图 9.5A）。腰椎 CT 显示增生的小关节，以及 L_5 的 I 度滑脱（图 9.5B）。

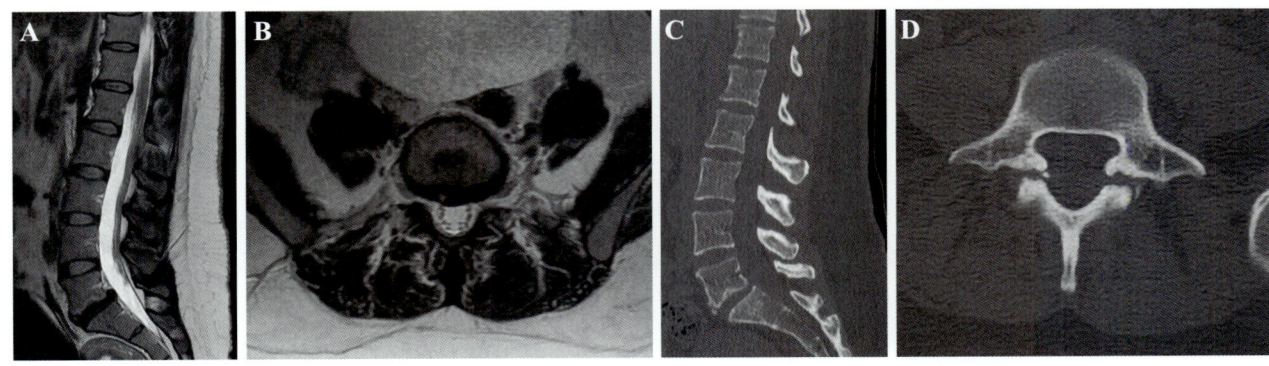

图 9.5 病例 2：38 岁女性的术前影像，有慢性进行性腰痛和双侧下肢神经根病病史
A. 腰椎矢状位和 B. 横断位 MRI 显示 L_5/S_1 存在退行性椎间盘疾病；C. 腰椎的矢状位和 D. 轴位 CT 显示增生的小关节，L_5 腰椎 I 度前滑脱（经亚利桑那州凤凰城巴罗神经学研究所许可使用）

（三）手术计划

我们选择使用 CT 导航和机器人导航平台 ExcelsiusGPS（Globus Medical）实施右侧 L_5/S_1 微创经椎间孔入路腰椎椎间融合术（MIS-TLIF），并采用双侧经皮椎弓根螺钉固定。手术时患者采取俯卧位。使用 ExcelsiusGPS 进行椎弓根螺钉固定，并使用 O 型臂导航（美敦力）进行椎间融合器（Cage）放置。

（四）术中影像

将患者在手术台上摆好体位并固定好立体定向跟踪器后，获得术中 CT 影像（图 9.6A）。接下来，使用 ExcelsiusGPS 软件规划椎弓根螺钉的轨迹（图 9.6B 和 C）。在术中利用 X 线来确定椎弓根螺钉和椎间融合器的位置（图 9.7A）。

（五）术后影像

术后 CT 证实 L_5/S_1 椎弓根螺钉放置位置理想，无椎弓根内侧或外侧壁破坏（图 9.7B 和 C）。

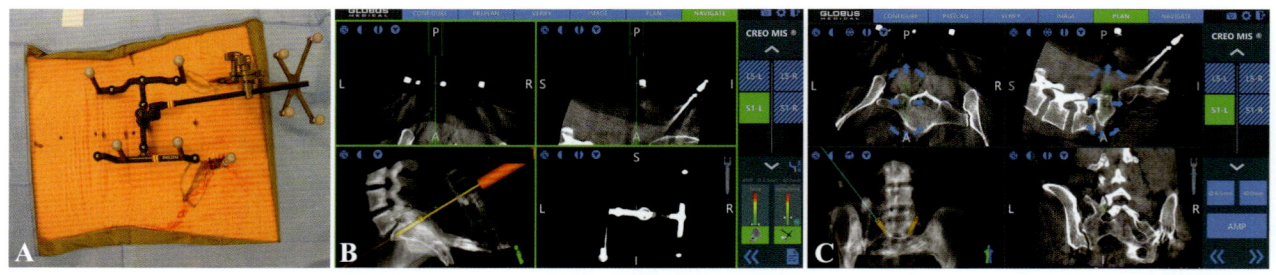

图 9.6　病例 2：接受微创机器人辅助经椎间孔腰椎椎间融合术患者的术中工具和计划图像
A. 立体定向跟踪器放置；B. 椎弓根螺钉规划；C. 椎弓根螺钉导航和切口规划

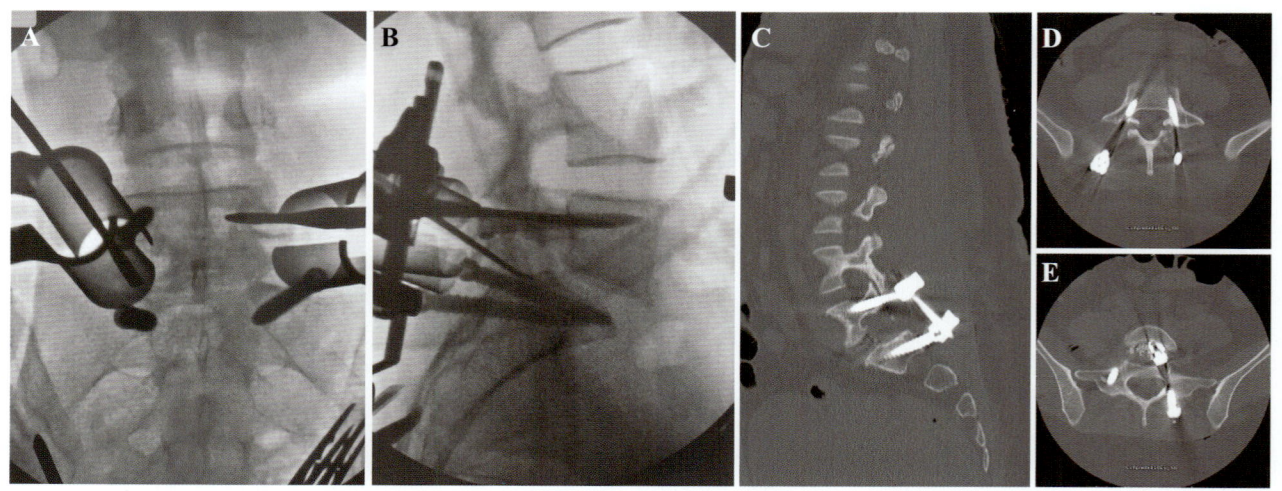

图 9.7　病例 2：术中和术后影像学

A. 术中正位和 B. 侧位 X 线确认器械的放置；C. 腰椎术后矢状位和 D、E. 轴位 CT 分别显示 L_5 和 S_1 的螺钉放置情况（经亚利桑那州凤凰城巴罗神经学研究所许可使用）

（六）术后恢复及随访

在对患者的第 2 周和第 6 个月的随访中，患者恢复良好且症状改善。

（七）手术注意细节

在机器人的帮助下采取 MIS 技术能够有效地减少辐射暴露、手术时间及术后感染的风险。在我们的病例中，使用机器人辅助及导航降低了在椎弓根螺钉和椎间融合器在规划和放置过程中对术中放射透视的需求。与此相关的是，减少术中放射透视能有效降低调动成像团队启动及操作 C 型臂的时间。最后，手术时间的缩短、MIS 方法及减少组织的操作共同降低了患者的感染风险。

（八）治疗中的不良事件

因为在机器人设备的帮助下采用 MIS 方法，故在上述病例中没有使用克氏针辅助进行椎弓根螺钉置入。尽管使用克氏针的风险较低，但放置椎弓根螺钉时使用克氏针存在小概率的断裂风险。我们所使用的技术能够避免这种风险。

（九）潜在缺陷

与透视引导的放置相比，使用机器人辅助椎弓根螺钉放置的风险较低，但仍存在小概率椎弓根壁破裂的可能。机器人辅助下的小概率椎弓根壁破裂通常是由于术者对该技术的经验缺乏导致。同时，如果在最初的 O 型臂 CT 扫描之后导航探头移动，也可能会发生导航错误。

（十）并发症处理

幸运的是，术中及术后均未出现任何并发症。与之前 XLIF 病例的并发症类似，可能包括前纵韧带断裂、大血管损伤、腹膜后血肿、可能融合失败的风险（如果不伴有后路固定）。

第三节 总 结

脊柱手术机器人系统的未来规划可能包括进一步完善现有系统并将其与术中导航集成，扩大使用适应证，以及开发由外科医生控制的脊柱机器人系统（如达芬奇手术机器人）。目前的脊柱手术系统仅限于共享控制模式，即机器人对齐螺钉、外科医生放置螺钉。内镜的使用已在脊柱领域相关文献中有广泛报道[28,44]。该领域对于新型机器人系统的开发和应用已经成熟，外科医生可以通过像控制达芬奇系统一样使用该系统控制机器人，此系统已用于经腹膜后入路和放置融合器的腰椎手术中[45]。这些手术工具可能与穿戴技术结合如手套或头戴显示器，从而达到更好地将外科医生的动作与机器人的活动相结合的目的[46]。

使用机器置入椎弓根螺钉已经证明是安全有效的，其准确率可与在导航下的徒手植入相媲美。尽管存在陡峭的学习曲线，术者需要在起始阶段逐步熟悉并进行大量手术病例练习才能获得更高的熟练程度，从而让机器人辅助下的 MIS 脊柱手术更精确。机器人系统的缺点是需要大量的病例来克服其高昂的成本。这些系统将在前几代系统的基础上得到进一步的提升，并且可能会在神经外科脊柱以外的领域得到应用。

信息公开

JSU 是 NuVasive、SI-BONE 和 Misonix 的顾问，并从 NuVasie 获得版税。MAP、SHF 和 CE 没有披露任何信息。

经济支持

此出版物未接受任何来源的经济支持。

致谢

作者感谢巴罗神经学研究所神经科学出版社的工作人员在稿件准备过程中提供的帮助。

参考文献

1. Boucher HH. A method of spinal fusion. J Bone Joint Surg Br.1959;41-B(2):248–259. https://doi.org/10.1302/0301-620X.41B2.248.

2. Roy-Camille R, Berteaux D, Saillant G. Fractures instables durachis. Lesméthodes chirurgicales. Synthèse du rachis dorso-lombaire traumatique parplaques vissées dans les pédicules vertébraux. Rev Chir Orthop Traumatol. 2014/02;100(1):22–24. https://doi.org/10.1016/j.rcot.2013.12.004.

3. Magerl FP. Stabilization of the lower thoracic and lumbar spine with externalskeletal fixation. Clin Orthop Relat Res. 1984;189(189):125–141. https://doi.org/10.1097/00003086-198410000-00014.

4. Foley KT, Gupta SK. Percutaneous pedicle screw fixation of the lumbar spine: preliminary clinical results. J Neurol Surg. 2002;97(1 suppl):7–12. https://doi.org/10.3171/spi.2002.97.1.0007.

5. Schwarzenbach O, Berlemann U, Jost B, et al. Accuracy of computer-assisted pedicle screw placement. An in vivo computed tomography analysis. Spine (Phila Pa 1976).1997;22(4):452–458. https://doi.org/10.1097/00007632-199702150-00020.

6. Verma R, Krishan S, Haendlmayer K, et al. Functional outcome of computer-assisted spinal pedicle screw placement: a systematic review and meta-analysis of 23 studies including 5, 992 pedicle screws. Eur Spine J. 2010;19(3):370–375.https://doi.org/10.1007/s00586-009-1258-4.

7. Galetta MS, Leider JD, Divi SN, et al. Robotics in spinal surgery. Ann Transl Med. 2019;7(Suppl 5):S165. https://doi.org/10.21037/atm.2019.07.93.

8. Nathoo N, Cavuşoğlu MC, Vogelbaum MA, et al. In touch with roboics: neurosurgery for the future.Neurosurgery. 2005;56(3):421–433, discussion. https://doi.org/10.1227/01.neu.0000153929.68024.cf.

9. Chenin L, Peltier J, Lefranc M. Minimally invasive transforaminal lumbar interbody fusion with the ROSA(TM) Spine robot and intraoperative flat-panel CT guidance.Acta Neurochir (Wien). 2016;158(6):1125–1128. https://doi.org/10.1007/s00701-016-2799-z.

10. Solomiichuk V, Fleischhammer J, Molliqaj G, et al.Robotic versus fluoroscopy-guided pedicle screw insertion for metastatic spinal disease: a matched-cohort comparison. Neurosurg Focus. 2017;42(5):E13. https://doi.org/10.3171/2017.3.FOCUS1710.

11. Wu JY, Yuan Q, Liu YJ, et al. Robotassisted percutaneous transfacet screw fixation supplementing oblique lateral interbody fusion procedure: accuracy and safety evaluation of this novel minimally invasive technique.Orthop Surg. 2019/02;11(1):25–33. https://doi.org/10.1111/os.12428.

12. Han X, Tian W, Liu Y, et al. Safety and accuracy of robot-assisted versus fluoroscopy-assisted pedicle screw insertion in thoracolumbar spinal surgery: a prospective randomized controlled trial. J Neurosurg Spine. 2019:1–8. https://doi.org/10.3171/2018.10.SPINE18487.

13. Fan Y, Du JP, Liu JJ, et al. Accuracy of pedicle screw placement comparing robot-assisted technology and the free-hand with fluoroscopy-guided method in spine surgery: an updated meta-analysis. Med (Baltim). June 2018;97(22):e10970.https://doi.org/10.1097/MD.0000000000010970.

14. Kosmopoulos V, Schizas C. Pedicle screw placement accuracy: a meta-analysis. Spine (Phila Pa 1976).2007;32(3):E111–E120. https://doi.org/10.1097/01.brs.0000 254048.79024.8b.

15. Molliqaj G, Schatlo B, Alaid A, et al. Accuracy of robotguided versus freehand fluoroscopy-assisted pedicle screw insertion in thoracolumbar spinal surgery. Neurosurg Focus.2017;42(5):E14. https://doi.org/10.3171/2017.3.FOCUS179.

16. Fan Y, Du J, Zhang J, et al. Comparison of accuracy of pedicle screw insertion among 4 guided technologies in spine surgery. Med Sci Monit. 2017;23:5960–5968. https://doi.org/10.12659/msm.905713.

17. Keric N, Doenitz C, Haj A, et al. Evaluation of robotguided minimally invasive implantation of 2067 pedicle

screws. Neurosurg Focus. 2017;42(5):E11. https://doi.org/10.3171/2017.2.FOCUS16552.

18. Kuo KL, Su YF, Wu CH, et al. Assessing the intraoperative accuracy of pedicle screw placement by using a bonemounted miniature robot system through secondary registration. PLoS One. 2016;11(4):e0153235. https://doi.org/10.1371/journal.pone.0153235.

19. Tsai TH, Wu DS, Su YF, et al. A retrospective study to validate an intraoperative robotic classification system for assessing the accuracy of Kirschner wire (K-wire) placements with postoperative computed tomography classification system for assessing the accuracy of pedicle screw placements. Med (Baltim). 2016;95(38):e4834. https://doi.org/10.1097/MD.0000000000004834.

20. van Dijk JD, van den Ende RP, Stramigioli S, et al. Clinicalpedicle screw accuracy and deviation from planning in robot-guided spine surgery: robot-guided pedicle screw accuracy. Spine (Phila Pa 1976). 2015;40(17):E986–E991. https://doi.org/10.1097/BRS.0000000000000960.

21. Villard J, Ryang YM, Demetriades AK, et al. Radiation exposure to the surgeon and the patient during posterior lumbar spinal instrumentation: a prospective randomized comparison of navigated versus non-navigated freehand techniques.Spine (Phila Pa 1976). 2014;39(13):1004–1009. https://doi.org/10.1097/BRS.0000000000000351.

22. Godzik J, Walker CT, Hartman C, et al. A quantitative assessment of the accuracy and reliability of robotically guided percutaneous pedicle screw placement: technique and application accuracy. Oper Neurosurg. 2019/02/06;17(4):389–395. https://doi.org/10.1093/ons/opy413.

23. Hu X, Ohnmeiss DD, Lieberman IH. Robotic-assisted pedicle screw placement: lessons learned from the first 102 patients. Eur Spine J. 2012;22(3):661–666. https://doi.org/10.1007/s00586-012-2499-1.

24. Schatlo B, Martinez R, Alaid A, et al. Unskilled unawareness and the learning curve in robotic spine surgery. Acta Neurochir (Wien). 2015;157(10):1819–1823, discussion 1823.https://doi.org/10.1007/s00701-015-2535-0.

25. Ringel F, Stüer C, Reinke A, et al. Accuracy of robot-assisted placement of lumbar and sacral pedicle screws: a prospective randomized comparison to conventional freehand screw implantation. Spine (Phila Pa 1976). 2012;37(8):E496–E501. https://doi.org/10.1097/BRS.0b013e31824b7767.

26. Urbanski W, Jurasz W, Wolanczyk M, et al. Increased radiation but no benefits in pedicle screw accuracy with navigation versus a freehand technique in scoliosis surgery.Clin Orthop Relat Res. 2018;476(5):1020–1027. https://doi.org/10.1007/s11999.0000000000000204.

27. Peng YN, Tsai LC, Hsu HC, et al. Accuracy of robot-assisted versus conventional freehand pedicle screw placement in spine surgery: a systematic review and meta-analysis of randomized controlled trials. Ann Transl Med. Jul 2020;8(13):824. https://doi.org/10.21037/atm-20-1106.

28. Lippross S, Jünemann KP, Osmonov D, et al. Robot-assisted spinal surgery- A technical report on the use of DaVinci in orthopaedics. J Orthop. 2020;19:50–53. https://doi.org/10.1016/j.jor.2019.11.045.

29. Gertzbein SD, Robbins SE. Accuracy of pedicular screw placement in vivo. Spine (Phila Pa 1976). 1990;15(1):11–14.https://doi.org/10.1097/00007632-199001000-00004.

30. Lonjon N, Chan-Seng E, Costalat V, et al. Robot-assisted spine surgery: feasibility study through a prospective case-matched analysis. Eur Spine J.2016;25(3):947–955. https://doi.org/10.1007/s00586-015-3758-8.

31. Roser F, Tatagiba M, Maier G. Spinal robotics: current applications and future perspectives. Neurosurgery.2013;72(suppl 1):12–18. https://doi.org/10.1227/NEU.0b013e318270d02c.

32. Devito DP, Kaplan L, Dietl R, et al. Clinical acceptance and accuracy assessment of spinal implants guided with SpineAssist surgical robot: retrospective study. Spine (Phila Pa 1976). 2010;35(24):2109–2115. https://doi.org/10.1097/BRS.0b013e3181d323ab.

33. Pechlivanis I, Kiriyanthan G, Engelhardt M, et al.Percutaneous placement of pedicle screws in the lumbar spine using a bone mounted miniature roboticsystem: first experiences and accuracy of screw placement. Spine (Phila Pa 1976). 2009;34(4):392–398. https://doi.org/10.1097/BRS.0b013e318191ed32.

34. Li HM, Zhang RJ, Shen CL. Accuracy of pedicle screw placement and clinical outcomes of robot-assisted technique versus conventional freehand technique in spine surgery from nine randomized controlled trials: a meta-analysis.Spine (Phila Pa 1976). 2020;45(2):E111–E119. https://doi.org/10.1097/BRS.0000000000003193.
35. Kim HJ, Jung WI, Chang BS, et al. A prospective, randomized, controlled trial of robot-assisted vs freehand pedicle screw fixation in spine surgery. Int J Med Robot. 2017;13(3):e1779. https://doi.org/10.1002/rcs.1779.
36. Hyun SJ, Kim KJ, Jahng TA, et al. Minimally invasive robotic versus open fluoroscopic-guided spinal instrumented fusions: A randomized controlled trial. Spine (Phila Pa 1976). 2017;42(6):353–358. https://doi.org/10.1097/BRS.0000000000001778.
37. Urakov TM, Chang KH, Burks SS, et al. Initial academic experience and learning curve with robotic spine instrumentation. Neurosurg Focus. 2017;42(5):E4. https://doi.org/10.3171/2017.2.FOCUS175.
38. Elswick CM, Strong MJ, Joseph JR, et al. Robotic-assisted spinal surgery: current generation instrumentation and new applications. Neurosurg Clin N Am. 2020;31(1):103–110. https://doi.org/10.1016/j.nec.2019.08.012.
39. Park SM, Kim HJ, Lee SY, et al. Radiographic and clinical outcomes of robot-assisted posterior pedicle screw fixation: two-year results from a randomized controlled trial. Yonsei Med J. May 2018;59(3):438–444.https://doi.org/10.3349/ymj.2018.59.3.438.
40. Li Z, Chen J, Zhu QA, et al. A preliminary study of a novel robotic system for pedicle screw fixation: a randomised controlled trial. J Orthop Transl. 2020;20:73–79. https://doi.org/10.1016/j.jot.2019.09.002.
41. Fan M, Liu Y, He D, et al. Improved accuracy of cervical spinal surgery with robot-assisted screw insertion: A prospective, randomized, controlled study. Spine (Phila Pa 1976). 2020;45(5):285–291. https://doi.org/10.1097/BRS.0000000000003258.
42. Lucio JC, Vanconia RB, Deluzio KJ, et al. Economics of less invasive spinal surgery:an analysis of hospital cost differences between open and minimally invasive instrumented spinal fusion procedures during the perioperative period. Risk Manag Healthc Policy. 2012;5:65–74. https://doi.org/10.2147/RMHP.S30974.
43. Kantelhardt SR, Martinez R, Baerwinkel S, et al. Perioperative course and accuracy of screw positioning in conventional, open robotic-guided and percutaneous robotic-guided, pedicle screw placement.Eur Spine J. 2011;20(6):860–868. https://doi.org/10.1007/s00586-011-1729-2.
44. Elhadi AM, Zehri AH, Zaidi HA, et al. Surgical efficacy of minimally invasive thoracic discectomy. J Clin Neurosci. 2015;22(11):1708–1713. https://doi.org/10.1016/j.jocn.2015.05.013.
45. Regan JP, Cattey RP, Henry LG, et al. Laparoscopically assisted retroperitoneal spinal surgery. JSLS. 2006;10(4):493–495.
46. Liounakos JI, Urakov T, Wang MY. Head-up display assisted endoscopic lumbar discectomy—a technical note. Int J Med Robot. 2020;16(3):e2089 https://doi.org/10.1002/rcs.2089.

第十章 脊柱手术中机器人技术超椎弓根置钉应用

Ketan Yerneni，Harsh Wadhwa，Parastou Fatemi，Nicholas Theodore，

Corinna Clio Zygourakis 著

蔡筑韵 译

脊柱手术中的术中图像引导（image-guided，IG）导航和机器人辅助技术已经被用于提高椎弓根螺钉的置钉精度、减少手术室工作人员和患者的射线暴露、帮助外科医生提高手术效率和改善整体手术结局[1-9]。最近这些技术的应用已经扩展到包括脊柱和硬膜内肿瘤的切除、感染清除、关节融合翻修手术和畸形手术[10-18]。

术中 IG 导航系统除了可以通过解剖参考及带有参考点的手术器械进行导航外，还可通过重建三维脊柱形态图像提供实时的图像引导[19]。目前，基于多个 CT 的术中 IG 导航系统已经面世。例如 StealthStation™导航系统（Medtronic©，Dublin，Ireland），这是一种 360° CT 扫描仪，使用术中 CT、棘突或髂嵴参考夹及带有参考点的手术器械，可以在手术过程中在外科医生控制下进行导航钻孔、攻丝和置钉。另一种系统是 Airo®Mobile 术中 CT 平台（Brainlab©，Munich，Germany），除了 360° CT 扫描仪可以连接手术台外，其他均与 StealthStation 相似。大量文献已经展示了 3D 导航技术在脊柱手术中的优势，特别是提高了螺钉放置的准确性[20-24]。新的 IG 系统包括 7D 手术系统（7D Surgical©，Toronto，Canada），其基于照相机成像原理，通过机器视觉技术配准骨解剖结构[25]。这类系统可通过避免术中 CT 或 X 线透视来减少辐射暴露，并且可以帮助简化手术流程，目前还需要进一步的研究来评估这种新技术[26,27]。

机器人辅助脊柱手术的范畴已经超越了单纯的术中图像引导。它不仅可以利用成像帮助外科医生进行手术规划，还提供了能够操纵手术器械的自动机械臂。迄今为止，FDA 已经批准了 3 种用于脊柱手术的机器人系统：Mazor X™（另有其前代产品 Renaissance™和 spine Assist™；Mazor Robotics©，Caesarea，Israel）、ROSA®（Medtech Surgical©，Montpellier，France）和 ExcelsiusGPS™（Globus Medical©，Audubon，PA，USA）。Mazor X™机器人可以连接到手术台上，其手术臂可按预定轨迹移动，配备有 3D 空间跟踪摄像机，并具有术前规划螺钉轨迹和术中验证轨迹的计算机程序[28]。数项研究表明，与传统荧光镜辅助徒手技术相比，使用 Mazor Rotobitcs© 的椎弓根螺钉置入准确性更高[19,29-34]。ROSA® 机器人使用术中计划和导航来确定手术臂的轨迹。其摄像系统可以跟踪夹在患者身上的参考器及连接在机器人的参考器；如果患者身体有位移，机器人将会跟踪反馈调整其位置[35]。一项回顾性研究显示，与徒手技术相比，ROSA® 系统的螺钉置入准确性更高[36]。最后是 ExcelsiusGPS™系统，其通过坚固的外臂提供术中成像、轨迹规

划及螺钉放置，允许在不使用克氏针的情况下导航钻孔和放置椎间融合器[37]。机器人不需要连接到手术台或患者身上，而是通过第二个移动监测标记跟踪其动态参考点。数项研究显示，ExcelsiusGPS™可准确进行经皮或开放椎弓根螺钉置入[38-40]。在最近对所有方法（包括机器人辅助、基于CT的导航、荧光透视辅助和徒手）的椎弓根螺钉置钉精度进行的荟萃分析中，总体来说CT导航具有最高的精度，而在胸椎手术中，机器人辅助的精度最高[41]。

虽然机器人辅助脊柱手术的短期受益已经得到认可，但是否具有长期的临床优势尚未得到证实[42,43]。最近的两项随机对照试验比较了使用Renaissance™系统与传统徒手技术行椎弓根螺钉固定后的长期（1年和2年）结果[42]。两组患者对生活质量的评价相似。在一项研究中，徒手置钉组中有2例患者需要翻修手术，而机器人组中没有患者需要翻修。在另一项研究中，徒手组发生邻近节段退变的病例更多。综上，使用机器人手术的长期疗效尚需进一步研究。

随着对新一代机器人技术的评估工作不断展开，将导航与机器人辅助相结合的策略可能优于当前的治疗标准[44]。尽管目前绝大多数机器人所完成的工作集中在优化螺钉的放置[31]，但未来该技术可能在脊柱手术中发挥更大的作用。在这里，我们介绍了两个病例，展示了机器人技术在新的螺钉放置方法及导航辅助下的椎体切除术和椎间融合器放置中的潜在应用。

第一节　病例1：经椎体螺钉的放置

在此，我们介绍采用机器人辅助下L_4~S_1融合治疗Ⅱ度脊柱滑脱的经验。在这个病例中，我们演示了使用导航机器人技术如何能够以全新的轨迹（经椎体，而不是经椎弓根）放置螺钉，如果没有导航或机器人引导将非常困难。

一、病史及临床表现

患者，女，66岁，既往有高血压、焦虑和睡眠呼吸暂停病史，因重度腰痛放射至右下肢和双下肢麻木1年就诊。查体时，患者神经功能未见异常。

二、术前影像学

术前腰椎MRI显示Ⅱ度L_5/S_1椎体滑脱伴严重中央管和椎间孔狭窄（图10.1）。

三、手术技术及术中成像

患者接受了ExcelsiusGPS机器人辅助下的L_4~S_1减压和融合。将患者以标准俯卧位

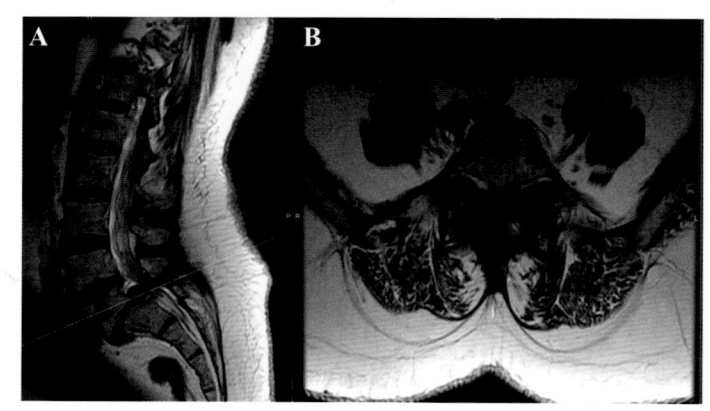

图10.1　A. 矢状位T_2加权MRI显示L_5~S_1椎体Ⅱ度滑脱伴严重中央管狭窄；B. L_5~S_1水平位T_2加权MRI

摆放于 Jackson 手术床上，在无菌准备和铺巾之后，将 ExcelsiusGPS™ 动态参考基座（Dynamic Reference Base，DRB）和监测标记放置于髂后上棘。然后连接术中 CT（iCT）固定装置，并使用 O 型臂。随后进行 3D CT 扫描并发送至机器人系统以进行螺钉轨迹的规划。

由于患者过大的腰骶角度和椎弓根的解剖结构，发现该患者 L_5 和 S_1 椎弓根轨迹重叠，椎弓根螺钉的头部会发生碰撞。因此，使用导航技术规划了从 S_1 椎体到 L_5 椎体并穿过椎间隙的经椎体螺钉轨迹。计划对 L_5/S_1 进行双侧螺钉固定，随后移除了 iCT 固定装置，以常规方式暴露脊柱，并使用 ExcelsiusGPS™ 机械臂以机器人或导航辅助方式放置螺钉。同时采用 ExcelsiusGPS™ 机器人置入标准的 L_4 椎弓根螺钉（图 10.2）。确认放置好各个设备后，进行常规的腰椎减压，包括全椎板切除术和双侧椎间孔切开术。将棒放好，去除横突和椎板皮质，放置脱矿骨基质促进融合。最后常规闭合切口。

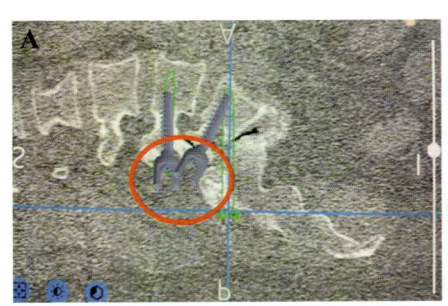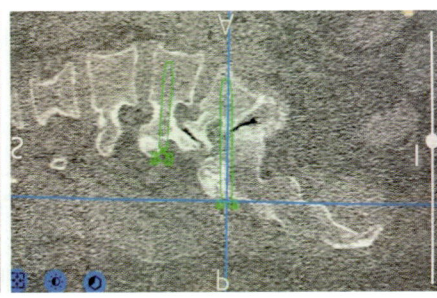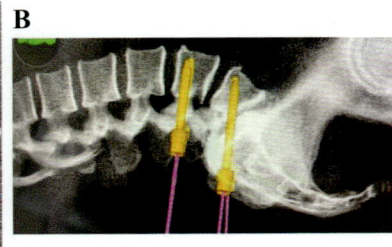

图 10.2 A. 由于患者解剖结构特异性，传统椎弓根螺钉放置具有挑战性；B. 机器人辅助的轨迹规划和导航允许放置经椎体螺钉

四、术后成像

术后腰椎 X 线片显示 $L_4 \sim S_1$ 的融合情况，L_5/S_1 经椎体螺钉位置良好（图 10.3）。

五、术后恢复和随访

在术后 2 个月随访时，患者的下腰部和右下肢的疼痛已消失。患者所有肌肉的肌力都得到了恢复，可以在不使用辅助器具的情况下独立行走。

六、手术细节

由于缺乏解剖标志，通常不采用徒手技术进行经椎体螺钉的放置。这是由于徒手技术有螺钉进入椎间孔从而导致神经根损伤的

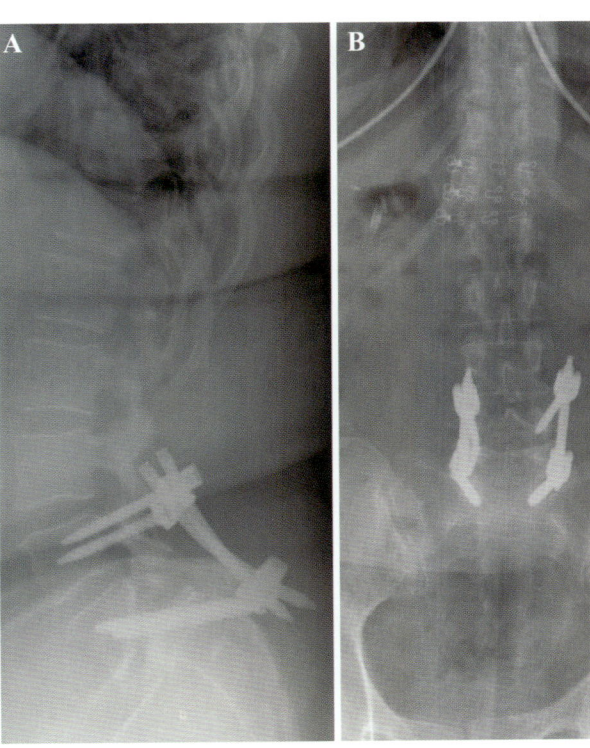

图 10.3 A. 和 B. 分别为术后侧位和正位片，显示准确的螺钉轨迹和完整的内固定，未见螺钉脱出

可能性。但是，在ExcelsiusGPS™提供的实时图像引导及术前规划下，可以在有效降低并发症风险的情况下施行该术式。经椎体螺钉技术的优点是具备三皮质把持力，而且螺钉置入的轨迹比常规腰椎椎弓根螺钉要长得多。

七、治疗相关的不良后果

本病例是使用ExcelsiusGPS™机器人进行的首批病例之一。在学习曲线中的这个阶段，我们在术中使用了O型臂扫描，而非术前、术中透视。还在螺钉放置后进行了O型臂扫描，以确认螺钉放置精度研究目的。因此，该患者受到了31.13 Gy的照射量。对于使用ExcelsiusGPS™机器人的病例，本章的资深作者Nicholas Theodore目前对使用ExcelsiusGPS™机器人治疗的病例常规进行术前CT扫描、术中X线透视，不再需要O型臂进行确认，这使得患者接受的辐射显著减少。

八、潜在缺陷

尽管机器人系统使我们能够以独特的轨迹放置经椎体螺钉，但此术式并未改善患者的Ⅱ度脊椎滑脱。我们认为，通过全椎板切除术和双侧椎间孔切开术可以获得神经根的充分减压，以解决患者的神经根症状。此外，就腰椎前凸（LL）、骨盆入射角（PI）和LL-PI不匹配而言，患者的整体对线是合理的。因此，我们认为复位对于改善整体脊柱对线并不是必需的。

除了腰骶椎减压和融合手术相关的明确风险外，涉及减压和融合伴或不伴复位高度脊椎滑脱的病例在技术上尤其具有挑战性。这些风险与运动和感觉缺陷相关。据报告，牵引复位高度脊椎滑脱后神经功能损伤的发生率为10%~31%，不过大多数为一过性[45-47]。

九、并发症处理

在没有矢状位失衡的低度脊椎滑脱病例中，可以考虑不进行牵引复位。应该注意的是，如果需要复位来矫正脊椎滑脱，通常建议使用椎间植入物和骨移植来降低内固定失效和骨不连的风险[48,49]。此外，一项尸体模型研究表明，对于高度脊椎滑脱，完全复位的神经根牵张损伤风险要高于部分复位[50]。因此，如果需要复位，外科医生应考虑进行部分复位。

第二节 病例2：导航下椎体切除和置钉

在这一病例中，我们介绍了术中图像引导下行L_2椎体切除和T_{11}~L_4后路脊柱融合治疗转移性肿瘤的经验。作者认为，随着脊柱机器人技术的不断更新，能够通过将机器人技术与导航技术相结合，以更安全的方式进行手术。

一、病史和临床表现

患者，女，62 岁，伴有多种合并症，包括充血性心力衰竭、近期胸腺癌（化疗及放疗后状态）和结肠癌长期病史。此次就诊是由于重度下腰痛 5 个月，近 1 个月无法行走。

二、术前影像

MRI 显示 L_2 病理性骨折，肿瘤累及 L_1、L_2 椎体，引起 L_2 节段严重脊髓压迫（图 10.4A 和 B）。CT 平扫进一步显示了 $L_{1/2}$ 病理性骨折的骨性结构，骨折向后进入椎管（图 10.4C）。综合考虑患者脊柱不稳定、重度脊髓压迫、显著疼痛和转移性胸腺癌且中度放射敏感，我们选择进行脊柱减压和固定术，并进行肿瘤减瘤 / 切除手术。

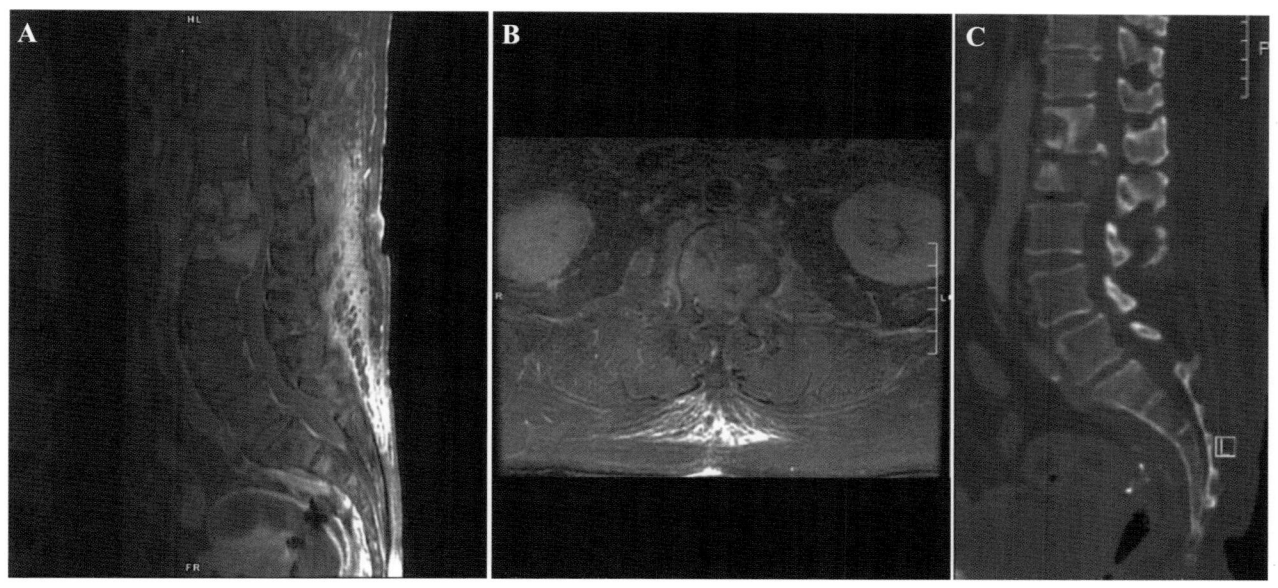

图 10.4　A. 矢状位 T_1 加权 MRI 显示 L_1 和 L_2 椎体肿瘤，导致 $L_{1/2}$ 节段椎管的重度狭窄；B.L_1~L_2 轴向 T_1 加权 MRI 显示脊髓压迫；C. 矢状位 CT 扫描显示 L_1 和 L_2 椎体病理性骨折

三、手术技术及术中成像

将患者以标准俯卧位摆放于 Jackson 手术床上，行无菌准备和铺巾之后，使用 X 线确定 T_{10}~L_4 节段。完成常规显露和骨膜下剥离，显露 T_{10}~L_4 的棘突、椎板和横突。将 StealthStation™ 导航跟踪器放置在 T_{10} 棘突，并使用 O 型臂进行 3D CT 扫描。将 CT 数据传输至 StealthStation™ 进行解剖结构精准化、配准和规划椎弓根轨迹，以便在内固定过程中实现实时的图像引导。随后，在 T_{11}、T_{12}、L_3 和 L_4 的椎弓根进行双侧置入导管。然后使用高速钻头钻取导向孔，之后依次使用导航钻头导向器、导航丝攻和导航螺钉插入器，在每个节段置入适当尺寸的螺钉（图 10.5A 和 B）。

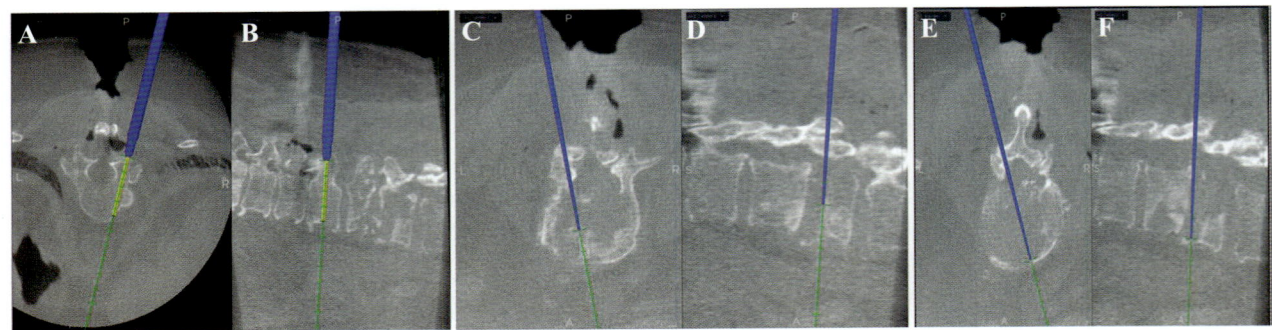

图 10.5　A、B. 使用 StealthStation ™手术导航追踪器在 T_{11} 放置椎弓根螺钉；C、D. 使用导航探针确定下终板；E、F. 使用导航探针评估 L_1 椎体切除术后的腹侧距离。可通过椎体切除术前拍摄的 CT 可视化观察骨质

采用后外侧入路，进行完整的 L_1 和 L_2 椎板切除术和内侧关节突切除术，从而对 L_2 椎体进行切除。首先从左侧开始行椎体切除，使用 Leksell 和导航钻来去除关节突关节、L_2 横突和 L_2 椎弓根，使左侧的 L_1 和 L_2 神经根得以游离。导航指针用来在椎体切除中指示上下终板（图 10.5C 和 D），并确定腹侧的范围（图 10.5E 和 F）。左侧 L_2 椎弓根内残留肿瘤，质软。术中发现肿瘤多数位于腹侧。联合使用导航钻头、刮匙和垂体咬骨钳，切除 50% 以上的 L_2 椎体。取软组织标本进行病理，结果符合转移性胸腺癌。

随后，使用导航钻去除右侧 L_2 椎弓根、关节突关节和横突，暴露右侧 L_1 和 L_2 神经根。使用 Woodsen、刮匙和垂体咬骨钳在脊髓的腹侧进行充分减压。使用 Woodsen 确保脊髓的前方没有压迫。使用 Stealth 导航确认已到达椎体前缘。双侧 L_1、L_2 神经根保存完好，运动、感觉神经支配无变化。

使用大小测定器在椎体切除的间隙中放置填充有脱钙骨基质的扩张型钛融合器。使用荧光透视确保融合器在前后位和侧位上均放置良好。然后，将适当尺寸的钛棒插入左侧和右侧螺钉头，放置螺塞并在两侧锁定。之后对 $T_{12}\sim L_3$ 进行加压，从而将融合器固定。最后拧紧固定螺钉，以常规方式闭合切口，放置引流管，待患者病情稳定后转回重症监护室。

四、术后影像

术后 X 线片表明内固定位置良好（图 10.6）。

五、术后康复和随访

考虑到患者有多种内科合并症，所以在术后将其送往 ICU。术后神经系统未见异常。但出现了亚节段肺栓塞，采用依诺肝素进行治疗，并在术后 1 周转至康复机构。术后 5

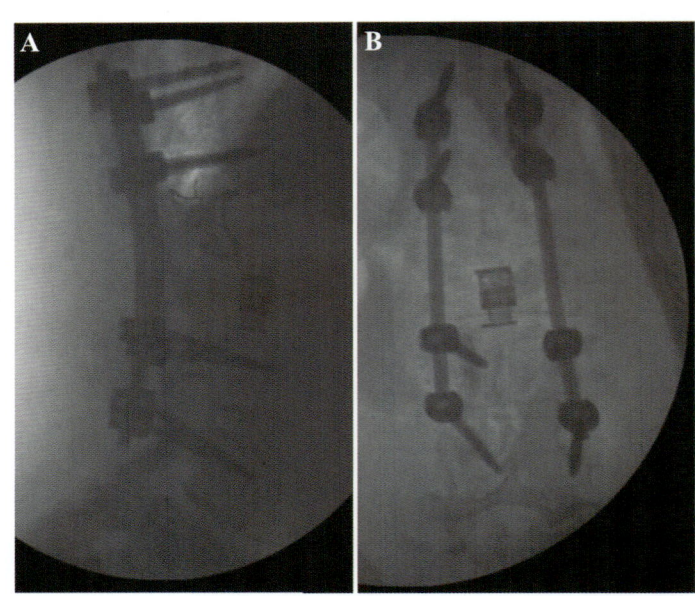

图 10.6　A. 术中 X 线透视显示侧位固定良好；B. 显示冠状位内固定位置良好

天内，患者下床站立，而在术前 1 个月患者一直不能下床活动。

六、手术细节

进行椎体切除术的一个主要问题是正确识别糜烂性、侵袭性肿瘤背景下可能被掩盖的解剖标志。首先，应识别上下终板，以便切除整个椎间盘，从而获得能够放置融合器的良好终板。恰当进行终板准备的目的是促进整个椎体切除部位的牢固融合。其次，还应仔细辨别并保留神经根，尤其是腰椎部位，该处的神经根在功能上很重要，在没有导致运动缺陷的情况下不能被切除。最后，识别椎体的腹侧也同样重要，以确保不侵犯动脉和静脉结构。在 $L_{1/2}$ 节段，主动脉位于椎体和椎间盘左侧的腹外侧，而下腔静脉位于右侧的腹外侧。此外，大多数患者的主动脉分叉位于 L_4 椎体水平，当患者处于俯卧位时，可能向上迁移[51]。髂骨和下腔静脉的交界处常位于 $L_{4/5}$ 椎间盘或 L_5 椎体水平，在俯卧位下也可能向上移动[51]。手术操作的目标是尽可能靠近腹侧以完成椎体切除，这样就能使融合器的位置尽量靠前，同时避免潜在的灾难性血管损伤。

术中导航提供了定位这些解剖标志的安全有效的方法，从而可以进行理想的椎体切除和融合器放置。未来的系统将结合术中导航和机器人手术，可实现术前 CT 扫描和 MR 扫描与血管造影相融合，从而建立一个"禁飞区"，防止钻头向前推进太远，进而防止侵犯前端的脉管系统或者神经根。

另外，未来的导航脊柱机器人也可以在硬脊膜周围建立"禁飞区"，以防止脑脊液漏的发生。围手术期脑脊液漏是已知的与脊柱手术相关的并发症。事实上，脊柱手术中意外切开硬脊膜及脑脊液漏的发生率很高，文献报道的发生率为 0.3%[52]~35%[53]。Ghobrial 等最近的 10 年系统综述（2015）报道称，接受腰椎退行性脊柱手术的患者的硬脊膜切开率为 8.11%（范围：2%~20%）[54]。此外，接受脊柱肿瘤手术的患者由于存在需要硬脊膜切开的硬脊膜内肿瘤，以及继发于营养状况不良和辅助放化疗所引起的愈合不良，脑脊液漏的风险可能进一步增加。预防和治疗此类渗漏的有效方案对于避免后续的不良结局至关重要，包括伤口感染[55]、颅内出血[56]和脑膜炎[57]等。值得注意的是，肿瘤种植是恶性脊柱肿瘤切除术患者术后脑脊液漏特有的严重并发症[58]。

七、治疗相关的不良后果

对于接受手术干预的转移性脊柱肿瘤患者，假关节是一种伴有疼痛的严重并发症。该患者人群，术后常需进行放疗和化疗，这是融合失败或骨不连的危险因素，可能导致内固定器械的失效。因此，癌症患者在接受融合手术时需要有特殊的考量。首先，应在下终板和上终板进行细致的准备，使融合器具有良好的骨性物质以用于对抗。此外，外科医生应仔细考虑融合器的材料，特别是应当选择使用同种异体移植物（如尸体腓骨）或钛扩张式融合器，而不是聚醚醚酮（polyetheretherketone，PEEK）融合器。多项中低级证据研究评估比较了 PEEK 或钛融合器，并得出了整体融合率相似的结论[59-64]。而在一项单节段颈椎前路椎间盘切除术和融合术的研究中，发现使用 PEEK 融合器后的假关节发生率几乎是结构性同种异体移植物的 5 倍，在翻修手术中是 2 倍[65]。我们更倾向于在肿瘤患者中使用钛融合器，因该融合器具有可延展的构造，提供了更优越的适配性和承重性，同时也增加了细胞黏性并可改善骨整合[59,66]。

最后，必须注意用于填充融合器的材料。重组人骨形态发生蛋白（bone morphogenetic protein, BMP）-2 越来越多地用于脊柱融合，尤其是成人脊柱畸形手术（根据使用 ISSG 数据集的研究，高达 61%）[67]，这可能会促进肿瘤生长。因此，对于活动性肿瘤患者相对禁忌使用[68]。相反，各种的骨同种异体移植物，包括尸体松质骨碎片和（或）脱矿骨基质（demineralized bone matrix，DBM）会对椎体切除部位的关节融合产生有益影响；已有研究表明同种异体移植物与 DBM 的组合具有与髂嵴自体移植物相似的融合完整性[69]。

八、潜在缺陷

如上节所述，该手术的潜在缺陷包括椎体前方的血管损伤或后方的神经根损伤。另一个潜在的长期并发症是骨不连导致的内固定失效，这在进行多疗程化疗和放疗的肿瘤患者中更为常见。

九、并发症处理

如前所述，脑脊液漏是这类手术的已知并发症。治疗脑脊液漏最重要的是预防，包括术前风险因素评估和细致的术中技术操作。例如，残留骨刺可能导致术后硬膜囊穿刺。术中硬膜切开后一期修复是预防术后脑脊液漏的首选方法；但是也有报道称，该方法的失败率为 5%~9%[70,71]。可以使用各种硬脑膜修复技术和材料，包括直接缝合、使用硬脑膜补片移植材料和组织密封剂[72]。作者的首选方法是在可能的情况下使用 5-0 聚丙烯线进行初次修复，然后使用 Tisseel 密封剂。必要时也可局部使用小肌肉补片。可放置腰椎引流管引流数天以进行分流。然而，由于存在肿瘤种植的风险，应尽量避免在该类患者中使用。

十、总结与展望

目前的机器人和图像引导系统有助于提高脊柱手术中椎弓根螺钉放置的准确性、精确性和一致性，同时还可通过减少手术团队的辐射暴露、简化手术工作流程[73]、实现微创应用和改善患者结局[10]来提供价值。

首次进行操作时，由于学习曲线陡峭[74]，导航和机器人系统可能使工作流程复杂化，进而导致这一时期患者的并发症发病率增加。不管怎样，学习如何安全有效地使用机器人和导航技术的责任在于外科医生。所有公司都为外科医生提供了能够操作执行的培训课程，并提供人员协助处理病患，尤其是在刚开始使用该系统时。除此之外，机器人手术推广的一个主要障碍是成本，一些机器人系统的成本超过 100 万美元。此外，术中机器人和导航的使用需要重组和改变手术室工作流程，并培训所有手术室工作人员，包括护士、清洗技师和放射医师。

随着导航和机器人技术在脊柱手术中的应用日益广泛，这类系统在提高手术精度方面的价值必须与成本和工作流程的增加协同考虑。由于脊柱手术中的机器人技术开展时间不长，明确此类系统对临床长期受益的相关研究仍然很少。目前的初步结果表明该技术很有前景[75]。如近期的系统性综述和荟萃分析所示，与传统徒手或X线透视引导方法相比，机器人辅助螺钉置入显示出更为一致的准确性[31,41,76]。其他获益包括减少辐射暴露[77,78]。进一步的临床和成本相关受益可能与外科医生和机构使用机器人技术的经验相关。经验丰富的团队通过缩短住院时间[78]、降低翻修手术需求、降低感染率和缩短手术时间[79]等形式节约了成本。

本章介绍的两个病例展示了我们对当前和下一代脊柱机器人的设想。这些机器人应当不仅是协助放置椎弓根螺钉，因为置钉在许多外科医生看来，在没有机器人或导航辅助的情况下徒手进行也较为方便，这可能导致机器人系统的使用率较低[80]。下一代导航和机器人辅助应当使我们能够进行一些传统方法无法进行的手术，包括以不同的轨迹放置螺钉，这些轨迹没有良好的解剖标志。例如，经椎体螺钉放置。在放置经椎体螺钉时，能够在多个维度可视化螺钉轨迹非常重要，因为椎弓根可以在轴向平面内变窄，并且螺钉必须在矢状面内通过椎弓根的对角线，使得上方椎体在椎间隙内咬合。在椎体切除病例中，我们使用导航钻头和指针指示手术区域的上下终板，并确定椎体在腹侧的切除范围。这种导航有利于外科医生避免危及正常结构的实时定位，从而将并发症发病率降至最低。可以设想，这些导航工具在脊柱畸形手术中可以帮助进行各种类型的截骨，此外也可用于导航下肿瘤椎体切除。

新一代系统将结合机器人和导航领域中的最佳技术。它们将协助术者放置导航下TLIF的融合器或椎体切除后的融合器。通过融合手术前MRI和CT扫描，机器人将为椎体切除术或更简单的TLIF融合器放置设置"禁飞区"，防止机械臂（以及钻头或其他工具）损伤神经根、硬脊膜或血管。导航系统还可以通过模拟切除平面及预期的脊柱矫正来帮助规划截骨手术[81,82]。这些导航系统提供的精准度提升可以与机器人系统整合，以进一步提高手术精度。而已经在多数机器人技术中使用的手术规划软件将继续发展，并协助术者在术前规划螺钉轨迹、螺钉长度、弯棒形态和融合器尺寸，以减少所需的灭菌器械的数量并改善手术流程。此外，工程技术方面的改进将改善机器人运行中的流畅度，从而在机械活动中提升精准度和效率。这将有效解决外科医生的疲劳问题，将手术操作中的震颤影响降至最低。此外，新一代机器人技术将结合增强现实（AR）技术，该技术可以将视觉数据叠加到手术区域，以便于直接和即时交互。虽然AR技术在视频游戏领域已产生了变革性的影响，但其在手术领域的应用并不多。这类技术多用于手术培训和解剖学研究，但最近才在脊柱手术中评价了其适用性[83]。当这类技术与机器人平台耦合时，可为外科医生提供一个更少分散注意力的工作环境，以协助他们在复杂的经皮和微创手术中"完全了解"患者。

机器人脊柱外科将不断发展，其前沿是人工智能（artificial intelligence，AI）和机器学习（machine learning，ML）的应用。简而言之，AI是计算机领域的一门学科，模拟计算机中的智能行为，而ML是AI中的一个领域，用于自动建立分析模型；即允许计算机通过直接研究数据，然后预测出感兴趣的模式。目前，AI和ML在医学上已用于诊断、预后和结局预测。未来，基于ML的建模将通过分析术前患者人口统计学、合并症和影像学特征来预测手术的适应人群。机器人手术时代的到来也使得外科医生可以规划和预演手术，这同样受益于复杂的ML算法，即通过术前自动选择匹配的螺钉和螺钉轨迹以帮助术者[84]。最终，通过收集成百上千例该类型手术的结果，模型能够确立每一位患者的最佳治疗步骤，提前规划手术（包括最佳融合节段、理想的螺钉放置等），并指导外科医生安全地进行手术。

虽然机器人手术的未来令人兴奋，但基于AI的机器人不太可能取代人类外科医生。下一代的脊柱外科医生应当适应与不断发展的导航和机器人技术并肩工作，以提高手术效率和改善患者结局。

参考文献

1. Srinivasan D, Than KD, Wang AC, et al. Radiation safety and spine surgery: systematic review of exposure limits and methods to minimize radiation exposure.World Neurosurg. 2014;82(6):1337–1343. https://doi.org/10.1016/j.wneu.2014.07.041.
2. Bindal RK, Glaze S, Ognoskie M, et al. Surgeon and patient radiation exposure in minimally invasive transforaminal lumbar interbody fusion. J Neurosurg Spine. 2008;9(6):570–573. https://doi.org/10.3171/SPI.2008.4.08182.
3. Kantelhardt SR, Martinez R, Baerwinkel S, et al. Perioperative course and accuracy of screw positioning in conventional, open robotic-guided and percutaneous robotic-guided, pedicle screw placement.Eur Spine J. 2011;20(6):860–868. https://doi.org/10.1007/s00586-011-1729-2.
4. Kim CW, Lee YP, Taylor W, Oygar A, Kim WK. Use of navigation-assisted fluoroscopy to decrease radiation exposure during minimally invasive spine surgery.Spine J. 2008;8(4):584–590. https://doi.org/10.1016/j.spinee.2006.12.012.
5. Kraus MD, Krischak G, Keppler P, et al.Can computer-assisted surgery reduce the effective dose for spinal fusion and sacroiliac screw insertion? Clin Orthop Relat Res. 2010;468(9):2419–2429. https://doi.org/10.1007/s11999-010-1393-6.
6. van der Schatte Olivier RH, Van't Hullenaar CD, et al. Ergonomics, user comfort, and performance in standard and robot-assisted laparoscopic surgery. Surg Endosc. 2009;23(6):1365–1371. https://doi.org/10.1007/s00464-008-0184-6.
7. Xia L, Wang X, Xu T, et al. Robotic versus open radical cystectomy: an updated systematic review and meta-analysis. PLoS One. 2015;10(3):e0121032. https://doi.org/10.1371/journal.pone.0121032.
8. Zihni AM, Ohu I, Cavallo JA, et al. Ergonomic analysis of robot-assisted and traditional laparoscopic procedures. Surg Endosc. 2014;28(12):3379–3384. https://doi.org/10.1007/s00464-014-3604-9.
9. Ponnusamy K, Chewning S, Mohr C. Robotic approaches to the posterior spine. Spine (Phila Pa 1976). 2009;34(19):2104–2109. https://doi.org/10.1097/BRS.0b013e3181b20212.
10. Kochanski RB, Lombardi JM, Laratta JL, et al. Image-guided navigation and robotics in spine surgery. Neurosurgery. 2019;84(6):1179–1189. https://doi.org/10.1093/neuros/nyy630.
11. Park P. Three-dimensional computed tomography-based spinal navigation in minimally invasive lateral lumbar interbody fusion: feasibility, technique, and initial results.Neurosurgery. 2015;11(suppl 2):259–267. https://doi.org/10.1227/NEU.0000000000000726.
12. Joseph JR, Smith BW, Patel RD, et al. Use of 3D CT-based navigation in minimally invasive lateral lumbar interbody fusion. J Neurosurg Spine. 2016;25(3):339–344. https://doi.org/10.3171/2016.2.SPINE151295.
13. Drazin D, Liu JC, Acosta FL. CT navigated lateral interbody fusion. J Clin Neurosci. 2013;20(10):1438–1441.

https://doi.org/10.1016/j.jocn.2012.12.028.

14. Nagashima H, Nishi T, Yamane K, et al. Case report:osteoid osteoma of the C2 pedicle: surgical technique using a navigation system. Clin Orthop Relat Res. 2010;468(1):283–288. https://doi.org/10.1007/s11999-009-0958-8.

15. Mori K, Neo M, Takemoto M, et al. Navigated pin-point approach to osteoid osteoma adjacent to the facet joint of spine. Asian Spine J. 2016;10(1):158–163.https://doi.org/10.4184/asj.2016.10.1.158.

16. Van Royen BJ, Baayen JC, Pijpers R, et al. Osteoid osteoma of the spine: a novel technique using combined computer-assisted and gamma probe-guided high-speed intralesional drill excision.Spine. 2005;30(3):369–373. https://doi.org/10.1097/01.brs.0000152531.49095.34.

17. Moore T, McLain RF. Image-guided surgery in resection of benign cervicothoracic spinal tumors: a report of two cases. Spine J. 2005;5(1):109–114. https://doi.org/10.1016/j.spinee.2004.06.020.

18. Fujibayashi S, Neo M, Takemoto M, et al. Computer-assisted spinal osteotomy: a technical note and report of four cases.Spine. 2010;35(18):E895–E903. https://doi.org/10.1097/brs.0b013e3181dc5ed1.

19. Overley SC, Cho SK, Mehta AI, et al. Navigation and robotics in spinal surgery: where are we now? Neurosurgery.2017;80(3S):S86–S99. https://doi.org/10.1093/neuros/nyw077.

20. Verma R, Krishan S, Haendlmayer et al. Functional outcome of computer-assisted spinal pedicle screw placement: a systematic review and meta-analysis of 23 studies including 5, 992 pedicle screws. Eur Spine J. 2010;19(3):370–375. https://doi.org/10.1007/s00586-009-1258-4.

21. Tian NF, Xu HZ. Image-guided pedicle screw insertion accuracy: a meta-analysis. Int Orthop. 2009;33(4):895–903.https://doi.org/10.1007/s00264-009-0792-3.

22. Kosmopoulos V, Schizas C. Pedicle screw placement accuracy: a meta-analysis. Spine (Phila Pa 1976).2007;32(3):E111–E120. https://doi.org/10.1097/01.brs.0000 254048.79024.8b.

23. Gelalis ID, Paschos NK, Pakos EE, et al. Accuracy of pedicle screw placement: a systematic review of prospective invivo studies comparing free hand,fluoroscopy guidance and navigation techniques. Eur Spine J. 2012;21(2):247–255.https://doi.org/10.1007/s00586-011-2011-3.

24. Mason A, Paulsen R, Babuska JM, et al. The accuracy of pedicle screw placement using intraoperative image guidance systems. J Neurosurg Spine. 2014;20(2):196–203. https://doi.org/10.3171/2013.11.SPINE13413.

25. Malham GM, Wells-Quinn T. What should my hospital buy next? Guidelines for the acquisition and application of imaging, navigation, and robotics for spine surgery. J Spine Surg. 2019;5(1):155–165. https://doi.org/10.21037/jss.2019.02.04.

26. Brecevich AT, Dowe C, Cammisa FP, et al. 121.2. 3D-printed titanium: a surface optimization analysis.Spine J. 2019;19(9):S1–S2. https://doi.org/10.1016/j.spinee.2019.05.015.

27. Jakubovic R, Guha D, Gupta S, et al. High speed, high density intraoperative 3D optical topographical imaging with efficient registration to MRI and CT for craniospinal surgical navigation. Sci Rep. 2018;8(1):14894. https://doi.org/10.1038/s41598-018-32424-z.

28. Lieberman IH, Togawa D, Kayanja MM, et al. Bone-mounted miniature robotic guidance for pedicle screw and translaminar facet screw placement: part I—technical development and a test case result. Neurosurgery. 2006;59(3):641–650.discussion 641. https://doi.org/10.1227/01.NEU.000022905 5.00829.5B.

29. Roser F, Tatagiba M, Maier G. Spinal robotics: current applications and future perspectives. Neurosurgery. 2013;72(suppl1):12–18. https://doi.org/10.1227/NEU.0b013e318270d02c.

30. Urakov TM, Chang KH, Burks SS, et al. Initial academic experience and learning curve with robotic spine instrumentation. Neurosurg Focus. 2017;42(5):E4. https://doi.org/10.3171/2017.2.FOCUS175.

31. Joseph JR, Smith BW, Liu X, et al. Current applications of robotics in spine surgery: a systematic review of the literature. Neurosurg Focus. 2017;42(5):E2. https://doi.org/10.3171/2017.2.FOCUS16544.

32. Devito DP, Kaplan L, Dietl R, et al. Clinical acceptance and accuracy assessment of spinal implants guided

with SpineAssist surgical robot: retrospective study. Spine (Phila Pa 1976). 2010;35(24):2109–2115. https://doi.org/10.1097/BRS.0b013e3181d323ab.

33. Keric N, Eum DJ, Afghanyar F, et al. Evaluation of surgical strategy of conventional vs. percutaneous robot-assisted spinal trans-pedicular instrumentation in spondylodiscitis.J Robot Surg. 2017;11(1):17–25. https://doi.org/10.1007/s11701-016-0597-5.

34. Fan Y, Du JP, Liu JJ, et al. Accuracy of pedicle screw placement comparing robot-assisted technology and the freehand with fluoroscopy-guided method in spine surgery: an updated meta-analysis. Med (Baltim). 2018;97(22):e10970.https://doi.org/10.1097/MD.0000000000010970.

35. Lefranc M, Peltier J. Evaluation of the ROSA™ Spine robot for minimally invasive surgical procedures. Expert Rev Med Devices. 2016;13(10):899–906. https://doi.org/10.1080/1743 4440.2016.1236680.

36. Lonjon N, Chan-Seng E, Costalat V, et al. Robot-assisted spine surgery: feasibility study through a prospective case-matched analysis. Eur Spine J. 2016;25(3):947–955. https://doi.org/10.1007/s00586-015-3758-8.

37. Orringer DA, Golby A, Jolesz F. Neuronavigation in the surgical management of brain tumors: current and future trends. Expert Rev Med Devices. 2012;9(5):491–500. https://doi.org/10.1586/erd.12.42.

38. Zygourakis CC, Theodore N. Primum non nocere: robots and spinal surgery. J Spine Surg. 2018;4(4):810–811. https://doi.org/10.21037/jss.2018.09.10.

39. Ahmed AK, Zygourakis CC, Kalb S, et al. First spine surgery utilizing real-time image-guided robotic assistance. Comput Assist Surg. 2019;24(1):13–17. https://doi.org/10.1080/2469 9322.2018.1542029.

40. Zygourakis CC, Ahmed AK, Kalb S, et al. Technique: open lumbar decompression and fusion with the Excelsius GPS robot. Neurosurg Focus. 2018;45(VideoSuppl1):V6 https://doi.org/10.3171/2018.7.FocusVid.18123.

41. Perdomo-Pantoja A, Ishida W, Zygourakis C, et al. Accuracy of current techniques for placement of pedicle screws in the spine: a comprehensive systematic review and meta-analysis of 51, 161 screws. World Neurosurg.2019;126:664–678. https://doi.org/10.1016/j.wneu.2019.02.217.

42. Park SM, Kim HJ, Lee SY, et al. Radiographic and clinical outcomes of robot-assisted posterior pedicle screw fixation: two-year results from a randomized controlled trial. Yonsei Med J. 2018;59(3):438–444.https://doi.org/10.3349/ymj.2018.59.3.438.

43. Liu H, Chen W, Wang Z, et al. Comparison of the accuracy between robot-assisted and conventional freehand pedicle screw placement: a systematic review and meta-analysis. Int J Comput Assist Radiol Surg. 2016;11(12):2273–2281. https://doi.org/10.1007/s11548-016-1448-6.

44. Kostrzewski S, Duff JM, Baur C, et al. Robotic system for cervical spine surgery. Int J Med Robot.2012;8(2):184–190. https://doi.org/10.1002/rcs.446.

45. Lamartina C, Zavatsky JM, Petruzzi et al. Novel concepts in the evaluation and treatment of high-dysplastic spondylolisthesis. Eur Spine J. 2009;18(suppl 1):133–142.https://doi.org/10.1007/s00586-009-0984-y.

46. Sudarshan PK, Suthar HR, Varma VK, et al. Long-term experience with reduction technique in high-grade spondylolisthesis in the young. Int J Spine Surg.2018;12(3):399–407. https://doi.org/10.14444/5047.

47. Vialle R, Charosky S, Padovani JP, et al. Surgical treatment of high-grade lumbosacral spondylolisthesis in childhood, adolescent and young adult by the"double-plate"technique: a past experience. Eur Spine J. 2006;15(8):1210–1218. https://doi.org/10.1007/s00586-005-0051-2.

48. Boos N, Marchesi D, Zuber K, et al. Treatment of severe spondylolisthesis by reduction and pedicular fixation. A 4-6-year follow-up study. Spine (Phila Pa 1976). 1993;18(12):1655–1661. https://doi.org/10.1097/00007632-199309000-00014.

49. Suk SI, Lee CK, Kim WJ, et al. Adding posterior lumbar interbody fusion to pedicle screw fixation and posterolateral fusion after decompression in spondylolytic spondylolisthesis. Spine (Phila Pa 1976). 1997;22(2):210–219. https://doi.org/10.1097/00007632-199701150-00016.

50. Petraco DM, Spivak JM, Cappadona JG, et al. An anatomic evaluation of L5 nerve stretch in spondylolisthesis reduction. Spine (Phila Pa 1976).1996;21(10):1133–1138. discussion 1139. https://doi.org/10.1097/00007632-199605150-00002.

51. Vaccaro AR, Kepler CK, Rihn JA, et al. Anatomical relationships of the anterior blood vessels to the lower lumbar intervertebral discs: analysis based on magnetic resonance imaging of patients in the prone position. J Bone Jt Surg Am. 2012;94(12):1088–1094. https://doi.org/10.2106/JBJS.K.00671.

52. Mayfield FH, Kurokawa K. Watertight closure of spinal duramater. Technical note. J Neurol Surg. 1975;43(5):639–640.https://doi.org/10.3171/jns.1975.43.5.0639.

53. Rodriguez-Olaverri JC, Zimick NC, Merola A, et al. Comparing the clinical and radiological outcomes of pedicular transvertebral screw fixation of the lumbosacral spine in spondylolisthesis versus unilateral transforaminal lumbar interbody fusion (TLIF) with posterior fixation using anterior cages. Spine. 2008;33(18):1977–1981. https://doi.org/10.1097/BRS.0b013e31817ecc01.

54. Ghobrial GM, Theofanis T, Darden BV, et al. Unintended durotomy in lumbar degenerative spinal surgery: a 10-year systematic review of the literature. Neurosurg Focus. 2015;39(4):E8. https://doi.org/10.3171/2015.7.FOCUS15266.

55. Sun X, Sun C, Liu X, et al. The frequency and treatment of dural tears and cerebrospinal fluid leakage in 266 patients with thoracic myelopathy caused by ossification of the ligamentum flavum. Spine. 2012;37(12):E702–E707. https://doi.org/10.1097/BRS.0b013e31824586a8.

56. Lu CH, Ho ST, Kong SS, et al. Intracranial subdural hematoma after unintended durotomy during spine surgery. Can J Anesth. 2002;49(1):100–102. https://doi.org/10.1007/BF03020428.

57. Fourney DR, Abi-Said D, Rhines LD, et al. Simultaneous anterior-posterior approach to the thoracic and lumbar spine for the radical resection of tumors followed by reconstruction and stabilization. J Neurosurg. 2001;94(2)(suppl):232–244. https://doi.org/10.3171/spi.2001.94.2.0232.

58. Laufer I, Hanover A, Lis E, et al. Repeat decompression surgery for recurrent spinal metastases. J Neurosurg Spine. 2010;13(1):109–115. https://doi.org/10.31 71/2010.3.SPINE08670.

59. Seaman S, Kerezoudis P, Bydon M, et al. Titanium vs. polyetheretherketone (PEEK) interbody fusion: meta-analysis and review of the literature. J Clin Neurosci. 2017;44:23–29. https://doi.org/10.1016/j.jocn.2017.06.062.

60. Junaid M, Rashid MU, Bukhari SS, et al. Radiological and clinical outcomes in patients undergoing anterior cervical discectomy and fusion: comparing titanium and PEEK (polyetheretherketone) cages. Pak J Med Sci. 2018;34(6):1412–1417. https://doi.org/10.12669/pjms.346.15833.

61. Li ZJ, Wang Y, Xu GJ, et al. Is PEEK cage better than titanium cage in anterior cervical discectomy and fusion surgery? A meta-analysis. BMC Musculoskelet Disord.2016;17:379. https://doi.org/10.1186/s12891-016-1234-1.

62. Cabraja M, Oezdemir S, Koeppen D, Kroppenstedt S. Anterior cervical discectomy and fusion: comparison of titanium and polyetheretherketone cages. BMC Musculoskelet Disord. 2012;13:172. https://doi.org/10.1186/1471-2474-13-172.

63. Nemoto O, Asazuma T, Yato Y, et al. omparison of fusion rates following transforaminal lumbar interbody fusion using polyetheretherketone cages or titanium cages with transpedicular instrumentation. Eur Spine J. 2014;23(10):2150–2155.https://doi.org/10.1007/s00586-014-3466-9.

64. Chen Y, Wang X, Lu X, et al. Comparison of titanium and polyetheretherketone (PEEK) cages in the surgical treatment of multilevel cervical spondylotic myelopathy: a prospective, randomized, control study with over 7-year follow-up. Eur Spine J. 2013;22(7):1539–1546. https://doi.org/10.1007/s00586-013-2772-y.

65. Krause KL, Obayashi JT, Bridges KJ, et al. Fivefold higherrate of pseudarthrosis with polyetheretherketone interbody device than with structural allograft used for 1-level anterior cervical discectomy and fusion. JNeurosurg Spine. 2018;30(1):46–51.

66. Chong E, Pelletier MH, Mobbs RJ, et al. The design evolution of interbody cages in anterior cervical discectomy and fusion: a systematic review. BMC Musculoskelet Disord.2015;16:99. https://doi.org/10.1186/s12891-015-0546-x.
67. Bess S, Line BG, Lafage V, et al. Does recombinant human bone morphogenetic protein-2 use in adult spinal deformity increase complications and are complications associated with location of rhBMP-2 use? A prospective, multicenter study of 279 consecutive patients. Spine (Phila Pa 1976). 2014;39(3):233–242.https://doi.org/10.1097/BRS.0000000000000104.
68. Skovrlj B, Koehler SM, Anderson PA, et al. Association between BMP-2 and carcinogenicity. Spine. 2015;40(23):1862–1871.https://doi.org/10.1097/BRS.0000000000001126.
69. Cammisa FP Jr, Lowery G, Garfin SR, et al. Two-year fusionrate equivalency between Grafton DBM gel and autograft in posterolateral spine fusion: a prospective controlled trial employing a side-by-side comparison in the same patient.Spine (Phila Pa 1976). 2004;29(6):660–666. https://doi.org/10.1097/01.brs.0000116588.17129.b9.
70. Fang Z, Tian R, Jia YT, et al. Treatment of cerebrospinal fluid leak after spine surgery. Chin J Traumatol. 2017;20(2):81–83. https://doi.org/10.1016/j.cjtee.2016.12.002.
71. Narotam PK, José S, Nathoo N, et al. Collagen matrix (DuraGen) in dural repair: analysis of a new modified technique. Spine. 2004;29(24):2861–2867, discussion 2868-2869. https://doi.org/10.1097/01.brs.0000148049.69541.ad.
72. Barber SM, Fridley JS, Konakondla S, et al. Cerebrospinal fluid leaks after spine tumor resection: avoidance, recognition and management. Ann Transl Med. 2019;7(10):217.https://doi.org/10.21037/atm.2019.01.04.
73. Khanna AR, Yanamadala V, Coumans JV. Effect of intraoperative navigation on operative time in 1-level lumbar fusion surgery. J Clin Neurosci. 2016;32:72–76. https://doi.org/10.1016/j.jocn.2016.02.033.
74. Hu X, Lieberman IH. What is the learning curve for robotic-assisted pedicle screw placement in spine surgery?Clin Orthop Relat Res. 2014;472(6):1839–1844. https://doi.org/10.1007/s11999-013-3291-1.
75. Theodore N, Arnold PM, Mehta AI. Introduction: the rise of the robots in spinal surgery. Neurosurg Focus.2018;45(VideoSuppl1) (Video:Intro):Intro. https://doi.org/10.3171/2018.7.FocusVid.Intro.
76. Ghasem A, Sharma A, Greif DN, et al. The arrival of robotics in spine surgery: a review of the literature.Spine (Phila Pa 1976). 2018;43(23):1670–1677. https://doi.org/10.1097/BRS.0000000000002695.
77. Gao S, Lv Z, Fang H. Robot-assisted and conventional freehand pedicle screw placement: a systematic review and meta-analysis of randomized controlled trials. Eur Spine J. 2018;27(4):921–930. https://doi.org/10.1007/s00586-017-5333-y.
78. Hyun SJ, Kim KJ, Jahng TA, et al. Minimally invasive robotic versus open fluoroscopic-guided spinal instrumented fusions: a randomized controlled trial. Spine (Phila Pa 1976). 2017;42(6):353–358. https://doi.org/10.1097/BRS.0000000000001778.
79. Menger RP, Savardekar AR, Farokhi F, et al. A cost-effectiveness analysis of the integration of robotic spine technology in spine surgery. Neurospine. 2018;15(3):216–224.https://doi.org/10.14245/ns.1836082.041.
80. Choo AD, Regev G, Garfin SR, Kim CW. Surgeons' perceptions of spinalnavigation: analysis of key factors affecting the lack of adoption of spinal navigation technology. SAS J. 2008;2(4):189–194. https://doi.org/10.1016/SASJ-2008-0007-RR.
81. Kosterhon M, Gutenberg A, Kantelhardt SR, et al. Navigation and image injection for control of bone removal and osteotomy planes in spine surgery. Oper Neurosurg Hagerstown. 2017;13(2):297–304. https://doi.org/10.1093/ons/opw017.
82. Faundez A, Byrne F, Sylvestre C, Lafage V, Cogniet A, Le Huec JC. Pedicle subtraction osteotomy in the thoracic spine and thoracolumbar junction: a retrospective series of 28 cases. Eur Spine J. 2015;24(suppl 1):S42–S48. https://doi.org/10.1007/s00586-014-3658-3.

83. Molina CA, Theodore N, Ahmed AK, et al. Augmented reality-assisted pedicle screw insertion: a cadaveric proofof-concept study. J Neurosurg Spine. 2019;31(1):139–146.https://doi.org/10.3171/2018.12.SPINE181142.
84. Vijayan R, De Silva T, Han R, et al. Automatic pedicle screw planning using atlas-based registration of anatomy and reference trajectories. Phys Med Biol. 2019;64(16):165020.https://doi.org/10.1088/1361-6560/ab2d66.

第十一章 创伤性脊髓损伤与机器人重建

Jayanidhi Kedda，Ann Liu，Bowen Jiang，Nicholas Theodore 著

姜 横 译

第一节 技术介绍

创伤性脊髓损伤（traumatic spinal injury，TSI）可能涉及骨性结构、椎间盘韧带成分、脊髓、脊柱神经根或其联合的损伤。TSI可导致一系列的临床表现，从最轻微的非移位性骨折到严重的机械不稳定骨折并伴有相关的神经损害。TSI的临床症状包括疼痛和（或）神经功能障碍，有较高的发病率和死亡率。尽管关于脊髓损伤（属于TSI的一类疾病）有大量的文献，但直到最近才有相关研究调查了TSI的流行病学。Kumar等对来自32个国家的102项研究进行的荟萃分析发现，TSI的全球发病率为每10万人10.5例[1]。随着世界人口超过70亿，这意味着全球有超过75万例TSI新病例。男性比女性更常见，平均受伤年龄为40岁[1]。全世界TSI的主要原因是交通碰撞（40%）和跌倒（39%）[1]。尽管在北美有多个较早的研究报道了大约16万例脊柱骨折[2-4]，Kumar等发现，每年18 220例（95%CI 5002~67 881）中TSI的发生率为每10万人中有5.1例[1]。

胸腰椎骨折较为常见。解剖上，由于与胸骨相连的肋骨的关节制约，上胸椎的活动度较低。胸腰椎连接处位于T_{10}~L_2，代表了从僵硬的胸椎到活动性更强的腰椎的过渡区域。由于胸椎缺乏腰椎的柔韧性，损伤通常发生在这一区域，因此突然和创伤性的运动常使这一区域承受比它所能承受的更高的负荷[5]。Katsuura等进行了一项荟萃分析，发现持续性钝性创伤患者的胸腰椎骨折发生率为6.9%[6]。在胸腰椎骨折患者中，胸腰椎连接处损伤的发生率可高达41%[7]。创伤可能同时发生在其他部位，如四肢（19%）、头部（13%）、颈椎（11%）和腹部（7%）[6]。

有幸的是，许多骨折是稳定的，不涉及神经损伤。因此，这些骨折可以进行保守治疗，如疼痛控制、使用支具，或两者兼有。当TSI导致神经功能缺损或脊柱不稳定时，可能需要手术进行固定、神经减压和（或）畸形复位。随着现代创伤护理的进步，手术后可以允许早期活动，且被认为对降低发病率和死亡率十分重要。

具体而言，手术后早期活动可对以下方面有益：①改善肺功能，降低肺炎发病率，减少使用呼吸机的时间[4]；②减少不稳定带来的痛苦；③降低败血症和呼吸衰竭的发生率和严重程度；④减少重症监护病房和医院的总住院时间[8]。

然而，在TSI人群中，手术干预确实有一定的额外风险。创伤患者可能有复苏不足、出血增加倾向、对低血压敏感、忽视或低估相关损伤，或这些因素的相关组合[4,8,9]。外科医生在不理想的条件下进行手

术可能会处于更大的劣势[8]。在决定手术干预的必要性和时机时，这些因素必须由外科医生权衡。

椎弓根螺钉内固定首次出现在20世纪60年代和20世纪70年代[10-12]，此后成为脊柱融合术的金标准[13]。随着椎弓根螺钉和脊柱固定手术变得越来越普遍，在最小化侵入和错位的同时优化轨迹的努力已经在技术解决方案上投入了大量资金。从1995年开始，计算机辅助（即图像引导）导航被应用于脊柱外科手术，以提高螺钉放置的准确性并降低患者的风险[14]。过去20年的进一步发展使得术中导航策略（如C型臂和O型臂）和机器人技术在脊柱固定中成为日常应用。

机器人导航结合了计算机导航的精确性和机器的稳定性，只需要外科医生在术中确认和需要放置螺钉的情况下做出轨迹决定。目前已有几种用于改善椎弓根螺钉置入的手术机器人，包括ExcelsiusGPS（Globus Medical，Audubon，PA）、Mazor（Mazor Robotics，Caesarea，Israel）、ROSA（Zimmer Biomet，Warsaw，IN）、TiRobot（TINAVI Medical Technology，Beijing，China）等[15-18]。随着机器人手术使用的频率越来越多，现在对患者结局的分析也越来越清晰。目前有关机器人手术的文献描述的大多数是患有退行性脊柱疾病的患者。事实上，很少有研究包括TSI患者。

Han等对234例退行性或外伤性胸腰椎损伤患者进行了前瞻性研究，这些患者采用TiRobot系统或常规透视置入椎弓根螺钉[15]。将患者随机分为机器人引导组（115例）和透视辅助组（119例），评估并比较两组置入椎弓根螺钉的安全性和准确性。76/234（32%）的参与者有创伤的既往史。76例TSI患者中，41例（54%）被分配到机器人引导组，35例（46%）被分配到透视引导组。螺钉放置按照Gertzbein-Robbins标准进行分级，A级（即螺钉完全进入椎弓根）和B级（即椎弓根皮质破裂<2 mm）为临床可接受的螺钉放置。在机器人引导手术中，507/532（95.3%）枚螺钉为A级，18/532（3.4%）枚螺钉为B级；而在透视引导手术中，503/584（86.1%）枚螺钉为A级，43/584（7.4%）枚螺钉为B级，机器人引导组中A、B组螺钉比例大于透视辅助组（$P<0.01$）。与透视引导组相比，机器人引导组不需要翻修手术（透视引导组需要两次翻修手术），出血量明显减少，外科医生的辐射暴露也减少[15]。虽然没有进行退变组和创伤组之间的亚组分析，但这项研究证明了机器人引导在创伤患者中的成功应用。

来自同一研究小组的Le等使用TiRobot进行了类似的研究，以评估与透视引导相比，机器人引导下腰椎皮质骨轨迹螺钉置入的安全性和准确性[17]。纳入的58例患者中，仅4例为TSI患者，均被分配至透视引导组。Kam等的另一项研究检查了80例患者机器人辅助螺钉置入的学习曲线，其中只有4例患者因创伤性病因接受了手术[16]。两项研究都没有专门分析TSI患者。

关于机器人和TSI的文献确实很少；然而，随着机器人技术在脊柱外科手术中的应用增加，机器人辅助重建可能在微创手术中对创伤患者更有价值。机器人辅助脊柱手术的主要优势之一是可以最大限度地减少与开放手术相关的生理负担。先前的研究表明，微创脊柱手术减少了肌肉和软组织剥离的程度，减少了失血量、住院时间和并发症发生率，同时产生了相同的术后结果[2,19]。机器人辅助允许外科医生计划螺钉轨迹和放置椎弓根螺钉的过程，而无须在开放手术中进行密集的解剖。对于已知易出血的创伤患者，以及可能因其他损伤而出现血流动力学并发症的患者，减少失血量和手术的侵入性可能有助于降低发病率。此外,通过术前或术中实时 CT 或透视,机器人辅助可以用于具有挑战性的解剖结构(如小椎弓根)或解剖结构异常的患者。

第二节　脊柱病理状况下的手术治疗

一、临床病例 1

(一)病史及临床表现

患者,男,73 岁,出租车司机,既往有冠状动脉疾病、糖尿病、高血压、马蹄肾、阻塞性睡眠呼吸暂停和痛风病史。此次因在出租车下被拖行 12 m 后被送往急诊室。在急诊就诊时,患者描述背部中线疼痛和腹痛,但否认手臂或腿部疼痛、麻木、鞍区麻痹和肠或膀胱功能障碍。患者曾有吸烟史,每天服用阿司匹林 81 mg。

患者血流动力学稳定,体温 36.2℃,心率 74 次/分,血压 144/52 mmHg,室内空气 SpO_2 为 97%。病态肥胖,体重指数(BMI)为 38.6 kg/m^2。神志清醒,对答如流。由于之前左肩受伤,患者左侧三角肌有 4/5 的基线无力,但其他所有肌肉群肌力正常。检查未见霍夫曼征和肌阵挛。

脊柱 CT 显示 T_8 椎体不稳定爆裂性骨折,前端撕裂达 6 mm,前上终板高度损失约 25%。扫描还显示 $T_3 \sim T_{11}$ 的椎体前缘出现多节段弥漫性桥接骨化,与弥漫性特发性骨肥厚一致。实验室检测显示血小板 176×10^9/L,肌酐 86 μmol/L(0.98 mg/dL),患者凝血酶原时间与正常对照凝血酶原时间之比(INR)为 1.1,活化部分凝血活酶时间(APTT)为 23.2 秒。

在与神经外科医生讨论后,患者被送入神经外科护理,定期进行神经学检查,并始终严格保护脊柱。由于左肩有金属植入物,患者无法接受 MRI 检查。考虑到其年龄及合并症,医生咨询了术前风险评估,并对患者进行了医学优化手术。

(二)术前影像学

T_8 椎体不稳定爆裂性骨折,前上终板高度损失约 25%(图 11.1)。

(三)手术计划

患者接受 $T_6 \sim T_{10}$ 经皮微创机器人辅助融合术。全麻诱导后,术中基线体感诱发电位监测。患者俯卧于手术台上,术中神经监测贯穿整个手术过程。患者准备就绪后按常规无菌技术消毒。术中 X 线用于识别 T_{11},并在 T_{11} 棘突上做

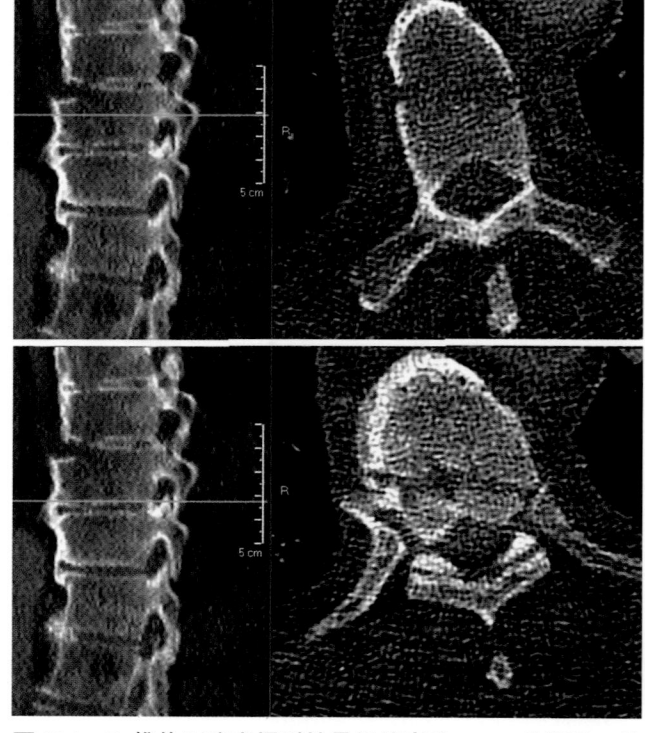

图 11.1　T_8 椎体不稳定爆裂性骨折伴高达 6 mm 的撕裂,前上终板高度损失约 25%

中线切口。在 T_{11} 棘突上放置图像引导的脊柱跟踪器和监测标记。术中获得正位和侧位 X 线片并转移到 ExcelsiusGPS 规划站。患者术前 CT 已经进行了评估，并使用机器人软件规划螺钉（图 11.2A 和 B）。一旦术中透视图像与术前 CT 合并，就可以使用实时图像引导和使用机器人辅助技术。

用无菌布包裹机器人，推入手术区域，固定后指导置钉。通常，带有触摸屏显示器、机械臂和末端执行器的基站放置在床的头部，而导航摄像头放置在床的底部（图 11.2C）。导航仪器，包括位置跟踪器、钻头和螺旋导轨（已注册到系统中）。利用机器人脚踏板将刚性机械臂（带导管）在每一级移动到规划的轨迹上（图 11.2D）。双侧从 $T_6 \sim T_{10}$ 切口。首先通过导管放置导航电钻，以形成规划的轨迹（图 11.2E）。然后将螺钉放置在每个水平（图 11.2F），使用实时可视化螺钉轨迹和过度受力或尖端偏转（即"滑动"）指标。T_8 节段置入较短螺钉。术中 X 线片显示内固定位置良好。此时，双侧 $T_6 \sim T_7$、$T_7 \sim T_8$、$T_8 \sim T_9$ 和 $T_9 \sim T_{10}$ 关节突关节用高速气钻去皮质，将脱矿骨基质填充至 $T_6 \sim T_{10}$ 的间隙。最后的 X 线片显示内固定的位置非常好。按常规方式冲洗和关闭切口。整个过程神经监测都很稳定。估计失血量为 150 mL，从切开到开始缝合的时间为 1 小时 37 分钟。

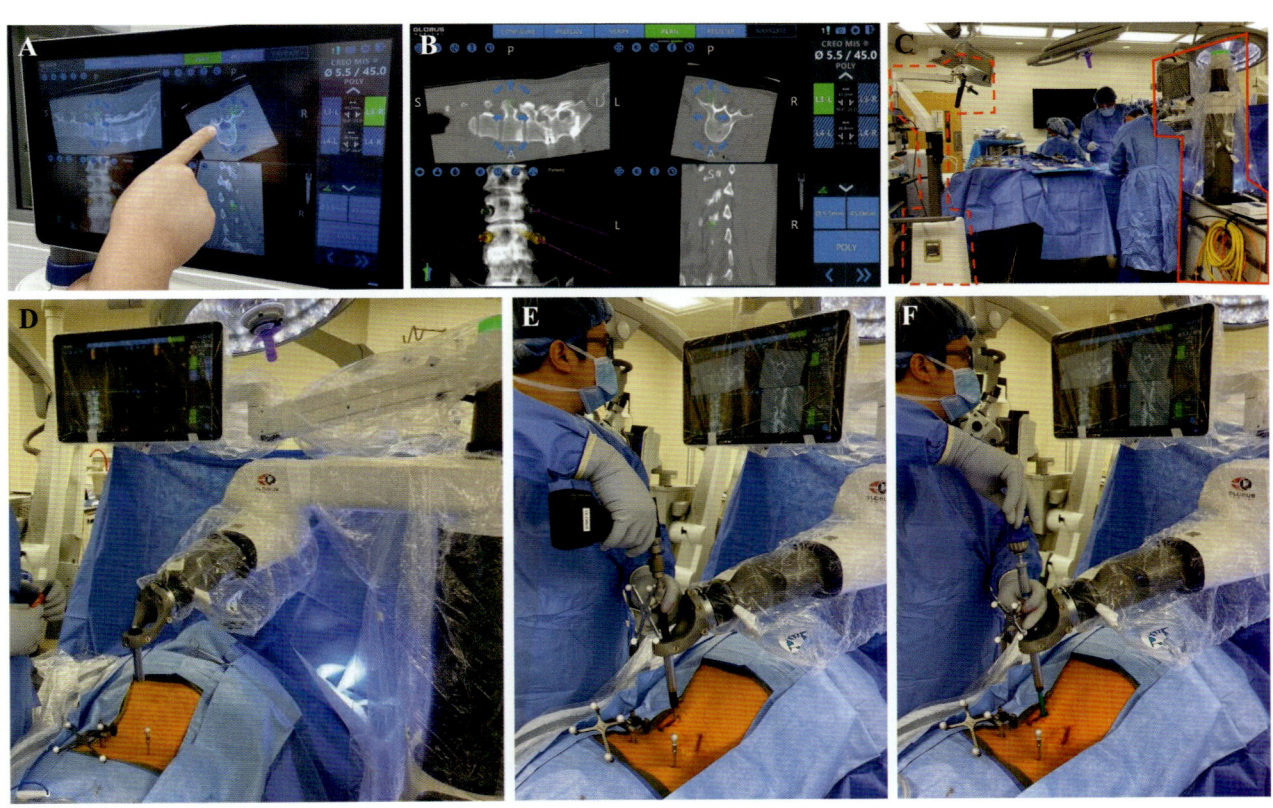

图 11.2　A、B. 术中使用 ExcelsiusGPS 规划螺钉；C. 放置基站和导航相机；D. 使用刚性机械臂来规划轨迹；E. 使用导航电钻钻出规划的轨迹；F. 螺钉置入

（四）术后影像学

术后双侧椎弓根螺钉置入，$T_6 \sim T_{10}$（图 11.3）。

（五）术后恢复和随访

术后，患者住进了神经外科病房，经检查，其神经系统处于基线状态，左侧三角肌无力，但其他方面的力量和感觉完全正常。术后第 1 天，患者出现心房颤动并伴有快速心室反应，使用美托洛尔后得到了控制。术后 CT 显示，椎弓根螺钉位置良好。患者疼痛得到了控制，并接受了理疗。术后第 8 天，患者通过内科和神经外科检查，被认为可以出院接受康复治疗。

术后第 15 天，患者回到诊所复诊。期间仍在康复医院，不用助行器也能行走，疼痛在持续改善，患者主诉只定期服用对乙酰氨基酚，偶尔服用羟考酮。经检查，其体力充沛，切口愈合良好。

二、临床病例 2

（一）病史及临床表现

患者，男，63 岁，既往有高脂血症和慢性头痛病史，从 5.5 m 高的梯子摔下后被送往急诊室。患者撞到了头部和右侧臀部，但没有失去知觉，可以自行走回家拨打 120。在急诊室，患者诉说头皮、颈部中线和背部疼痛。否认手臂或腿部根性疼痛、麻木或刺痛、鞍状麻醉及肠道或膀胱功能障碍。患者每日服用阿司匹林 81 mg，血流动力学稳定，体温为 36.4℃，心率为 119 次 / 分，血压为 144/98 mmHg，呼吸室内空气检测时 SpO_2 为 98%。患者的体重指数（BMI）为 30.2 kg/m^2。患者意识清醒、神志清楚，所有肌群都有正常的力量，感觉也完全正常。检查结果显示霍夫曼征和肌阵挛均为阴性。脊柱 CT 显示 L_1 椎体有不稳定的爆裂性骨折，前方约有 50% 的高度缺失。

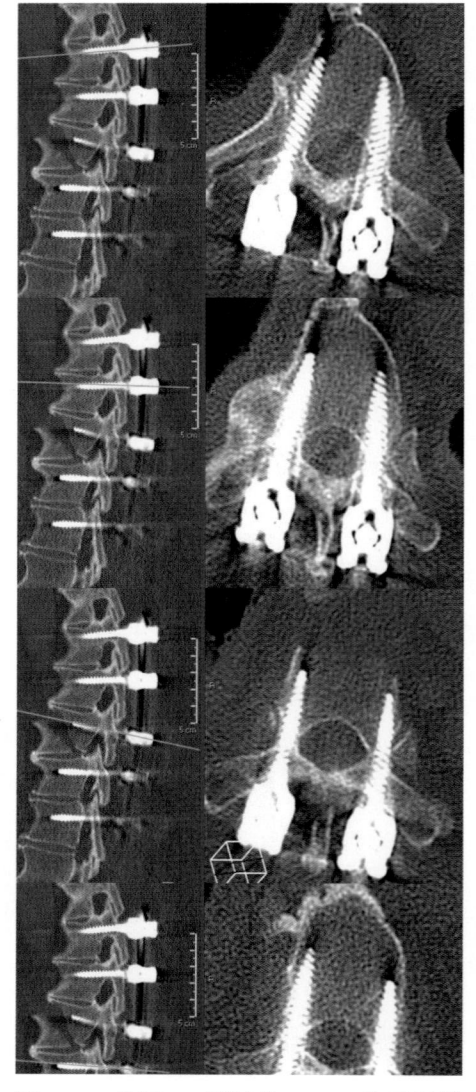

图 11.3　术后 CT 显示从 T_6~T_{10} 的双侧椎弓根螺钉置入情况

（二）术前影像学

L_1 椎体不稳定爆裂性骨折，前方高度损失约 50%（图 11.4）。

（三）手术计划

患者接受了 T_{12}~L_2 机器人辅助融合术。全身麻醉诱导后，术中进行

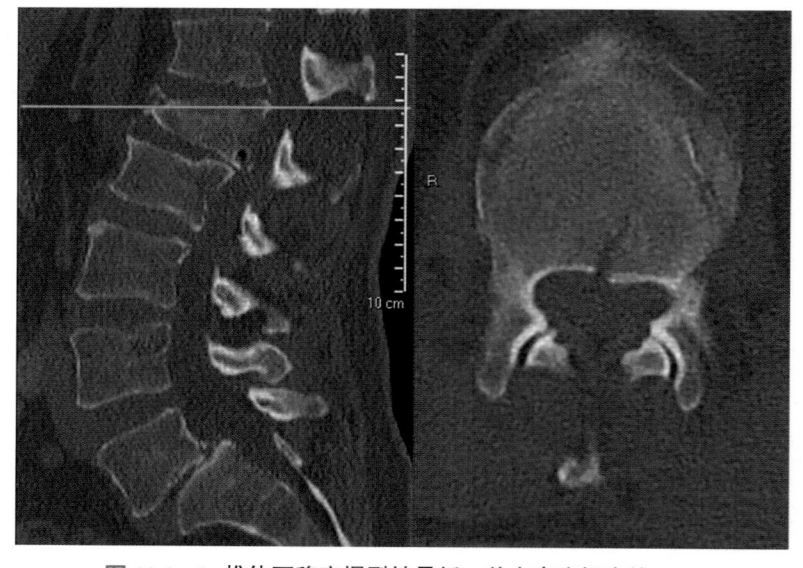

图 11.4　L_1 椎体不稳定爆裂性骨折，前方高度损失约 50%

了体感诱发电位基线监测。患者俯卧于手术台上，整个手术过程都进行术中神经监测。按照常规无菌技术对患者进行预处理和铺巾。在 T_{11}~L_3 作正中切口，暴露 T_{12}~L_2 椎板。在 L_3 棘突放置图像引导脊柱追踪器和监视标记。获得术中正侧位 X 线片，并将其传输至 ExcelsiusGPS 计划站。按照病例 1 的操作过程，在 T_{12}~L_2 放置螺钉。螺钉置入采用正中切口。术中 X 线片显示内固定位置良好。使用高速气钻进行去皮质，并将去矿物质骨基质填入 T_{12}~L_2 间隙。用连接杆连接盖帽一起置入双侧椎弓根螺钉。最终的 X 线片显示，内固定位置良好。切口按常规方式进行冲洗和缝合，并放置筋膜下引流管。整个过程神经监测均稳定。估计失血量为 200 mL，从切开到开始缝合的手术时间为 2 小时 9 分钟。

（四）术后影像学

术后正侧位 X 线片显示内固定位置情况（图 11.5）。

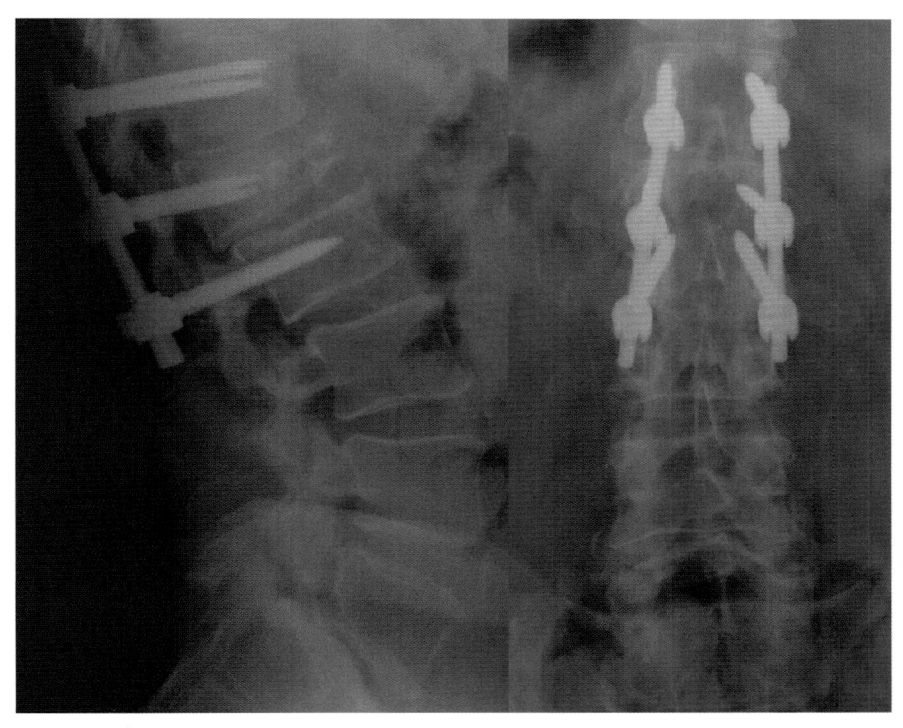

图 11.5　术后正侧位 X 线片显示内固定置入情况

（五）术后恢复和随访

术后，患者住进神经外科病房，经检查，其神经系统功能正常，肌力和感觉正常。术后第 1 天，患者通过物理治疗进行了活动。术后正侧位 X 线片显示内固定位置良好。患者于术后第 2 天通过医学和神经外科检查确定，可以出院回家。目前尚未返回诊所复诊。

三、手术问题详细说明

在 TSI 的情况下，手术前必须评估患者的其他外伤及整体血流动力学和呼吸状况。在手术室中，神经监测至关重要，应在整个手术过程中使用，尤其在不稳定骨折情况下的定位过程中。在平均动脉压升高的情况下，应特别注意患者的血压，如果担心出现脊髓损伤，则应使用动脉导管进行持续监测。

机器人辅助手术取决于配准的准确性和脊柱跟踪器的最小移动。在胸椎，由于难以获得高质量的透视图像与术前CT合并，因此初始配准可能具有挑战性。在透视过程中屏住呼吸可能有助于提高图像质量。如果透视配准不够准确，也可以使用术中CT代替术前CT。一旦完成配准，ExcelsiusGPS会使用一个监视标记，帮助确保整个病例配准的准确性。外科医生还必须特别注意在脊柱追踪器周围工作，避免干扰脊柱追踪器。在真正不稳定的损伤中，脊柱的活动性增加会导致由于骨骼相对于脊柱追踪器的移动而引发的不准确性。使用导航电钻时应特别注意不要用力过猛，因可能使骨骼和脊柱移位，从而导致成像数据不准确。由于胸椎椎弓根较小，因此，在胸椎置入椎弓根螺钉时，这些注意事项尤为重要。在创伤导致局灶性椎体后凸的病例中，末端效应器的角度可能相当陡峭，导致导航摄像头无法看到器械。在这种情况下，可能需要将摄像头移至床头而不是床尾。最后，虽然在我们的两个病例中，术前CT成像用于规划螺钉轨迹，但如果担心术前成像不准确（例如，在创伤性畸形病例中，患者定位时可能会出现部分缩小），则可在最终定位后使用O型臂进行术中CT，以规划螺钉轨迹。

四、治疗的不良结局、潜在弊端和并发症的处理

机器人辅助手术的潜在风险与传统手术方法相同，包括但不限于神经功能缺损、脊髓或神经根损伤、出血、感染、脑脊液漏、邻近水平脊柱的延迟性不稳定、硬件故障、瘫痪、昏迷、死亡、需要额外手术才能缓解症状、症状恶化及肺炎、肺栓塞和深静脉血栓等医疗并发症。尤其是创伤患者，发生出血和血流动力学不稳定的风险更高。

机器人辅助脊柱手术的一个潜在缺陷是器械置入过程中机器人出现故障，这并非TSI病例所特有。术中放弃使用机器人的原因包括注册软件失效、无法获得足够的透视图像、软组织对机器人手臂的压力导致放置不准确、无法获得必要的角度或轨迹，以及钻头或螺钉沿骨滑动[20]。如果机器人出现故障，外科医生可以进行传统的开放性、徒手操作。机器人重建的另一个普遍缺陷是与该技术相关的学习曲线。虽然Kam等描述的学习曲线并不明确[16]，但仍需进一步研究。如果出现并发症，处理方法与传统方法无异。

五、未来展望

机器人技术的优势显而易见：最大限度地减少创伤、减少组织剥离、减少失血。这些特点使得机器人技术作为一种微创技术对创伤性损伤患者尤为有用。不过，目前有关机器人技术在创伤中应用的数据还很少，需要对这部分脊柱手术的患者进行进一步研究。

参考文献

1. Kumar R, Lim J, Mekary RA, et al. Traumatic spinal injury: global epidemiology and worldwide volume. World neurosurgery. 2018;113:e345-e363.
2. Camacho JE, Usmani MF, Strickland AR, et al. The use of minimally invasive surgery in spine trauma: a review of concepts. Journal of Spine Surgery. 2019;5(Suppl 1):S91.
3. Chang V, Holly LT. Bracing for thoracolumbar fractures. Neurosurgical focus. 2014;37(1):E3.
4. O'Boynick CP, Kurd MF, Darden BV, et al, Fehlings MG. Timing of surgery in thoracolumbar trauma: is early intervention safe? Neurosurgical focus. 2014;37(1):E7.
5. Wood KB, Li W, Lebl DS, et al. Management of thoracolumbar spine fractures. The spine journal. 2014;14(1):145-164.
6. Katsuura Y, Osborn JM, Cason GW. The epidemiology of thoracolumbar trauma: a meta-analysis. Journal of orthopaedics. 2016;13(4):383-388.
7. Holmes JF, Miller PQ, Panacek EA, et al. Epidemiology of thoracolumbar spine injury in blunt trauma. Academic emergency medicine. 2001;8(9):866-872.
8. Bellabarba C, Fisher C, Chapman JR, et al. Does early fracture fixation of thoracolumbar spine fractures decrease morbidity or mortality? Spine. 2010;35(9S):S138-S145.
9. Kerwin AJ, Griffen MM, Tepas III JJ, et al. Best practice determination of timing of spinal fracture fixation as defined by analysis of the National Trauma Data Bank. Journal of Trauma and Acute Care Surgery. 2008;65(4):824-831.
10. PR H. Reduction of severe spondylolisthesis in children. South Med J. 1969;62:1-7.
11. Roy-Camille R. Osteosynthesis of thoraco-lumbar spine fractures with metal plates screwed through the vertebral pedicles. Reconstr Surg Traumatol. 1976;15:2-16.
12. Kabins MB, Weinstein JN. The history of vertebral screw and pedicle screw fixation. The Iowa orthopaedic journal. 1991;11:127.
13. Gaines Jr RW. The use of pedicle-screw internal fixation for the operative treatment of spinal disorders. JBJS. 2000;82(10):1458.
14. Amiot L-P, Labelle H, DeGuise JA, et al. Computer-assisted pedicle screw fixation-a feasibility study. Spine. 1995;20(10):1208-1212.
15. Han X, Tian W, Liu Y, et al. Safety and accuracy of robot-assisted versus fluoroscopy-assisted pedicle screw insertion in thoracolumbar spinal surgery: a prospective randomized controlled trial. Journal of neurosurgery: spine. 2019;30(5):615-622.
16. Kam JK, Gan C, Dimou S, et al. Learning curve for robot-assisted percutaneous pedicle screw placement in thoracolumbar surgery. Asian Spine Journal. 2019;13(6):920.
17. Le X, Tian W, Shi Z, et al. Robot-assisted versus fluoroscopy-assisted cortical bone trajectory screw instrumentation in lumbar spinal surgery: a matched-cohort comparison. World Neurosurgery. 2018;120:e745-e751.
18. Tian W, Liu Yj, Liu B, et al. Guideline for thoracolumbar pedicle screw placement assisted by orthopaedic surgical robot. Orthopaedic Surgery. 2019;11(2):153-159.
19. Fischer CR, Beaubrun B, Manning J, et al. Evidence based medicine review of posterior thoracolumbar minimally invasive technology. International Journal of Spine Surgery. 2018;12(6):680-688.
20. Joseph JR, Smith BW, Liu X, et al. Current applications of robotics in spine surgery: a systematic review of the literature. Neurosurg Focus. 2017;42(5):E2.

第十二章 机器人和导航辅助系统的成本效益

Mohamad Bydon，Anshit Goyal，Atiq Ur Rehman Bhatti 著

沈生军 译

第一节 引 言

在过去的几十年里，脊柱手术取得了重大的技术创新。这些创新包括手术技术的改进、手术植入物和生物制品的改进，以及通过图像引导导航和机器人技术的精确性提高。机器人辅助手术在泌尿外科、产科和妇科、骨科和神经外科等多个外科专业中的使用越来越普通。尽管机器人技术在脊柱手术中的应用仍处于起步阶段，但最近的文献表明，其有潜力彻底改变手术的安全性和准确性，不仅可以用于脊柱植入物的放置，还可以完成其他关键手术步骤，同时最大限度地减少手术团队的辐射暴露。然而，尽管许多供应商和医疗机构正在购买各种手术机器人，但有报道称该技术尚未普及到常规实践中。为证明其在医疗保健领域的价值，任何新技术都必须在提高手术质量或改善结果的基础上证明其同时具有成本效益。由于担心从这些新的引导平台采购的成本会大幅增加，脊柱医疗提供者一直对将机器人和导航技术纳入常规手术治疗持观望态度。在当今绩效报酬的时代，脊柱外科医生面临着越来越大的压力和审查，既需要制定控制定价的措施，还要对手术的情况负责。将机器人和导航系统纳入常规实践可能会实现这种基于价值的脊柱治疗。

除手术质量和安全性外，机器人手术的成本效益也在其他外科专业如泌尿外科和产科、妇科中得到评估[1-5]。累积的证据已经显著改变了泌尿外科手术的实践模式[6]。这种成本效益分析对于获得更加平衡的实践效用观点至关重要，并且对于设计和实施提高绩效的解决方案也是必不可少的。然而，这样的分析在脊柱外科领域是有限的。本章中，作者讨论了关于脊柱手术中机器人和导航辅助成本效益的现有证据，并概述了将这些平台融入日常手术工作流程中如何提供长期成本节约的机制。

第二节 机器人和导航辅助脊柱手术的范围

目前市场上有各种图像引导导航和机器人平台可供选择。尽管导航和机器人引导在过去互相排斥，但新的平台允许将两种模式整合起来，以实现实时反馈，并通过机器人机械臂沿着预先计划的轨迹放置内固定装置。每种平台都通过某种形式的术前或术中放射性成像（如X线、MRI、CT或3D透视）来实现立体定位，生成全面整合的脊柱影像学图像，以实现术中精准的操作。术中锥形束CT或O型臂（计算机辅助导航）和三维透视（虚拟透视）是现代外科手术导航系统中最常用的成像技术。两者都可以实

现无框立体定位，并对操作管状扩张器、螺丝刀、钻头和锥子等仪器进行了实时的导航反馈[7]。例如，Airo 移动术中基于 CT 的脊柱导航（Brainlab©，费尔德基兴，德国）、Stryker 脊柱导航与 SpineMask 跟踪器和 SpineMap 软件（Stryker©，卡拉马祖，密歇根州）、StealthStation 脊柱手术成像和带有 O 型臂的手术导航（Medtronic©，明尼阿波利斯，明尼苏达州），以及 Ziehm Vision FD Vario 3D 与 NaviPort 整合（Ziehm Imaging©，奥兰多，佛罗里达州）。需要注意的是，导航系统仅提供解剖学反馈，实际的仪器操作仍然完全依赖于外科医生的技能和经验[8]。

机器人系统允许用户使用影像学引导来进行轨迹规划，然后沿着所需的螺钉轨迹"锁定"机器人机械臂。还可以通过术中导航进一步辅助，以允许在最近的平台上进行实时反馈。手术机器人可以根据协助的级别分为 3 种类型：①监督控制系统，在该系统中，机器人在外科医生密切监督下根据预先计划的轨迹执行动作；②远程手术系统（如达芬奇机器人，直觉外科公司，桑尼维尔，加利福尼亚州），其允许外科医生远程完全控制机器人；③共享控制模型，由机器人和外科医生之间不同程度的同时控制[7-9]。如今在脊柱手术中使用较多的现代机器人共享控制系统，它们允许通过术前或术中成像来规划立体定向轨迹，然后由机器人机械臂定位，外科医生随后放置内固定器械。

在手术量方面，脊柱手术中机器人和导航平台的利用仍存在巨大的潜力，这可以证明其初始采购成本的合理性。从 2004—2015 年，选择性腰椎融合手术的数量增加了 62.3%，从 2004 年的 122 679 例（每 10 万人中的 60.4 例）增加至 2015 年的 199 140 例（每 10 万人中的 79.8 例）[10,11]。第一个用于脊柱手术的商业化机器人平台 Mazor SpineAssist 系统（Mazor Robotics，凯撒利亚，以色列）于 2004 年获 FDA 批准。然而，直至 2011 年在少量的安装情况下才看到显著的利用率，到 2015 年安装数量还不到 100 个[12]。自那开始，每个系统的手术数量一直在稳步增加，意味着机器人辅助脊柱手术在手术室中的渗透度越来越高。到 2015 年，美国每年进行超过 3000 多例的机器人脊柱手术。类似的趋势也在前列腺和妇产科手术中的达芬奇手术系统中被发现，2015 年进行了超过 70 万例手术。达芬奇机器人除了是第一个用于外科治疗的机器人系统外，其在医疗专业人员和普通公众中的推广普及了机器人手术。在将这些技术整合到日常的外科手术实践后，如果医院全方位地将自己营销为最先进的脊柱手术中心，则他们可以利用增加手术量来抵消初始采购和维护的成本，同时还可提高患者的安全性和满意度。提高患者对外科手术程序的理解对于提高利用率也至关重要。应告知患者，外科医生仍将执行手术的关键部分，而机器人仅被用于改进轨迹规划和动力学反馈的"指导"工具。

虽然当前大多数关于机器人和导航的文献都集中在椎弓根螺钉的置入领域，但还有诸多其他方面的应用可为增加机器人利用率提供依据。几项研究已经证明了图像引导系统在微创腰椎侧方椎间融合术（minimally invasive lateral lumbar interbody fusion，MIS-LLIF）[13-15] 工作流程中的可行性。导航和机器人技术还被研究用于 S_2 骶髂（S_2Ai）螺钉的放置[16-20]。这些系统的应用范围还扩展到原发性和转移性脊柱和硬膜内肿瘤的切除，以及脊柱畸形病例[21-25]。除了手术数量以外，这种扩大的临床适应证范围也为成本效益提供了内在基础。

第三节 图像引导导航系统的成本效益

一些研究已经证明了在手术室中使用图像引导系统的成本和收益[26-29]。当前现有的文献主要侧重在使用图像引导置入椎弓根螺钉时的成本节约方面。提议的关于成本效益的解决方案包括减少由于螺钉位置不当而需要进行翻修手术的比例，以及减少每个椎弓根螺钉置入所需的时间，从而降低了手术室的设施成本。Watkins 等对 100 例接受了胸腰椎 3D X 球管影像导航下椎弓根螺钉置入的患者进行了前瞻性分析，与对照组的 100 例未使用图像引导进行椎弓根螺钉置入的患者对比，由于翻修手术率从 3% 降低至 0，故每 100 例病例就可节省 71 000 美元的成本，并缩短了螺钉置入所需要的时间（手术室成本：93 美元/分钟）。导航系统本身的总成本为 475 000 美元。每进行一次翻修手术，医院的成本消耗分别高达 23 000 美元（对于医保患者）和约 40 000 美元（对于自费患者）。因此，从长远来看，在手术量足够大时，影像导航系统被认为是具有成本效益的。此外，Costa 等证明了当使用术中 CT（O 型臂）的图像引导进行手术时会比使用术前 CT 引导更具成本效益[26]。作者发现，基于术中 CT 引导时每个椎弓根螺钉平均放置时间更短（16 分钟 vs. 28 分钟），需要术中拍摄的 X 线片也更少。应用术中 O 型臂 CT 引导的平均费用也比术前 CT 引导时更低（6482 欧元 vs. 6738 欧元）。假设因为术中应用传统 C 型臂球管透视导致椎弓根螺钉翻修而重返手术室的比例为 1%，而在术中应用 O 型臂组中并没有发生[27]。因此，Hodges 等预测，使用术中 O 型臂导航可以在全国范围内共计节约 4059.5 万美元的成本。

第四节 机器人在手术中的成本效益

一、来自其他外科专业的证据

虽然关于脊柱手术的相关文献很少，但已有越来越多的证据评估了使用机器人系统在其他外科专业（如普通外科、妇产科和泌尿外科）中的成本效益。在机器人手术和开放性肾上腺切除术的直接比较中，Probst 等证明，尽管机器人手术的成本将会高出 2288 欧元[2]，但对于全院患者总围术期的成本而言，机器人手术产生的成本将会低于开放性手术的成本（7334 欧元 vs. 8625 欧元）。在机器人辅助腹腔镜手术（robotic-assisted laparoscopic surgery，RALS）进行的前列腺切除术和子宫切除术的评估中也得出了类似的结果，也证实了这些手术的平均成本更高[3,5]。这些研究的一个重要局限性是，仅限于分析直接的手术室和供应成本，而未对减少的生产力损失、长期治疗结果等相关的间接成本和效益进行评估。例如，研究表明，机器人辅助前列腺切除术会导致手术切缘阳性发生率降低、雄激素剥夺性化疗使用减少，以及降低术后 2 年内的放疗率[30]。同样，机器人辅助肾切除术虽然会产生较高的手术操作成本，但会明显减少并发症、缩短住院时间[6]。据称，平均每例机器人辅助腹腔镜手术的直接成本比传统开放手术高出 6% 或 1600 美元[31]。因此，从这些外科专业的文献中，大多数作者普遍认为机器人辅助腹腔镜手术的成本效益较低，特别是需考虑到初始采购成本（估计为 175 万美元）和后续维护所需的成本。然而，这些手术的成本也随着手术量的增加而下降[32]。因此，仍需要进行更全面的成本效益分析，综合考虑所有相关因素，以证明机器人辅助腹腔镜手术在医疗保健价值中的清晰蓝图。这一点尤为重要，因为如果在缺乏明确的结果效益的情况下发现机器人辅助腹腔镜手术的成本效益较低，所增加的成本负担可能会落在患者身上，而并非保险公司[33]。有趣的是，尽管手术的成本高昂，但机器人辅助腹腔镜手术在美国的使用量仍大幅度增加，到2017年已经安装了2862台达芬奇系统[34]。从2010—2017年，全球手术案例的数量从13.6万例大幅增加到了87.7万例，制造商的总市场收入也达31亿美元[34]。

二、脊柱手术的证据

与其他外科专业相比，在脊柱手术中机器人辅助手术的成本效益最高。然而，目前缺乏直接研究机器人脊柱手术相关成本数据的文献。迄今为止，唯一的研究是由Menger等进行的，他们分析了单独的一个机构在1年内进行的557例胸腰椎内固定脊柱择期手术的成本数据，其中58例（10.4%）是微创融合术[35]。虽然作者没有进行任何机器人手术，但他们根据之前公布的国家数据，尝试分析了采用机器人手术对手术程序和成本的预计影响。在回顾个别案例时，发现利用机器人辅助可以将另外的50例开放手术（10%）转换为微创手术；同时，还可以在337例开放手术中（占开放手术的68%）使用机器人辅助。作者使用全国可获得的数据预估了基于螺钉位置不良发生率、手术时间、再手术率和住院时间的成本节约。研究发现，在繁重的学术实践中使用机器人手术每年可以节省608 546美元，其中大部分节省归因于避免了翻修手术（314 661美元）和将开放手术转为微创手术（251 860美元），从而缩短住院时间。下面将单独讨论可能影响机器人脊柱手术成本效益的原因。

（一）再手术率

再手术是脊柱手术总成本中的重要因素。在手术后30天内进行的二次手术可能不被医疗保险所覆盖，产生的成本可能需患者和医疗机构共同承担[36]。一次翻修手术的成本可能高达约40 000美元[28]。机器人辅助可以改善术中螺钉定位的准确性和精度，在减少再手术的发生率方面具有巨大的潜力。对使用机器人引导的960例椎弓根螺钉置入的分析中，Hu等证明其准确率为98.9%[37]。同样，Zahrawi等表明使用机器人经皮椎弓根螺钉的置入准确率为100%，而徒手放置的准确率为97%[38]。已经有多项此类研究证明了机器人辅助下椎弓根螺钉定位的准确性更高[39-41]。预计将CT导航加入机器人引导中将进一步大幅提高精度和准确性[42]。

使用机器人技术时因螺钉定位不准确而导致再手术的发生率约为0[43]。在我们机构的前50例病例中也有类似的经验，使用机器人导航进行的胸腰椎脊柱内固定手术中没有因螺钉位置不良而需要进行翻修手术的情况发生。研究还表明，关节囊损伤主要与相邻节段疾病的发生率较高有关[44]，而通过机器人手术置入椎弓根螺钉可以避免对关节囊的损伤。除了用于椎弓根螺钉的定位外，机器人辅助显著提高了椎间融合器、椎体成形术和椎体活检的定位准确性[36,45]。此外，多项研究已经验证了机器人辅助下S_2骶髂（S_2Ai）螺钉的放置准确性[18,46-48]。与透视引导手术相比，机器人引导的微创手术术后创口感染等并发症的发生率也更低[49-53]。一项多中心前瞻性研究表明，相比于透视引导组，使用 Mazor Robotics Renaissance 引导系统辅助手术可以使手术并发症的发生率下降至原来的 1/5[52]。

（二）辐射暴露

通过最小化使用术中透视摄影来减少辐射暴露可能有助于长期节省成本。辐射暴露通常是以每枚螺钉放置的透视暴露时间来衡量。在机器人辅助开放手术或经皮手术与常规徒手手术的比较中，Kantelhardt 等证明了机器人辅助开放螺钉置入的透视摄影时间为每枚螺钉 43 秒，机器人辅助经皮螺钉置入的透视摄影时间为每枚螺钉 27 秒，而传统手术的平均时间为每枚螺钉 77 秒[52]。尽管有少数研究显示辐射暴露几乎没有差异[54-56]，但目前绝大多数文献支持在机器人辅助手术中通过透视摄影时间衡量的辐射暴露较低的假设[44,52,57,58]。然而，必须要注意的是，辐射暴露量在很大程度上取决于术中外科医生可变性的技术水平。迄今为止的文献仅涵盖了未将实时导航作为辅助的机器人系统。随着将 CT 导航与机器人手臂结合的新一代机器人系统的出现，由于单次 O 型臂旋转可能会增加 20 秒的透视摄影时间，故使用术中 CT 进行规划将导致手术团队的辐射暴露量增加。因此，需要对涵盖不同手术实践的脊柱外科医师进行更多的多中心研究，以及对使用新一代机器人引导系统的辐射暴露情况进行研究。

（三）手术时间

手术室设备的成本与手术时间成正比。较短的手术时间不仅可以通过减少设施成本直接节省成本，还可以通过减少因手术时间较长时的并发症风险来节省间接成本。多项研究表明，机器人辅助下的螺钉置入所需时间明显比徒手操作时较短，这也会使整体的手术时间缩短[37,44,54,59,60]。手术室设备每分钟的成本从 15~100 美元不等[35,36]，这在不同机构之间存在较大差异。在一项对单一机构脊柱手术实践的研究中，假设手术室每分钟成本是 18 美元，Menger 等估算该机构 1 年内的 57 例微创手术中将节省 5713 美元。同样，Watkins 等估算他们的手术室成本每分钟 93 美元，每例手术减少 20~30 分钟的时间将共计节省 1860~2790 美元的手术成本[28]。

（四）外科医生的人体工程学和效率

因为脊柱手术依赖于细致的精细动作，所以脊柱手术是一项对体力要求很高的技能。骨骼的切除和植入器械不仅需要外科医生的体力，同时在关键神经附近操作时还需要极高的灵巧性和精确性。在进行微创手术时需要在狭窄的手术通道中进行操作，这使得手术更加具有挑战性。考虑到长时间且艰巨的手术可能导致外科医生身体和精神疲劳，人体工程学也是一个重要的问题。研究表明，外科医生颈部和肩部疼痛的发生率高达 40%[61]。因此，机器人和导航技术应用在脊柱手术中是一个理想的领域，它可以实现高效的人体工程学，进而防止外科医生发生疲劳。这在心脏外科、妇产科和泌尿外科等其他外科专业已经得到证实[62,63]。

第五节 未来的考虑

为了确保未来机器人和导航平台在临床中应用的更加广泛，并提高其成本效益，可以采用以下几项措施：①不同成像模态的共注册：未来的系统应该允许 MRI 与 CT 扫描的共注册，这可以允许更好地可视化软组织肿瘤边界和邻近解剖结构（包括血管结构和神经元素）[8]。这种改进将增强这些平台在脊柱肿瘤切除中的应用。②提高骨切除和软组织处理能力：使脊柱机器人在骨切除和处理软组织方面具有更强的能力，将进一步提高其临床应用。③减少手术室时间和翻修率：随着新技术的应用，毫无疑问会有一条重要的学习曲线。因此，通过医生在日常工作流程中采用这些技术之前进行全面的培训和技能发展，可以进一步改善成本节约机制。在培训住院医师时早期培训这些技术也会使他们在独立执业时更加熟悉和高效地使用。④进行成本效益分析：必须记住的是，不同机构之间的成本节省差异较大。在获取机器人和导航平台之前，提供者和医院应进行成本效益分析，并根据自己的经验仔细考虑机构的手术量、病例复杂程度、翻修和并发症的发生率。将此与已经发表的机器人手术后结果的数据结合起来，可帮助在获取新系统之前估计预计的成本节约。⑤长期成本效益：需要注意的是，成本效益只能在长期内得到证明，因为这些平台的前期采购成本仍然很高。实现成本效益目标所需的"治疗人数"和持续的时间将取决于机构实践和病例量。

第六节 总 结

尽管购买机器人和导航平台用于脊柱手术的前期成本令人望而却步，但从长远来看，通过减少翻修手术率、手术时间、辐射暴露，以及改善医生人体工程学，仍然有可能节省成本。鉴于在这一重要方面缺乏证据，需要进一步研究，直接检查内部成本数据，以得知当前脊柱外科手术的成本效益，从而估计将这些新技术用于患者治疗中的价值。

参考文献

1. Molinari M, Puttarajappa C, Wijkstrom M, et al. Robotic versus open renal transplantation in obese patients: protocol for a cost-benefit markov model analysis. JMIR Res Protoc. 2018;7(3):e74. https://doi.org/10.2196/resprot.8294.
2. Probst KA, Ohlmann CH, Saar M, et al. Robot-assisted vs. open adrenalectomy: evaluation of cost-effectiveness and peri-operative outcome.BJU Int. 2016;118(6):952–957. https://doi.org/10.1111/bju.13529.
3. Martínez-Maestre MA, Melero-Cortés LM, Coronado PJ,et al. Long term COST-minimization analysis of robot-assisted hysterectomy versus conventional laparoscopic hysterectomy. Health Econ Rev. 2019;9(1):18. https://doi.org/10.1186/s13561-019-0236-8.
4. Sleeper J, Lotan Y. Cost-effectiveness of robotic-assisted laparoscopic procedures in urologic surgery in the USA.

5. Forsmark A, Gehrman J, Angenete E, et al. Health economic analysis of open and robot-assisted laparoscopic surgery for prostate cancer within the Prospective Multicentre LAPPRO Trial. Eur Urol. 2018;74(6):816–824. https://doi.org/10.1016/j.eururo.2018.07.038.
6. Yu HY, Hevelone ND, Lipsitz SR, et al. Use,costs and comparative effectiveness of robotic assisted, laparoscopic and open urological surgery. J Urol. 2012;187(4):1392–1398. https://doi.org/10.1016/j.juro.2011.11.089.
7. Kochanski RB, Lombardi JM, Laratta JL, et al. Image-guided navigation and robotics in spine surgery. Neurosurgery. 2019;84(6):1179–1189. https://doi.org/10.1093/neuros/nyy630.
8. Overley SC, Cho SK, Mehta AI, et al. Navigation and robotics in spinal surgery: where are we now? Neurosurgery.2017;80(3S):S86–S99. https://doi.org/10.1093/neuros/nyw077.
9. Nathoo N, Cavuşoğlu MC, Vogelbaum MA, et al. In touch with robotics: neurosurgery for the future. Neurosurgery.2005;56(3):421–433, discussion 421–433. https://doi.org/10.1227/01.neu.0000153929.68024.cf.
10. Martin BI, Mirza SK, Spina N, et al. Trends in lumbar fusion procedure rates and associated hospital costs for degenerative spinal diseases in the United States, 2004 to 2015. Spine. 2019;44(5):369–376.https://doi.org/10.1097/BRS.0000000000002822.
11. Goz V, Rane A, Abtahi AM, et al. Geographic variations in the cost of spine surgery.Spine. 2015;40(17):1380–1389. https://doi.org/10.1097/BRS.0000000000001022.
12. Patel V. Future of robotics in spine surgery. Spine. 2018;43(7S):528. https://doi.org/10.1097/BRS.0000000000002554.
13. Park P. Three-dimensional computed tomography-based spinal navigation in minimally invasive lateral lumbar interbody fusion: feasibility, technique, and initial results.Neurosurgery. 2015;11(suppl 2):259–267. https://doi.org/10.1227/NEU.0000000000000726.
14. Joseph JR, Smith BW, Patel RD, et al. Use of 3D CT-based navigation in minimally invasive lateral lumbar interbody fusion. J Neurosurg Spine. 2016;25(3):339–344. https://doi.org/10.3171/2016.2.SPINE151295.
15. Drazin D, Liu JC, Acosta FL. CT navigated lateral interbody fusion. J Clin Neurosci. 2013;20(10):1438–1441. https://doi.org/10.1016/j.jocn.2012.12.028.
16. Nottmeier EW, Pirris SM, Balseiro S, et al. Threedimensional image-guided placement of S2 alar screws to adjunct or salvage lumbosacral fixation. Spine J. 2010;10(7):595–601. https://doi.org/10.1016/j.spinee.2010.03.023.
17. Ray WZ, Ravindra VM, Schmidt MH, et al. Stereotactic navigation with the O-arm for placement of S-2 alar iliac screws in pelvic lumbar fixation.J Neurosurg Spine. 2013;18(5):490–495. https://doi.org/10.3171/2013.2.SPINE12813.
18. Laratta JL, Shillingford JN, Lombardi JM, et al. Accuracy of S2 alar-iliac screw placement under robotic guidance. Spine Deform. 2018;6(2):130–136. https://doi.org/10.1016/j.jspd.2017.08.009.
19. Shillingford JN, Laratta JL, Park PJ, et al. Human versus robot: a propensity-matched analysis of the accuracy of free hand versus robotic guidance for placement of S2 alar-Iliac (S2AI) screws. Spine. 2018;43(21):E1297–E1304. https://doi.org/10.1097/BRS.0000000000002694.
20. Shin JH, Hoh DJ, Kalfas IH. Iliac screw fixation using computer-assisted computer tomographic image guidance: technical note. Oper Neurosurg. 2012;70(suppl 1):16–20, discussion 20. https://doi.org/10.1227/NEU.0b013e318230517a.
21. Rajasekaran S, Vidyadhara S, Ramesh P, et al. Randomized clinical study to compare the accuracy of navigated and non-navigated thoracic pedicle screws in deformity correction surgeries. Spine. 2007;32(2):E56–E64.https://doi.org/10.1097/01.brs.0000252094.64857.ab.
22. Nagashima H, Nishi T, Yamane K, et al. Case report:osteoid osteoma of the C2 pedicle: surgical technique using a navigation system. Clin Orthop Relat Res. 2010;468(1):283–288. https://doi.org/10.1007/s11999-009-0958-8.

23. Van Royen BJ, Baayen JC, Pijpers R, et al. Osteoid osteoma of the spine: a novel technique using combined computer-assisted and gamma probe-guided high-speed intralesional drill excision.Spine. 2005;30(3):369–373. https://doi.org/10.1097/01.brs.0000152531.49095.34.

24. Moore T, McLain RF. Image-guided surgery in resection of benign cervicothoracic spinal tumors: a report of two cases. Spine J. 2005;5(1):109–114. https://doi.org/10.1016/j.spinee.2004.06.020.

25. Fujibayashi S, Neo M, Takemoto M, et al. Computer-assisted spinal osteotomy: a technical note and report of four cases.Spine. 2010;35(18):E895–E903. https://doi.org/10.1097/brs.0b013e3181dc5ed1.

26. Costa F, Porazzi E, Restelli U, et al. Economic study: a cost-effectiveness analysis of an intraoperative compared with a preoperative image-guided system in lumbar pedicle screw fixation in patients with degenerative spondylolisthesis. Spine J. 2014;14(8):1790–1796. https://doi.org/10.1016/j.spinee.2013.10.019.

27. Hodges SD, Eck JC, Newton D. Analysis of CT-based navigation system for pedicle screw placement. Orthopedics.2012;35(8):e1221–e1224. https://doi.org/10.3928/01477447-20120725-23.

28. Watkins RG, Gupta A, Watkins RG. Cost-effectiveness of image-guided spine surgery. Open Orthop J. 2010;4:228–233. https://doi.org/10.2174/1874325001004010228.

29. Hecht AC, Koehler SM, Laudone JC, et al. Is intraoperative CT of posterior cervical spine instrumentation cost-effective and does it reduce complications? Clin Orthop Relat Res. 2011;469(4):1035–1041. https://doi.org/10.1007/s11999-010-1603-2.

30. Hu JC, Gandaglia G, Karakiewicz PI, et al. Comparative effectiveness of robot-assisted versus open radical prostatectomy cancer control. Eur Urol. 2014;66(4):666–672. https://doi.org/10.1016/j.eururo.2014.02.015.

31. Barbash GI, Glied SA. New technology and health care costs—the case of robot-assisted surgery. N Engl J Med.2010;363(8):701–704. https://doi.org/10.1056/NEJMp1006602.

32. Budäus L, Abdollah F, Sun M, et al. The impact of surgical experience on total hospital charges for minimally invasive prostatectomy: a population-based study. BJU Int.2011;108(6):888–893. https://doi.org/10.1111/j.1464-410X.2010.09906.x.

33. Pearson SD, Bach PB. How Medicare could use comparative effectiveness research in deciding on new coverage and reimbursement. Health Aff. 2010;29(10):1796–1804. https://doi.org/10.1377/hlthaff.2010.0623.

34. Childers CP, Maggard-Gibbons M. Estimation of the acquisition and operating costs for robotic surgery. JAMA. 2018;320(8):835–836. https://doi.org/10.1001/jama.2018.9219.

35. Menger RP, Savardekar AR, Farokhi F, Sin A. A costeffectiveness analysis of the integration of robotic spine technology in spine surgery. Neurospine. 2018;15(3):216–224.https://doi.org/10.14245/ns.1836082.041.

36. Fiani B, Quadri SA, Farooqui M, et al. Impact of robot-assisted spine surgery on health care quality and neurosurgical economics: a systemic review.. Neurosurg Rev. 2020;43(1):17–25. https://doi.org/10.1007/s10143-018-0971-z.

37. Hu X, Ohnmeiss DD, Lieberman IH. Robotic-assisted pedicle screw placement: lessons learned from the first 102 patients. Eur Spine J. 2013;22(3):661–666. https://doi.org/10.1007/s00586-012-2499-1.

38. Zahrawi F. Comparative analysis of robotic-guided pedicle screw placement accuracy and freehand controls in percutaneous adult degenerative spinal instrumentation.Spine J. 2014;14(11): (suppl 63). https://doi.org/10.1016/j.spinee.2014.08.164.

39. Joseph JR, Smith BW, Liu X, et al. Current applications of robotics in spine surgery: a systematic review of the literature. Neurosurg Focus. 2017;42(5):E2. https://doi.org/10.3171/2017.2.FOCUS16544.

40. Keric N, Doenitz C, Haj A, et al. Evaluation of robotguided minimally invasive implantation of 2067 pedicle screws. Neurosurg Focus. 2017;42(5):E11. https://doi.org/10.3171/2017.2.FOCUS16552.

41. Molliqaj G, Schatlo B, Alaid A, et al. Accuracy of robotguided versus freehand fluoroscopy-assisted pedicle screw insertion in thoracolumbar spinal surgery. Neurosurg Focus.2017;42(5):E14. https://doi.

org/10.3171/2017.3.FOCUS179.

42. Fan Y, Peng Du J, Liu JJ, et al. Radiological and clinical differences among three assisted technologies in pedicle screw fixation of adult degenerative scoliosis. Sci Rep. 2018;8(1):890. https://doi.org/10.1038/s41598-017-19054-7.

43. Schröder ML, Staartjes VE. Revisions for screw malposition and clinical outcomes after robot-guided lumbar fusion for spondylolisthesis. Neurosurg Focus. 2017;42(5):E12. https://doi.org/10.3171/2017.3.FOCUS16534.

44. Hyun SJ, Kim KJ, Jahng TA, et al. Minimally invasive robotic versus open fluoroscopic-guided spinal instrumented fusions: a randomized controlled trial.. Spine. 2017;42(6):353–358. https://doi.org/10.1097/BRS.0000000000001778.

45. Barzilay Y, Schroeder JE, Hiller N, et al. Robot-assisted vertebral body augmentation: a radiation reduction tool. Spine. 2014;39(2):153–157. https://doi.org/10.1097/BRS.0000000000000100.

46. Bederman SS, Hahn P, Colin V, et al. Robotic guidance for S2-alar-iliac screws in spinal deformity correction. Clin Spine Surg. 2017;30(1):E49–E53. https://doi.org/10.1097/BSD.0b013e3182a3572b.

47. Hu X, Lieberman IH. Robotic-guided sacro-pelvic fixation using S2 alar-iliac screws: feasibility and accuracy. Eur Spine J. 2017;26(3):720–725. https://doi.org/10.1007/s00586-016-4639-5.

48. Hyun SJ, Kim KJ, Jahng TA. S2 alar iliac screw placement under robotic guidance for adult spinal deformity patients:technical note. Eur Spine J. 2017;26(8):2198–2203. https://doi.org/10.1007/s00586-017-5012-z.

49. Quadri SA, Capua J, Ramakrishnan V, et al. A rare case of pharyngeal perforation and expectoration of an entire anterior cervical fixation construct. J Neurosurg Spine. 2017;26(5):560–566. https://doi.org/10.3171/2016.10.SPINE16560.

50. Nasser R, Yadla S, Maltenfort MG, et al. Complications in spine surgery. J Neurosurg Spine. 2010;13(2):144–157. https://doi.org/10.3171/2010.3.SPINE09369.

51. Mortazavi MM, Quadri SA, Suriya SS, et al. Rare concurrent retroclival and pan-spinal subdural empyema: review of literature with an uncommon illustrative case. World Neurosurg. 2018;110:326–335. https://doi.org/10.1016/j.wneu.2017.11.082.

52. Kantelhardt SR, Martinez R, Baerwinkel S, et al. Perioperative course and accuracy of screw positioning in conventional, openrobotic-guided and percutaneous robotic-guided, pedicle screw placement. Eur Spine J. 2011;20(6):860–868. https://doi.org/10.1007/s00586-011-1729-2.

53. Schroerlucke SR, Wang MY, Cannestra AF, et al. Complication rate in robotic-guided vs fluoro-guided minimally invasive spinal fusion surgery: reportfrom MIS refresh prospective comparative study. Spine J. 2017;17(10):S254–S255. https://doi.org/10.1016/j.spinee.2017.08.177.

54. Onen MR, Simsek M, Naderi S. Robotic spine surgery: a preliminary report. Turk Neurosurg. 2014;24(4):512–518. https://doi.org/10.5137/1019-5149.JTN.8951-13.1.

55. Solomiichuk V, Fleischhammer J, Molliqaj G, et al. Robotic versus fluoroscopy-guided pedicle screw insertion for metastatic spinal disease: a matched-cohort comparison. Neurosurg Focus. 2017;42(5):E13. https://doi.org/10.3171/2017.3.FOCUS1710.

56. Lonjon N, Chan-Seng E, Costalat V, et al. Robot-assisted spine surgery: feasibility study through a prospective case-matched analysis. Eur Spine J. 2016;25(3):947–955. https://doi.org/10.1007/s00586-015-3758-8.

57. Schroerlucke SR, Good CR, Wang MY. A Prospective,Comparative Study of Robotic-Guidance versus Freehand in Minimally Invasive Spinal Fusion Surgery: first Report from MIS ReFRESH. Spine J. 2016;16(10):S253. https://doi.org/10.1016/j.spinee.2016.07.166.

58. Keric N, Eum DJ, Afghanyar F, et al. Evaluation of surgical strategy of conventional vs. percutaneous robot-assisted spinal trans-pedicular instrumentation in spondylodiscitis.J Robot Surg. 2017;11(1):17–25. https://doi.org/10.1007/s11701-016-0597-5.

59. Devito DP, Kaplan L, Dietl R, et al. Clinical acceptance and accuracy assessment of spinal implants guided with SpineAssist surgical robot: retrospective study.Spine. 2010;35(24):2109–2115. https://doi.org/10.1097/BRS.0b013e3181d323ab.
60. Kim HJ, Jung WI, Chang BS, et al. A prospective, randomized, controlled trial of robot-assisted vs freehand pedicle screw fixation in spine surgery. Int J Med Robot. 2017;13(3):e1779. https://doi.org/10.1002/rcs.1779.
61. Mirbod SM, Yoshida H, Miyamoto K, et al. Subjective complaints in orthopedists and general surgeons. Int Arch Occup Env Health. 1995;67(3):179–186.https://doi.org/10.1007/BF00626350.
62. Kappert U, Tugtekin SM, Cichon R, et al. Robotic totally endoscopic coronary artery bypass:a word of caution implicated by a five-year follow-up. J Thorac Cardiovasc Surg. 2008;135(4):857–862. https://doi.org/10.1016/j.jtcvs.2007.11.018.
63. Hakimi AA, Feder M, Ghavamian R. Minimally invasive approaches to prostate cancer: a review of the current literature. Urol J. 2007;4(3):130–137.

第十三章 脊柱外科的虚拟现实和增强现实

Nader Delavari, Anthony K. Frempong-Boadu 著

董 鑫 译

廖 博 校

第一节 技术介绍

自医学诞生以来外科智能技术的应用不断发展。Epstein 等率先将术中超声应用于髓内肿瘤切除[1]。在脊髓肿瘤切除术中,超声仍然是非常宝贵的辅助手段。通过显示髓内肿瘤的回声信号,外科医生可以评估肿瘤向颅脑和骶尾骨方向的侵袭,并评估肿瘤切除的完整性。MRI(如弥散张量成像)的进展使外科医生能够了解皮质脊髓束与髓内肿瘤的关系。当中线被膨胀性肿块压迫至偏移时,了解皮质脊髓束的位置有助于手术切除和决定髓切开的部位[2]。

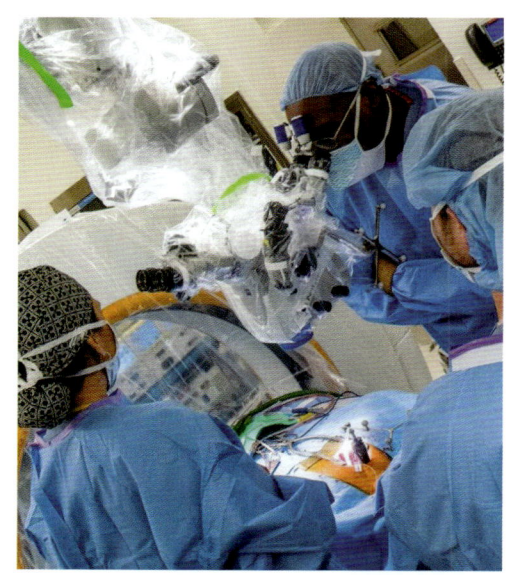

图 13.1 手术设置演示,包括术中 CT 扫描仪、神经导航参考阵列和神经导航集成的手术显微镜

虽然 Kelly 早在 1990 年就提倡采用图像引导手术治疗颅内肿瘤[3],但图像引导手术治疗脊柱肿瘤仍需要进一步完善和技术的提升。自动弹性配准算法的应用允许术中 CT 和术前 MRI 的联合配准[4](图 13.1)。这项技术在克服术前和术中成像脊柱弯曲差异方面发挥了关键作用,使得可以采用 MRI 指导术中肿瘤切除。将基于 MRI 的导航集成到手术显微镜中代表了增强现实(AR)在脊柱肿瘤手术中的应用。肿瘤的边界被勾画并叠加在外科医生的脊髓视图上。该技术在肿瘤边界不清时为外科医生提供帮助,有助于评估切除的完整性,并且与扩散张量成像相结合时,有助于保留皮质脊髓束。将肿瘤(3D)叠加集成到患者的手术显微镜视图中代表了 AR 的应用,而在工作站或使用头戴显示设备(Hololens,微软)查看的 3D 多模态图像代表了虚拟现实(virtual reality,VR)的应用(图 13.2 和图 13.3)。使用 CT 和 MRI 图像构建多层图像,包括脊髓、骨骼和软组织,随后使用 VR 工作站(Surgical Theater,Mayfield,OH)进行融合。

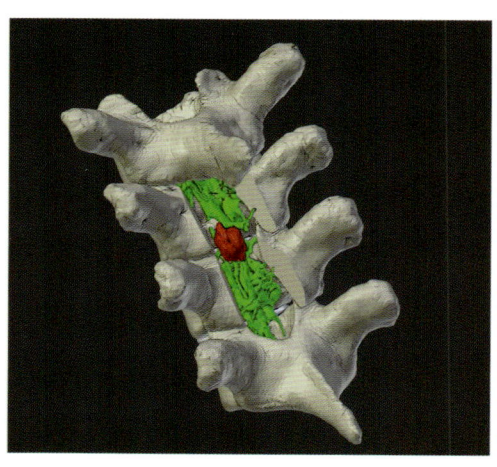

图 13.2 脊髓髓内肿瘤的多模态 3D 模型

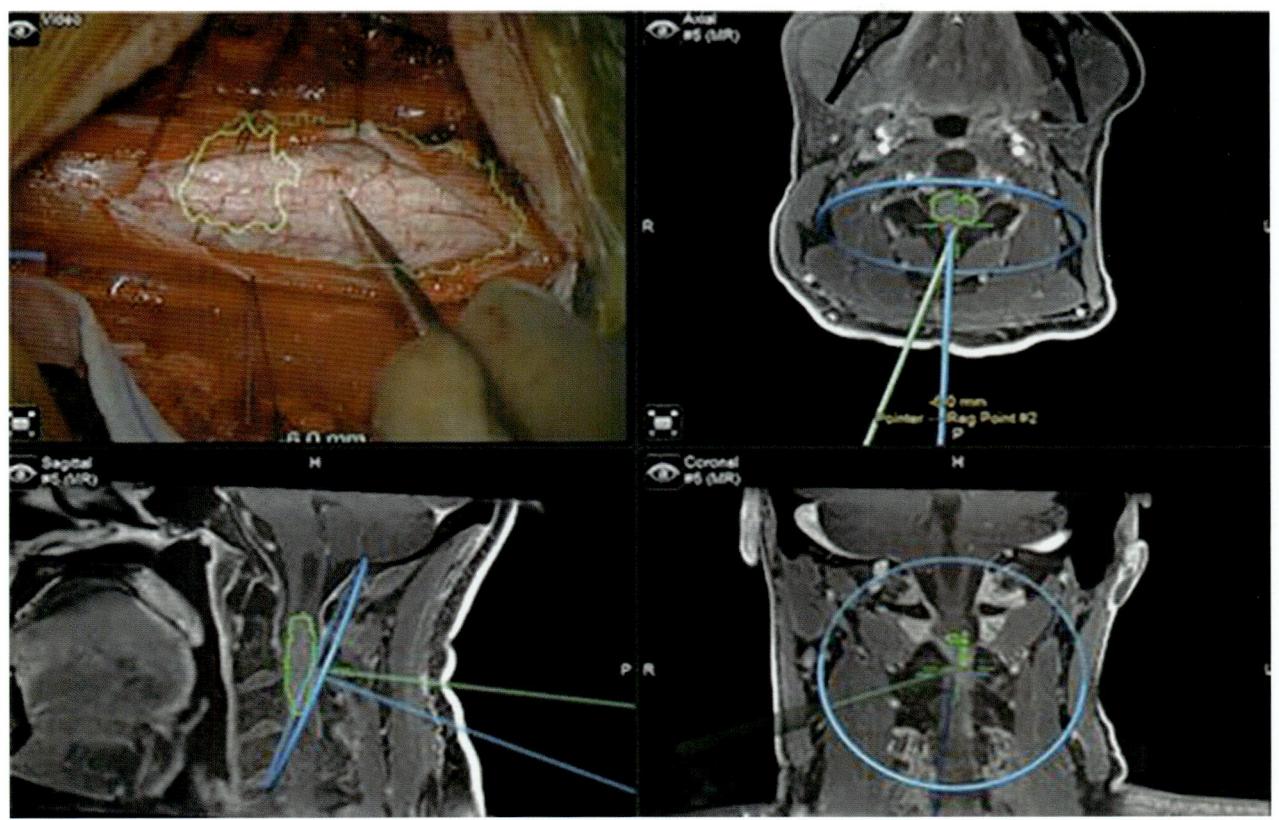

图 13.3　手术显微镜结合神经导航显示肿瘤轮廓

第二节　脊柱病理的外科治疗

一、临床研究 1

（一）临床表现

患者，男，31 岁，因肠道、膀胱和性功能下降 8 个月就诊。患者最近出现了腰痛、右足下垂，以及右臀部、小腿和足部麻木。无法承受右腿的重量，导致采取镇痛步态。躺下和做 Valsalva 动作时疼痛加重。检查时，患者右足背屈和跖屈肌力 0 级，右髌腱反射和跟腱反射活跃（++），右足背感觉减退。

（二）术前影像

腰椎 MRI 显示，在圆锥和马尾近端有硬膜内、髓内增强的膨胀性肿块。肿块没有囊性成分，MRI 其余神经轴位层面未显示其他病变（图 13.4）。

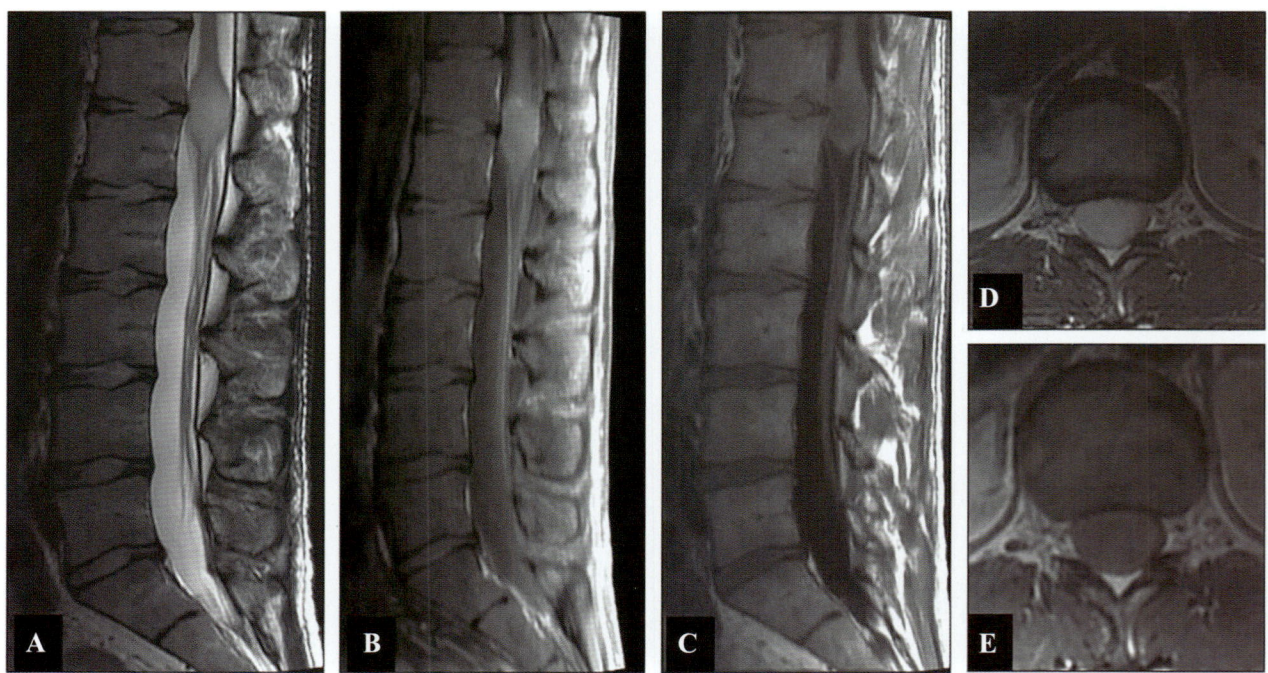

图 13.4　A. T_2 矢状位 MRI 显示脊髓圆锥内的髓内肿块；B、D. 增强后 T_1 影像；C、E. 增强前 T_1 影像

（三）手术计划及术中影像

计划行 T_{11}~L_1 椎板成形术并在显微镜下切除硬膜内髓内脊髓肿块。患者俯卧于 Jackson 手术台上。将两枚斯氏针经皮置入右侧髂骨，将立体定向导航参考阵列固定在患者身上。术中 CT 扫描（Airo，BrainLab，Munich）用于计算机辅助术中导航。术中（俯卧）CT 扫描与术前（仰卧）MRI 扫描使用弹性配准算法融合，以计算脊柱曲率的差异[4]（图 13.5）。术中三维可视化系统（Surgical Theater，Mayfield，OH）与神经导航集成（图 13.6 和图 13.7）。定位至 T_{11}~L_1

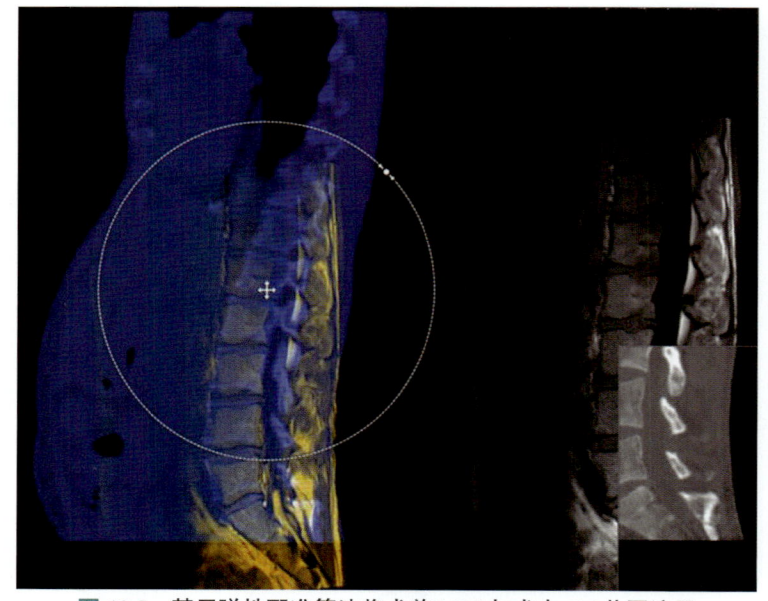

图 13.5　基于弹性配准算法将术前 MRI 与术中 CT 共同注册

水平并做一个 7.5 cm 的切口。行 T_{11}~L_1 椎板扩大成型术。显露硬膜囊后，使用超声确定肿瘤的头尾范围，随后打开硬膜。充分显露髓内肿块的头端和尾端。显微镜一体化立体定向神经导航技术可准确定位肿瘤的头端、尾端，并与术中超声精确定位相关。行脊髓切开术，发现肿块与下面的神经组织紧密相连，并且使用超声抽吸使肿瘤缩小，随后完成肿瘤的全部切除。关闭硬脑膜，完成 T_{11}~L_1 椎板扩大成型术。

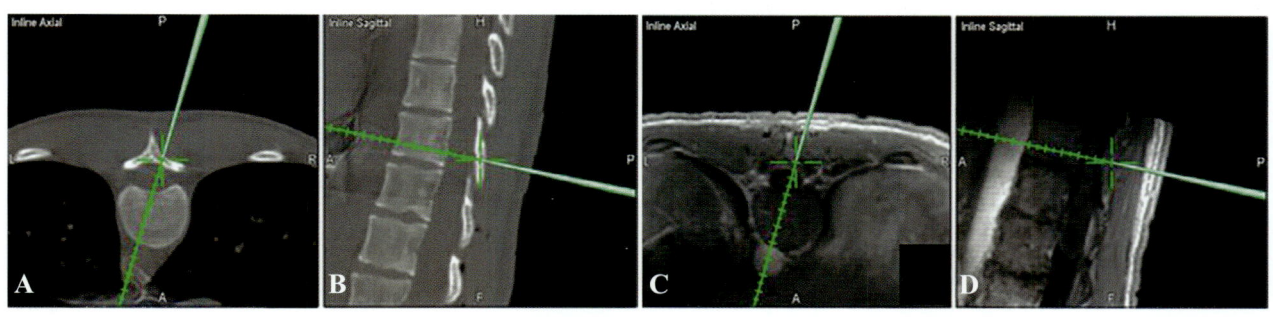

图 13.6　A、B. 术中 CT 扫描和立体定向配准；C、D. 与术前 MRI 共配准

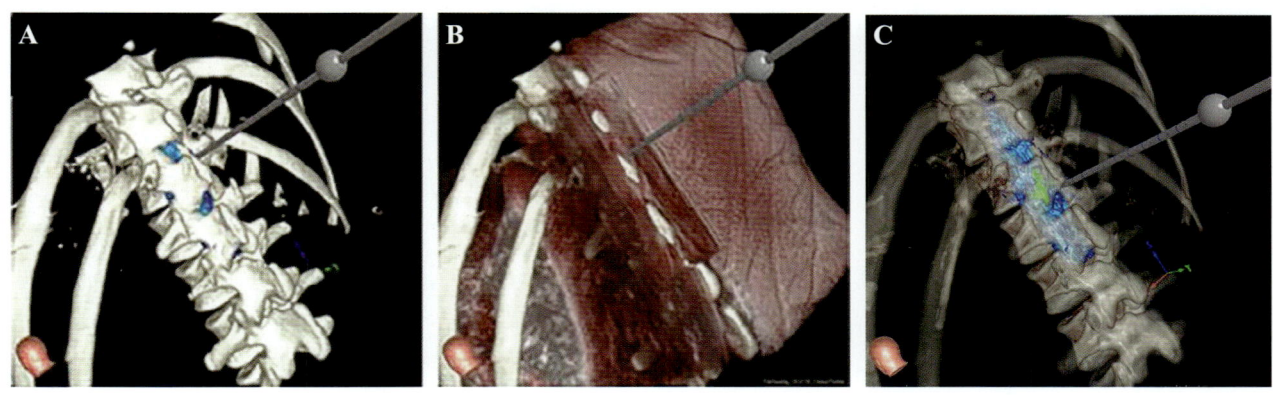

图 13.7　术中多模态三维可视化截图展示了骨骼解剖（A）、软组织（B）和肿瘤（C）的多层可视化

（四）术后影像

图 13.8 为术后矢状面 T_2 加权 MRI，显示没有髓内病变大体残留。

（五）术后恢复及随访

病理符合 K27 突变中线神经胶质瘤，WHO 分级 Ⅳ 级。患者术后出现左下肢轻度瘫痪症状，左侧跖屈和背屈肌力减弱，在经过一个疗程的类固醇治疗和康复治疗后好转。患者大小便功能障碍及右下肢运动和感觉障碍仍存在，故接受了辅助放疗和化疗。1 年后随访时，患者继续接受化疗，并可借助助行器行走。

二、临床研究 2

（一）临床表现

患者，女，39 岁，有Ⅰ型神经纤维瘤

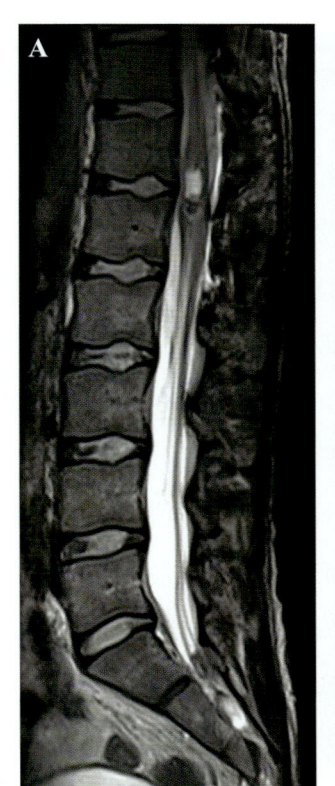
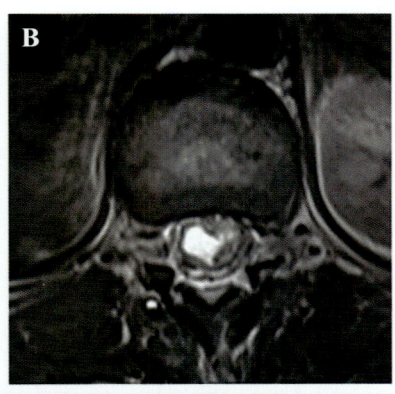
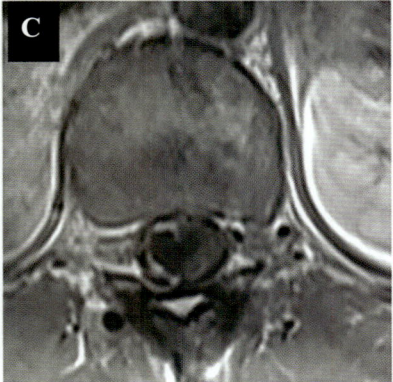

图 13.8　A. 术后矢状位 T_2 加权 MRI 显示没有髓内病变大体残留；B、C. 轴向 T_2 加权和造影后 MRI

病史，曾因多发性硬膜内肿瘤接受随访，发现 $C_4 \sim C_5$ 处髓内病变有迅速扩张的表现。在 $C_5 \sim C_6$ 处也观察到硬膜内髓外肿块。我们观察到患者的神经功能因肿块发生了显著变化，包括右上肢远端重度肌力降低和右下肢近端轻度肌力下降。

（二）术前影像

图 13.9 中术前 MRI 显示 $C_4 \sim C_5$ 处硬膜内髓内病变和 $C_5 \sim C_6$ 髓外肿块。

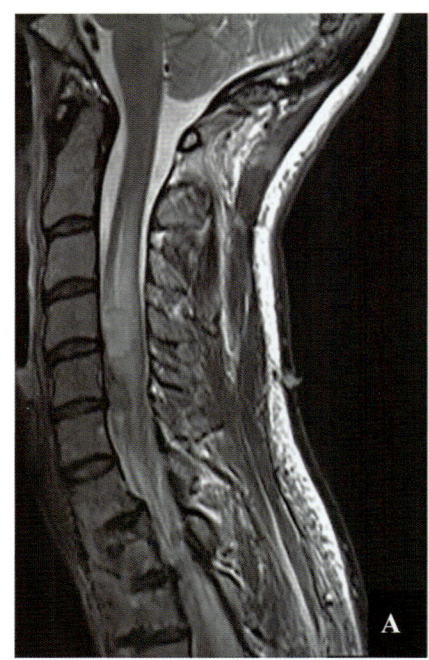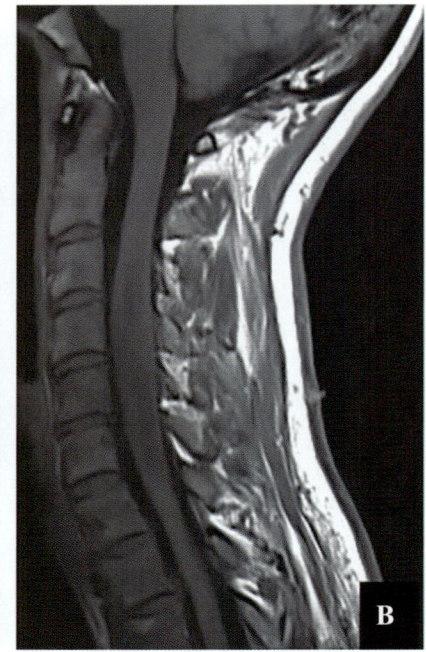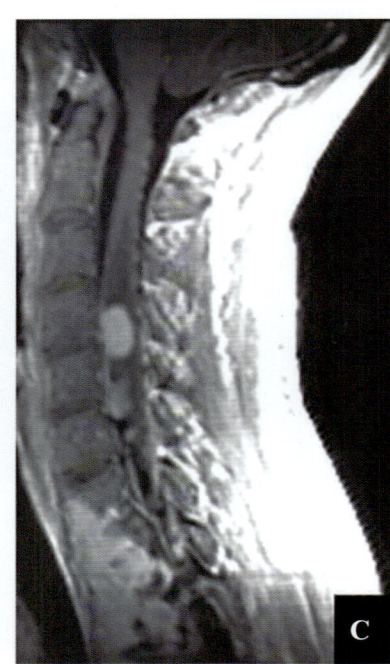

图 13.9　A. 术前矢状位 T_2 加权 MRI；B、C. 矢状位 T_1 加权对比前后 MRI

（三）手术计划及术中影像

在获得知情同意后，患者接受了全身麻醉。有创动脉压检测，维持平均动脉压 > 70 mmHg。放置神经监测导联检测体感诱发电位和经颅运动诱发电位。应用 Mayfield 头部支架，患者俯卧于 Jackson 手术床。将立体定向参考阵列连接至 Mayfield 头部支架，并获得术中 CT 图像扫描（Airo，BrainLab，Munich），用于计算机辅助导航。术中（俯卧）CT 扫描与术前（仰卧）MRI 扫描使用弹性配准算法融合，以解释脊柱曲率的差异[4]。术中 3D 可视化系统（Surgical Theater，Mayfield，OH）与神经导航系统集成。在进行 $C_3 \sim C_6$ 椎板切除术之前，使用导航系统在这些侧块钻出螺钉轨迹。同时，使用超声和立体定向导航识别肿瘤的头尾区段，立体定向导航精度确认。将手术显微镜带入视野。3D 肿瘤叠加和弥散张量成像叠加及立体定向导航与手术显微镜相结合（图 13.10）。打开硬脑膜，切断齿状韧带。利用导航系统识别并切除髓外硬膜下肿瘤。冰冻病理证实为神经纤维瘤。应用弥散张量成像导航系统识别髓内肿瘤及其与皮质脊髓束的关系。行脊髓切开术，并用超声抽吸器去除肿瘤体积。冰冻病理结果与星形细胞瘤相符。神经监测显示右下肢运动诱发电位振幅下降，未进行瘤体全切除。止血成功后，用 6-0 prolene 线连续缝合硬脑膜。将侧块螺钉放置在先前钻取的轨道上。确保内固定牢固，筋膜下和筋膜上放置引流管，用 0 PDS

线连续缝合筋膜。闭合皮肤后，患者再次仰卧，麻醉后苏醒。

（四）术后影像

图 13.11 中术后 MRI 显示颈脊髓减压。

（五）术后恢复及随访

髓内病变病理诊断为星形细胞瘤，Ki-67 增殖指数升高 15%。术后观察到患者右下肢近端瘫痪程度加重（抗重力强度），但可以在很少的辅助下行走。患者的右上肢无力有轻度改善。

三、操作注意和治疗不良反应

切除脊髓髓内病变有显著的神经功能恶化风险，神经监测可用于指导切除范围[5]。在可行的情况下，恶性脊髓星形细胞瘤应追求最大程度的安全切除，一项对 35 例患者的回顾性研究表明，最大程度的安全切除与生存率改善相关[6]。

四、潜在缺陷

AR 和立体定向导航可以成为脊髓肿瘤手术切除的有力工具；然而，应避免过度依赖这些工具。立体定向导航的准确性应通过解剖标志和术中超声的使用来证实。扎实的解剖知识有助于术者早期发现立体定向导航的不准确。

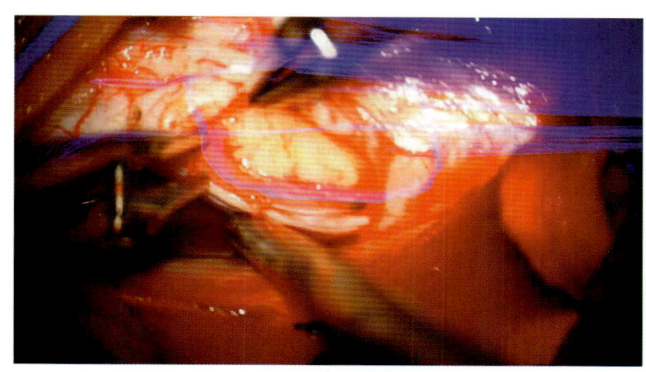

图 13.10　整合到手术视野的手术显微镜视图中的 3D 肿瘤叠加层

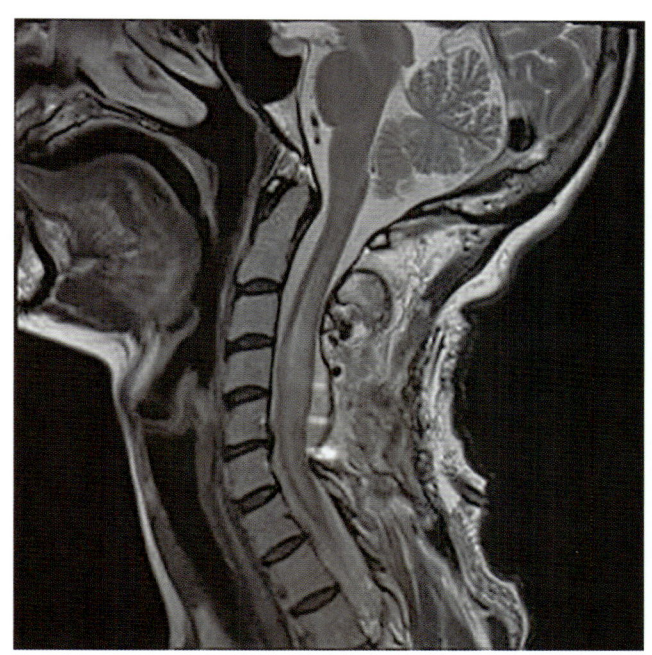

图 13.11　术后矢状位 T_2 加权 MRI

五、并发症管理

McGirt 等报道，接受恶性脊髓星形细胞瘤切除术的患者中有 40% 出现神经功能减退[6]。神经功能和活动能力受损与血栓栓塞并发症相关，应实施早期活动、压力袜和预防性抗凝治疗等措施。理疗和职业治疗应该力求神经功能最大程度的恢复。

第三节　总结和未来方向

AR 技术将 3D 肿瘤叠加到手术显微镜中，代表了图像引导外科手术的重要进展。将弥散张量成像与外科医生的视角相结合的性能明显有助于脊髓髓内肿瘤的安全切除。VR 多模态 3D 模型可以帮助制定手术计划。改进放射图像及数据采集和配准的自动化将促进这些技术的更加广泛的应用。

参考文献

1. Epstein FJ, Farmer JP, Freed D. Adult intramedullary spinal cord ependymomas: the result of surgery in 38 patients.J Neurol Surg. 1993;79(2):204–209. https://doi.org/10.3171/jns.1993.79.2.0204.
2. Benjamin CG, Frempong-Boadu A, Hoch M, et al. Combined use of diffusion tractography and advanced intraoperative imaging for resection of cervical intramedullary spinal cord neoplasms: a case series and technical note. Oper Neurosurg (Hagerstown).2019;17(5):525–530. https://doi.org/10.1093/ons/opz039.
3. Kelly PJ. Image-directed tumor resection. Neurosurg Clin N Am. 1990;1(1):81–95. https://doi.org/10.1016/S1042-3680(18)30825-8.
4. Rashad A, Heiland M, Hiepe P, et al. Evaluation of a novel elastic registration algorithm for spinal imaging data: A pilot clinical study. Int J Med Robot. 2019;15(3):e1991. https://doi.org/10.1002/rcs.1991.
5. Matsuyama Y, Sakai Y, Katayama Y, et al. Surgical results of intramedullary spinal cord tumor with spinal cord monitoring to guide extent of resection. J Neurosurg Spine. 2009;10(5):404–413. https://doi.org/10.3171/2009.2.SPINE08698.
6. McGirt MJ, Goldstein IM, Chaichana KL, et al. Extent of surgical resection of malignant astrocytomas of the spinal cord: outcome analysis of 35 patients.Neurosurgery. 2008;63(1):55–60, discussion 60–61. https://doi.org/10.1227/01.NEU.0000335070.37943.09.

第十四章 活动监测在脊柱外科中的应用

Martin Nikolaus Stienen，Nicolai Maldaner 著

毛 路 译

第一节 技术介绍

一、临床疗效评估：当前的临床实践和评估标准

脊柱手术疗效的评估，迫切需要从医生主导的评估转向以患者为中心的患者自主评估[1]。在过去的几十年里，我们已经使用和见证了各种通用和特定的患者报告结果评估（patient-reported outcome measures，PROMs）的发展和系统验证[2]。这些问卷通常以传统的纸质或电子问卷的形式给患者，通过患者自主评分，评估其术后的疼痛、残疾或健康相关生活质量（HRQOL）受限的严重程度。

这些评估量表的优势显而易见。首先，患者可对自身症状严重程度和健康状态进行自主评估——这是任何外科手术治疗都旨在解决的关键问题[3]。其次，有几种特定的PROMs可通过评估不同参数进行临床疗效评估。例如，可以根据主要症状或病理情况（如背痛、下肢神经根性痛、无痛性肌力下降和脊髓病）进行评估。再次，对于更常用的PROMs，如Oswestry功能障碍指数（ODI）、Roland-Morris残疾指数（RMDI）、核心结果测量指标（COMI）、苏黎世跛行问卷残疾指数（ZCQ）或12/36项健康调查简表（SF-12/SF-36），有大量具有疾病特异性数据的资料，允许对不同个体间患者评分进行比较和解释[4-6]。

然而，患者自主评估临床结果也有不足之处。包括患者个体间可比性不同，因为每个患者对自身的主观疼痛感知程度不同。此外，患者自主评估也可能受到教育、文化和动机等个体间内在差异的影响[3,7,8]。PROMs问卷中包含的问题可能会被误解（特别是不同语种患者及文盲患者）从而导致问卷的信度降低。此外，PROMs中包含的一些特殊问题（例如，有关旅行或性生活的问题）不一定适用某特定患者个体的具体情况，也降低了问卷的有效性及可信度。大多数PROMs将疼痛作为主要的评估对象，对于疼痛较轻或无疼痛的临床情况（如运动障碍或运动灵巧性问题）则评估困难[9]。

最后，某些患者不喜欢填写发放的问卷，通常也不十分理解构成评估的分数。特别是对于繁杂详细的（多份问卷）或需重复多次的评估，存在依从性不佳及由于数据缺失和可信度有限的情况，进而导致数据质量低下[10,11]。

过去的20年，对临床疗效的客观评估方法的使用显著增加。这种增长是由于评估技术进步，以及逐渐认识到客观评估参数可以轻松、准确、重复地评估几乎所有可行走的人每天所执行的功能。此外，

这些可以客观评估的功能对于脊柱手术后的患者维持日常生活活动和生活质量是必不可少的[12,13]。这些患者脊柱术后的活动（如站立、行走、转向和坐下）通过（可穿戴的）感应器、全球定位系统（global positioning systems，GPS）或简单的现代智能手机设备进行评估[12,14-18]。智能手机可以轻松地存储活动数据，提供了可信度高、完整性强的纵向"大数据"的回顾性分析[19]。身体功能评估从特定时间点由医生或医生助理在门诊简短评估[20-23]，转向广泛和纵向患者自我评估生成"大数据"[14,16,18,24,25]。通过客观的身体功能评估及对患者"虚弱状态"的评估，进一步可预测脊柱手术围手术期并发症，进而有助于手术风险分级和避免并发症[26]。数字化客观评估可以自我评估，并显示一个易于解释的评估结果。在自我评估过程中，患者自身有能力作为其诊疗过程中的平等伙伴，并意愿承担更大程度的责任[27]。最近发表的文献综述总结了退行性腰椎疾病的客观临床评估指标[2,12,28]。本章的表14.1中列出了可用的和已得到验证的运动监测方案。

尽管许多的客观运动评估包括"起立-行走"计时测试（Timed-Up-and-Go，TUG）、基于APP步行6分钟测试（6-minute walking test，6WT）、5次-重复起/坐（5-Repetitions-Sit-To-Stand，5R-STS）和电动跑步机测试（Motorized Treadmill Test，MTT）已经被广泛研究[12,20,22,23]，但缺乏可靠的临床验证及规范化的数据是上述客观评估方法的主要缺陷[29]。此外，在临床测试方式选择、数据传递和评估结果解释方面未标准化，特别是考虑到影响患者自然活动能力的共患病（如既往脑卒中、充血性心力衰竭、帕金森病或髋关节、膝关节骨关节炎等）可能导致显著的偏倚。更需要强调达成共识的重要性，以利于未来对不同队列、不同研究和不同国家的评估结果进行比较[12]。

脊柱术后功能客观评估的优势是患者可根据自己偏好很方便地进行自我评估。许多脊柱外科医生已经意识到，基于问卷评估的困难性，患者认为该方法枯燥乏味，往往有意避免填写。脊柱术后功能客观评估的方法不易丢失数据，而数据丢失是基于PROMs的数据库研究的一个重大问题，可影响评估结果[30]。与PROMs相比，退行性脊柱疾病患者的客观功能测试在评估脊柱相关症状的严重程度和病情转归方面更为优越，而且明显更易于执行[11]。对于需重复评估的情况，患者更乐于从PROMs问卷转到客观功能评估[10]。笔者遇到一些患者，他们自己能够随着时间的推移观测和评估，自己在术前功能损害转向积极有利的疾病康复过程；例如，在硬膜外注射后或外科手术治疗后[15,25]。许多患者自主进行的自我评估明显比他们被要求时提供的信息更多，一些患者甚至每天自愿测量及评估他们的客观实际功能恢复状况[25]。对于PROMs（至少在作者的经验中），自愿测量及评估这种情况从未发生过。

在实际临床工作中，特定患者的一些疾病特性使得主观的、基于PROMs的评估精准度不高。例如，已知患有抑郁症的患者在主观评估量表上，可能过高评估疼痛或残疾[31]；而对于患有神经根病和相关运动缺陷的患者，残疾程度可能被PROMs低估。研究表明，神经功能缺陷占主导地位而疼痛程度较轻的情况下，PROMs并非评估及确定残疾程度的最佳选择[9]。病例2（见下文）进一步说明了活动监测对运动缺陷患者的优势。因此，本讨论主题不会在本节中进行扩展。

表 14.1 回顾现有可用和有效的脊柱疾病患者活动监测方案

名称	方案说明	疾病类型	可靠性	可信度	标准化	灵敏度
TUG试验	患者坐在椅子上,听到"走"这个词,他们站起来,尽可能快地走到3 m外地板上的一条标记线上。在这条线上,患者转身,回到椅子,尽快再次坐下。测试结果是从站立和再次坐下来之间的时间(s)	LSS, LDH, LBP, 滑脱, 畸形, VCF, 其他	优秀的评分内可靠性(ICC=0.97)和评分间可靠性(ICC=0.99),SEM 为 0.21~0.23s	足够的聚合效度,包括 VAS 背部($r=0.25$)和 VAS 腿痛($r=0.29$),RMDI($r=0.38$)和 ODI($r=0.34$)以及 SF-12 物理成分总结($r=0.32$)和 EQ-5D($r=-0.28$)	建议将原始测试值转换为年龄和性别标准化的 T 分数,以确定 OFI。TUG 智能手机应用程序[a]包含规范的人口数据,便于将原始结果标准化为标准化结果	原始 TUG 测试时间的变化为 2.1~3.4s,TUG 测试 z 分数为 1.5
6WT	患者尽可能快地行走 6 分钟。测试的主要结果是 6WD(m),但首次出现症状的时间(s)和距离(m)(TTFS/DTFS)是有益的额外补充	LSS, LDH, LBP, 滑脱, 畸形	基于应用程序的测量方法高度可靠,具有通畅的 GPS 信号(ICC=0.97)。良好的内部可靠性(ICC=0.82),SEM 为 58.3m	与 PROMs 有足够的聚合效度,包括 COMiBack($r=-0.31$),症状严重度($r=-0.32$),ZCQ 身体功能($r=-0.33$),VAS 背痛($r=-0.42$),VAS 腿痛($r=-0.32$)	建议将原始测试值转换为年龄和性别标准化的 z 分数,以确定 OFI。6WT 智能手机应用程序[b]包含规范的人口数据,便于将原始结果标准化为标准化结果	原始 6WT 的变化为 92 m,6WT 的 z 分数为 1.0
MTT	患者在跑步机上行走,通常按照预先确定的治疗方案进行。测试结果包括发病时间(s)或症状显著加重,总行走时间(s),总行走距离(m)	LSS, LDH, LBP, 滑脱, 其他	不同的 MTT 方案报告的 ICC 范围为 0.83~0.98	研究表明,MTT 和自定步速步行测试($r=0.88$),自报告步行距离($r=0.62$)和 ODI($r=-0.51$)具有中度到高的收敛效度	目前已经应用了各种 MTT 协议,但还没有金标准。对于测试结果的标准化表达的规范人群的数据未知	目前尚无针对脊柱疾病患者的 MCID 报道
5R-STS	患者坐在紧靠墙壁的椅子上。手臂交叉在胸前,双脚平放在地面上,然后完全站起来,反复坐 5 次。测试结果是所需的时间(s)	LSS, LDH, LBP, 滑脱	良好的组内评分可靠性(ICC=0.98)	与 PROMs 的聚合效度足够,包括 RMDI($r=0.49$),ODI($r=0.44$),VAS 背痛($r=0.31$)和 EQ-5D 指数($r=-0.41$)($P<0.001$)	可用的规范人群数据允许将原始测试结果进行严重程度分级,分为 OFI 类别(无、轻度、中度或重度 OFI)	目前尚无针对脊柱疾病患者的 MCID 的报道
加速度感应器	各种(可穿戴的)设备已被应用于测量加速度。根据设备的不同,可以计算步数、行走距离(m)或消耗的热量。有些允许计算包含了离床活动行走的几种特性的指标[4]	LSS, LDH, LBP, CDH, CSM	有大量文献支持加速度计通常是可靠的,而设备的详细数据在任处都没有报道	研究结果通常支持加速度作为成年患者整体身体活动和功能残疾的有效指标,而并非所有的研究都发现与 PROMs 相关[14]	尽管脊柱健康人群的平均每日步数数据越来越多,但到目前为止,还没有研究评估测量数据报告标准化的评估功能损伤的功能损伤的 MCID 的报道	没有关于由加速度感应器定义的功能损伤的 MCID 的报道

注:[a] "TUG 应用程序"适用于智能手机,并可以从苹果公司免费下载(https://itunes.apple.com/de/app/tug-app/id1119087707?mt=8)或谷歌应用程序商店(https://play.google.com/store/apps/details?id=ch.webgearing.tugapp)多种语言免费下载

[b] "6WT 应用程序"适用于智能手机,并可以从苹果公司免费下载(https://apps.apple.com/ch/app/6wt-app/id1454002232)或谷歌应用程序商店(https://play.google.com/store/apps/details?id=ch.webgearing.walkingapp&hl=en&gl=US)多种语言免费下载

6WD,6 分钟步行距离;6WT,6 分钟步行测试;CDH,颈椎间盘突出;CSM,脊髓型颈椎病;DTFS,到首发症状的距离;EQ-5D,Euro-Qol 五维问卷调查;GPS,全球定位系统;ICC,组内相关系数;LBP,腰痛;LDH,腰椎间盘突出;LSS,腰椎管狭窄;MCID,最小临床重要差异;MTT,电动跑步机试验;ODI,Oswestry 功能障碍指数;OFI,客观功能障碍指数;PROMs,患者报告结果评估;RMDI,Roland-Morris 残疾指数;SEM,平均标准化误差;SF,短形式;TTFS,首次症状时间;TUG,定时上升;VAS,视觉模拟评分法;VCF,椎体压缩性骨折;ZCQ,苏黎世跛行问卷

改编自 Maldaner N, Stienen MN Subjective and objective measures of symptoms, function, and outcome in patients with degenerative spine disease. Arthritis Care Res (Hoboken). 2020;72 (suppl 10):183–199. https://doi.org/10.1002/acr.24210 and Stienen MN, Ho AL, Staartjes VE, et al. Objective measures of functional impairment for degenerative diseases of the lumbar spine: a systematic review of the literature. Spine J. 2019;19 (7):1276–1293. https://doi.org/10.1016/j.spinee.2019.02.014

二、病例讨论：客观结果评估的优势

关于客观结果评估对患有心理健康问题患者的优势，可通过 1 例 27 岁女性病例来说明，患者因腰椎间盘突出症（后外侧微小髓核突出）致坐骨神经痛，下肢肌力正常，运动功能完好，既往有抑郁症病史。患者最初的 TUG 测试为 25.3 秒（年龄和性别调整 T 评分 218.4），表明存在严重的客观功能障碍（TUG-T 评分＞123 表示残疾）。在给予口服镇痛药和硬膜外类固醇注射后，其 TUG 试验从 22 秒（T 评分 198.2）显著改善至 18.8 秒（T 评分 178.5），并下降至 12.8 秒（T 评分 141.7）。与此同时，患者主诉背部和腿部疼痛缓解不明显，视觉模拟评分法（VAS）总在 8~10，并要求手术治疗。然而，当患者意识到 TUG 测试 T 评分随着时间的推移有显著改善时，开始积极地进行非手术治疗，最终症状在 4 周内完全缓解。我们的经验是，患有抑郁症共病的患者，实现快速康复存在一定的困难。在这种情况下，客观的活动监测（即通过一系列的 TUG 测试）有助于实现客观化、具体化地推进患者功能改善，同时增强患者康复的动机与信心[31]。

第二节 当功能测试的结果相互矛盾时，由活动监测器来指导决策——病例 1

一、病例描述

（一）病史/临床表现

患者，男，56 岁（BMI 为 25.4 kg/m²），因右大腿外侧及外踝处渐进放射性疼痛 2 周就诊，查体无肌力下降。其 PROMs 显示疼痛剧烈和残疾指数评分较高：数字疼痛评分量表 NRS 6/10，ODI 评分 12/100，COMI Back 5.7/10（图 14.1C~E）。患者曾在 13 个月前因腰椎间盘突出症行右侧 $L_{4/5}$ 节段髓核切除术，目前为止一直无疼痛。

（二）术前评估

腰椎 MRI 提示在 $L_{4/5}$ 节段有复发性椎间盘突出，明显压迫侧隐窝中的右侧 L_5 神经根（图 14.1A 和 B）。其基线 6 分钟步行距离（6-minute walking distance，6WD）低于健康人群（487m；z 评分 –1.00），表明轻度残疾（图 14.1C）。"6WT app"的截图描绘了其 6WT 的基线结果（图 14.2）。

（三）外科手术计划

患者先予以口服镇痛药物和康复治疗，但疼痛症状仍未缓解，并有加重趋势；为此，我们进行了左侧经椎间孔硬膜外类固醇注射。该注射疗法成功进行，在注射治疗期间或干预治疗后没有并发症出现。

（四）术后评估

患者在硬膜外类固醇注射治疗 4 周后，NRS 评分提示中度疼痛缓解，但在 PROMs 中的结果相互矛盾。在随访期间，ODI 有所增加（13/100），而 COMI Back 评分则略有改善（4.6/10；图 14.1C~E）。6WT 的系列客观评估显示类固醇注射后步行能力暂时轻微改善；然而，在 4 周的随访中没有实质性的病情好转。

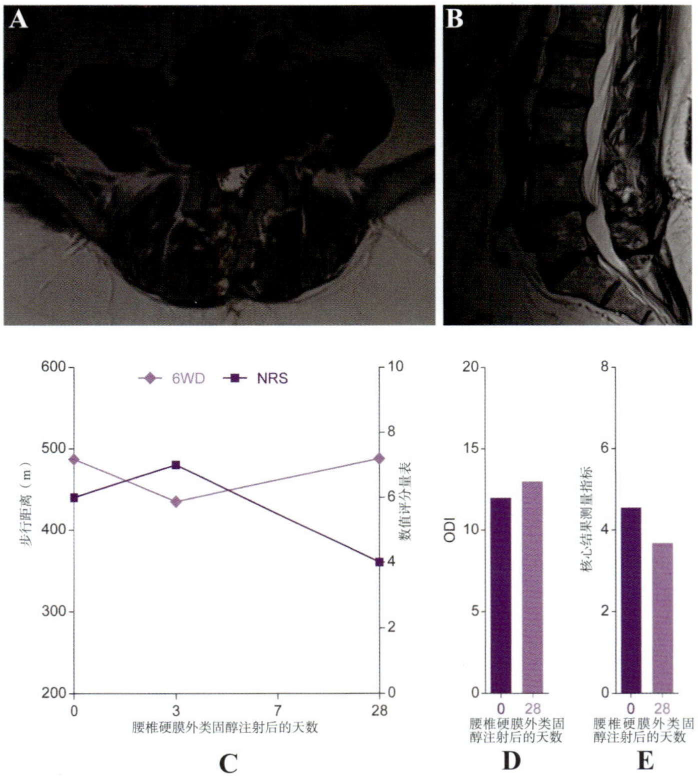

图 14.1 病例 1

A. 轴位 T_2 加权 MRI；B. 矢状位 T_2 加权 MRI；C. 左侧 X 轴显示腰椎硬膜外类固醇注射（ESI）前后 6 分钟步行距离（6WD），右侧 X 轴显示数值评分量表（NRS）的变化；D 和 E. 显示 ESI 前和 4 周后的核心结果测量指标（COMI）和 Oswestry 功能障碍指数（ODI）（该图已获得该杂志重复使用的许可）

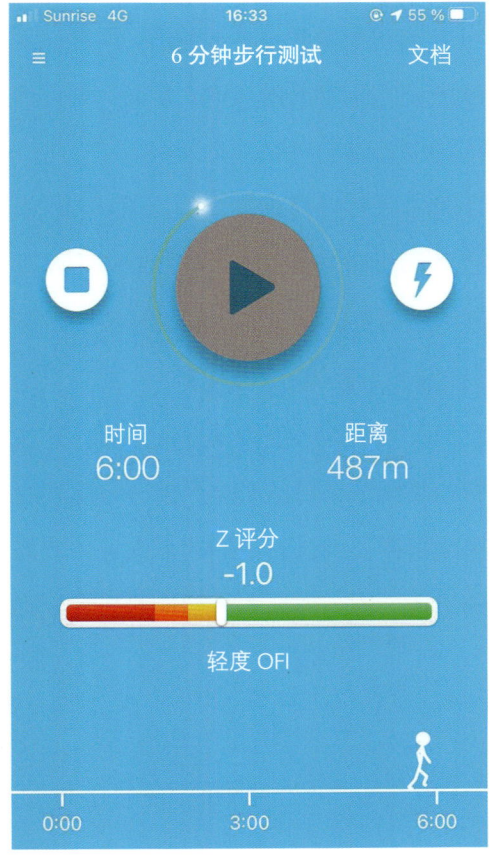

图 14.2 6 分钟步行测试智能手机应用程序（6WT app）的屏幕截图

开始测试时，患者按下"播放"按钮，该程序测量 6 分钟内的步行距离作为主要结果。在行走时连续显示距离、时间和一个标准化的残疾 z 分数。在我们的临床病例中，该患者达到了 6 分钟步行距离（6WD）487m，导致年龄和性别调整的残疾 z 分数为 –1.00（表明测试结果低于标准值一个标准差）。6WT 应用程序可以从安卓 / 谷歌播放商店（https://play.google.com/store/ apps/details?id＝ch.webgearing.walkingapp&hl＝en）或苹果应用程序商店（https://apps.apple.com/us/app/6wt/ id1454002232）免费下载

（五）长期恢复和随访

尽管患者 NRS 评分有中度疼痛的缓解，但 PROMs 的结果相互矛盾，患者的客观功能损害并没有临床意义的改善。这些临床评定结果由已知的腰椎间盘突出症引起的神经根性疼痛所导致的持续性疼痛症状和步态障碍引起，但没有神经功能缺失。患者对其临床康复状况及硬膜外类固醇注射后的最终临床康复情况均不满意，即接受了 $L_{4/5}$ 节段腰椎间盘切除术，术后随访发现，6 分钟步行距离改善至 650 m（z 评分 0.63）。本病例无并发症出现。

二、讨论

该病例说明，即使是在 PROMs 评估结果相互矛盾的情况下，实时活动监测也具备区分治疗有临床疗效和治疗无效的能力。由于单侧神经根性疼痛，而没有相关的神经功能缺失，我们最初选择经椎间孔硬膜外类固醇注射。尽管疼痛有中度缓解，但患者的 6 分钟步行距离并未改善。行走时疼痛加重进而持续行走困难，使患者客观功能障碍指标无改善。在 PROMs 评估结果相互矛盾的情况下，使用 6 分钟步行距离对患者行走能力进行客观评估，为外科医生提供了有意义且可量化的评估信息，有助于临床决策及治疗方案的制定。

在大多数实时监测活动的设置中，包括自我踱步测试（Self-Paced-Walking-Test，SPWT）或 6 分钟步行距离（6WT）[12,24,32-34]，要求患者使用他们自己选择的步行速度尽可能长时间和远距离行走。6 分钟步行距离，即用一个专门设计的智能手机应用程序来测量行走距离。由于患者可自主选择自己的步行速度而不受外部条件的影响，故可评估日常生活的基本活动，这对其他健康的患者没有额外的风险。然而，任何体育活动都可能对患有某些共病的患者构成风险。如果有疑问，患者应在进行步行评估前咨询医生[35]。

为了避免与评估相关的不良事件和有偏倚的结果，我们使用以下标准来排除高危患者：①不能行走（极度疼痛或严重的神经功能缺陷）；②≥ Gold Ⅲ级的严重慢性阻塞性肺部疾病（COPD）；③≥ NYHA Ⅲ期的严重心力衰竭；④肺癌和弥漫性肺实质肺疾病；⑤其他医学原因妨碍患者行走能力和脊柱疾病活动客观评估的疾患（如下肢骨关节炎、帕金森病、心力衰竭、髋关节或膝关节假体等）。

虽然基于智能手机来评估身体活动能力的优势是显而易见的，但我们仍然必须克服一些障碍，这些障碍可能会阻碍在脊柱患者中广泛采用数字客观结果评估。所有新的临床结果评估必须严格进行患者心理特性评估，以便成为临床常规评估方法[2,12,28,36]。其次，患者和医生都需要确认，他们的个人评估数据不会被盗窃和滥用。最后，必须包括不使用或不能使用智能手机的患者，因为如果不包括这些患者，则年龄较大或社会经济地位较低的患者可能会受到不同等的对待[17,27]。

第三节　运动能力缺失为主要症状的残疾程度评估——病例2

一、病例描述

（一）病史及临床表现

患者，女，54岁（吸烟史，无已知共患病，每周轻度体力劳动），为非肥胖患者（BMI为22.0 kg/m²）。主诉：从腰部向下放射至右臀部和大腿后部短暂剧烈疼痛。发病几小时后直到入院，下肢疼痛明显缓解，但出现足踝部肌力下降，遂来急诊外科就诊。

（二）术前评估

入院体格检查：右侧足趾屈曲肌力降低，医学研究委员会（Medical Research Council，MRC）评定标准为肌力3级；第四、五脚趾在内的脚底触觉丧失；直腿抬高试验阳性。入院疼痛评估：腰背部VAS：2/10，腿部VAS：1/10。ODI：12/100，RMDI：4/24。患者HRQOL相当高，SF-12 PCS为41.5，SF-12 MCS为44.5，EQ-5D指数：0.846。患者"起立-行走"计时测试的客观功能评估为17.2秒，提示为中度客观功能障碍（年龄和性别调整T评分168.5）。腰椎MRI检查显示：L_5/S_1节段可见较大的右侧旁正中椎间盘突出，向尾端游离，右侧S_1神经根受压（图14.3A和B）。

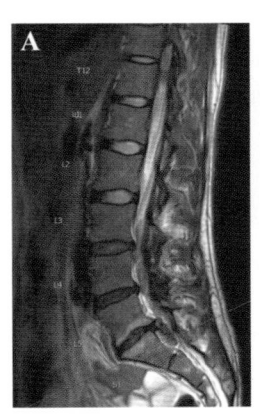
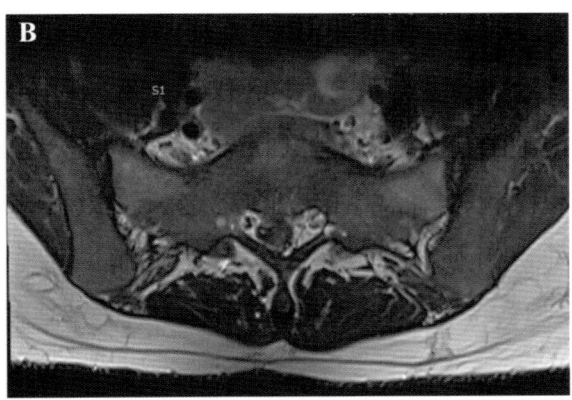

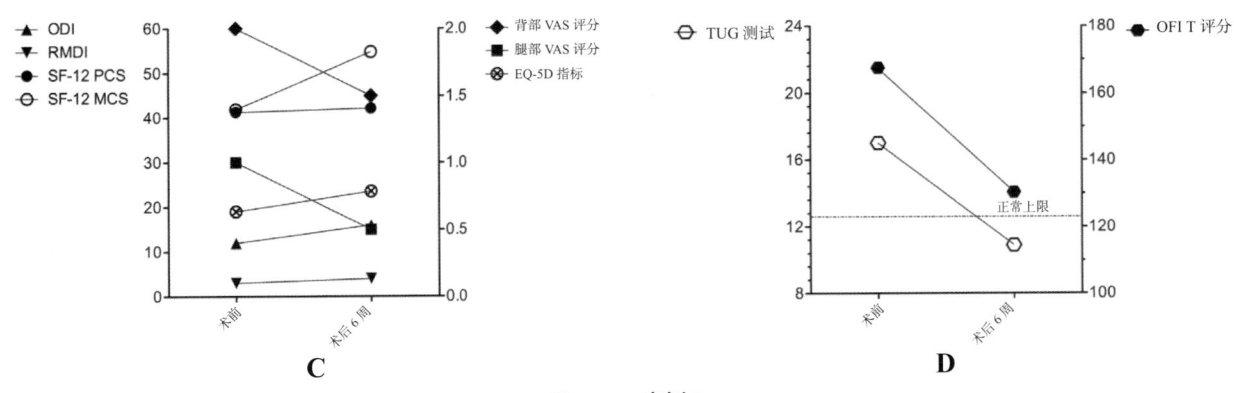

图14.3　病例2

A.矢状面T_2加权MRI；B.轴向T_2加权MRI；C.术前至术后6周主观PROMs的变化；D.客观功能损伤的变化，采用TUG检验原始值和术前至术后6周的标准化OFI T评分进行测量。虚线表示OFI T评分阈值为123，在该阈值下，TUG测试结果被认为是在正常人群范围内（正常人群的上限）。EQ-5D：EuroQol-5D；ODI：功能障碍指数；OFI：Oswestry客观功能障碍；RMDI：Roland-Morris残疾指数；SF-12 MCS：SF-12心理成分；SF-12 PCS：SF-12身体成分；TUG："起立-行走"计时测试；VAS：视觉模拟评分法（插图已获允许重复使用）

（三）外科手术计划

考虑到患者急性和明显的神经功能缺失致肌力降低，结合明确的 MRI 影像学表现，我们建议急诊行 L_5/S_1 节段椎间盘切除术及游离髓核切除术。

（四）术后评估

鼓励患者早期起床锻炼，并开始强化康复治疗。此时，患者的足趾屈曲肌力已改善至 4 级（MRC 分级）。术后第 3 天再次进行评估，背部和（或）腿部疼痛 VAS 评分（0/10），患者主观残疾较低（ODI 10/100；RMDI 1/24），HRQOL 测量值与术前值相似。在 TUG 试验中，患者出现了残留的神经损伤迹象（12.2 秒；T 评分 138.0；轻度 OFI）。

（五）长期恢复和随访

在术后 6 周的随访中，患者的足底屈曲无力的症状明显改善（MRC 4+）。根据主观 PROMs，其情况可总结为：腰背 VAS1.5/10、腿部 VAS0.5/10、ODI 15/100、RMDI 5/24、SF-12 PCS 42.4、SF-12MCS 55.2（图 14.3C）。基于 TUG 的客观评估显示，与术前值相比，具体功能得到临床意义的改善[37]，但仍显示轻微残留损伤（10.8 秒；T 评分 129.2；轻度 OFI；图 14.3D）。治疗过程中无并发症出现。

二、讨论

在循证医学时代，脊柱手术后的临床疗效通常是基于 PROMs 来确定的，但通常仅以疼痛作为主要症状。由运动缺陷导致的残疾可能被 PROMs 所忽略，而客观的临床疗效评估可能更为敏感及可靠[9]。

这个病例表明，客观功能障碍的严重程度与康复过程是平行的。足底屈曲肌力恢复越好，行走能力也越好，这意味着 TUG 测试时间越快。对于有运动障碍的患者，理想情况下，患者自主报告结果评估后，应随机进行神经系统检查（重点关注受影响的功能丧失）或通过客观的测试来评估受影响的功能恢复情况。

据作者所知，没有出现与列举的、推荐的、客观的、功能测试相关的不良事件（见表 14.1）。然而，应该提醒患者，需迅速（定时）评估以达到理想的评估情况时，必须避免跌倒或由已知的共患病引起相关并发症，即使这可能使检测结果准确性降低。根据测试方式，检查人员需全程陪同体弱的患者，从而确保他们不会因身体虚弱不稳而摔倒。

必须根据患者最主要的临床症状，为每个患者选择适当的客观临床疗效评估。如果个别患者出现的一组症状不包含在问卷中，患者自主报告结果评估将无法准确评估患者的预后。例如，腰椎管狭窄症患者在行走时，仅有轻度感觉异常或腿部沉重，没有明显疼痛症状，其 VAS 疼痛量表、ODI 或 COMI 问卷的评分不会明显低于健康个体。对于实时活动监测也是如此。通过 TUG 或 6WT 评估同一患者的行走能力可能不受限制；因此，这些测试将不适用于评估患者残疾程度。在该临床情况下，考虑到这一特殊的症状，一个精心选择的患者自主报告结果评估问卷（比如 ZCQ 问卷）优越性更强。

第四节 实时活动评估的视频

该视频展示了 1 例 55 岁腰椎管狭窄症患者的客观功能评估，因保守治疗疗效欠佳，计划在 $L_{4/5}$ 节段进行显微椎间盘手术。患者自诉：疾病严重程度为相对较轻。PROMs 评分如下：腰背痛 VAS3/10、腿痛 VAS2/10、ODI 30/100、RMDI 12/24、SF-12 PCS 45.6、SF-12 MCS 52.4。因此，TUG 测试结果在脊柱健康正常人群的范围内（7.9 秒；调整后 T 评分 111.7；无 OFI）。该视频展示了"起立 - 行走"计时测试是如何在一个没有明显残疾的患者身上进行的。

第五节 总 结

一、实时活动监测器的附加值

目前，实时活动监测设备通过评估接受保守或手术治疗的脊柱患者的客观功能障碍，增加了另一个评估维度与方法。随着越来越多的客观评估指标在脊柱疾病中应用，这些客观的监测评估指标可以克服患者自主报告结果评估问卷的固有的主观性强的不足之处。与患者自主报告结果评估不同的是，像智能手表或智能手机一样随身携带的活动监测器，可以让患者在一个他们最主要的环境（如家庭或工作）[17]中确定自己的残障情况。新冠病毒大流行期间，患者对远程医疗的需求增加，这尤其有帮助。标准化的临床客观评估方法，如 TUG 测试、5R-STS 或 6WT 更易于管理，由专用的智能手机应用程序支持，并基于患者心理测量特性进行深入透彻分析[2,12,15,22,24,38]。通过在患者临床治疗与评估中应用活动监测器，医生能够收集高质量的纵向评估数据，用以检测和客观化评估患者随时间变化产生的动态功能状态。此外，该临床评估数据可以重复使用，患者还可自行判断其功能的变化情况；患者功能的动态变化情况通常以简单的相关指标体现（例如，站立/坐的速度，已走的距离或已走的步数）[14,27,39]。因为数字技术有助于优化流程、风险分级，并降低医疗保健中的总体成本，因此，客观评估患者残障情况对患者和治疗医生都大有裨益[10,11,40]。

二、未来方向

进行远程和实时的客观评估结果分析的发展空间更大，不仅可以记录治疗效果，甚至还可以用在疾病早期阶段以发现不良事件或并发症[14,18]。此外，还有开发活动测量设备的空白区域，可以同时确定几种不同的评估指标，包括步数、速度、步长和姿势，这些评估指标可以同时应用，更准确地呈现患者的身体状况[41]。刚成立的新兴企业或已成立的医疗设备公司为脊柱外科医生提供了客观活动监测的可植入设备与解决方案，在不久的将来就能实现。小型植入装置可以安装于椎弓根螺钉和融合器中。最近引入的 CPT 代码或美国医疗保险和医疗补助服务中心对远程患者的监测报销（CPT 代码 99091）也可能进一步促进这一转变。

以患者为中心的客观实时活动监测在脊柱疾患诊疗中有一个潜在光明的数字化未来。医生、科学家和开发企业三者合作，将为有意义和负责任的收集方式、分析和保护高度敏感的个人数据免受盗窃和滥用奠定了基础[17,27]。

参考文献

1. Stienen MN, Bellut D, Regli L, et al. Praxis. (Bern 1994). Praxis. 2017;106(19):1041–1052.https://doi.org/10.1024/1661-8157/a002779.
2. Maldaner N, Stienen MN. Subjective and objective measures of symptoms, function, and outcome in patients with degenerative spine disease. Arthritis Care Res (Hoboken). 2020;72(suppl 10):183–199. https://doi.org/10.1002/acr.24210.
3. Gautschi OP, Corniola MV, Schaller K, Smoll NR, et al. The need for an objective outcome measurement in spine surgery—the timed-up-and-go test. Spine J.2014;14(10):2521–2522. https://doi.org/10.1016/j.spinee.2014.05.00
4. Deyo RA, Battie M, Beurskens AJ, et al. Outcome measures for low back pain research. A proposal for standardized use. Spine. 1998;23(18):2003–2013.https://doi.org/10.1097/00007632-199809150-00018.
5. Harrop J. The Bull or the Horn—What Are Outcomes Data?Neurospine. 2020;17:281–282.
6. Mannion AF, Elfering A, Staerkle R, et al. Outcome assessment in low back pain: how low can you go? Eur Spine J.2005;14(10):1014–1026.https://doi.org/10.1007/s00586-005-0911-9.
7. Gautschi OP, Corniola MV, Smoll NR, et al. Sex differences in subjective and objective measures of pain, functional impairment, and health-related quality of life in patients with lumbar degenerative disc disease. Pain. 2016;157(5):1065–1071. https://doi.org/10.1097/j.pain.0000000000000480.
8. Gautschi OP, Smoll NR, Joswig H, et al. Influence of age on pain intensity,functional impairment and health-related quality of life before and after surgery for lumbar degenerative disc disease. Clin Neurol Neurosurg. 2016;150:33–39.https://doi.org/10.1016/j.clineuro.2016.08.024.
9. Stienen MN, Maldaner N, Sosnova M, et al. Lower extremity motor deficits are underappreciated in patient-reported outcome measures: added value of objective outcome measures.Neurospine. 2020;17(1):270–280. https://doi.org/10.14245/ns.1938368.184.
10. Joswig H, Stienen MN, Smoll NR, et al. Patients' preference of the timed up and go test or patient-reported outcome measures before and after surgeryfor lumbar degenerative disk disease. World Neurosurg. 2017;99:26–30. https://doi.org/10.1016/j.wneu.2016.11.039.
11. Sosnova M, Zeitlberger AM, Ziga M, et al. Patients undergoing surgery for lumbar degenerative spinal disorders favor smartphone-based objective self-assessment over paper-based patient-reported outcome measures.Spine J. 2021;21(4):610–617. https://doi.org/10.1016/j.spinee.2020.11.013.
12. Stienen MN, Ho AL, Staartjes VE, et al. Objective measures of functional impairment for degenerative diseases of the lumbar spine: a systematic reviewof the literature. Spine J.2019;19(7):1276–1293.https://doi.org/10.1016/j.spinee.2019.02.014.
13. Yamaguchi S. Does the rise of objective measure of functional impairment mean the fall of PROMs? Neurospine. 2020;17(1):283–284. https://doi.org/10.14245/ns.2040112.056.
14. Stienen MN, Rezaii PG, Ho AL, et al. Objective activity tracking in spine surgery: a prospective feasibility study with a low-cost consumer grade wearable accelerometer. Sci Rep. 2020;10(1):4939. https://doi.org/10.1038/s41598-020-61893-4.

15. Zeitlberger AM, Sosnova M, Ziga M, et al. Smartphonebased self-assessment of objective functional impairment(6-minute walking test) in patients undergoing epidural steroid injection. Neurospine. 2020;17(1):136–142. https://doi.org/10.14245/ns.2040022.011.
16. Bostelmann R, Schneller S, Cornelius JF, et al. A new possibility to assess the perioperative walking capacity using a global positioning system in neurosurgical spine patients: a feasibility study. Eur Spine J. 2016;25(3):963–968. https://doi.org/10.1007/s00586-015-3922-1.
17. Maldaner N, Tomkins-Lane C, Desai A, et al. Digital transformation in spine research and outcome assessment. Spine J. 2020;20(2):310–311. https://doi.org/10.1016/j.spinee.2019.06.027.
18. Akeret K, Vasella F, Geisseler O, et al. Time to be"smart"-Opportunities arising from smartphone-based behavioral analysis in daily patient care. Front Behav Neurosci. 2018;12:303.https://doi.org/10.3389/fnbeh.2018.00303.
19. Basil GW, Sprau AC, Eliahu K, et al. Using smartphone-based accelerometer data to objectively assess outcomes in spine surgery. Neurosurgery.2021;88(4):763–772. https://doi.org/10.1093/neuros/nyaa505.
20. Gautschi OP, Smoll NR, Corniola MV, et al. Validity and reliability of a measurement of objective functional impairment in lumbar degenerative disc disease: the timed up and go (TUG) test. Neurosurgery. 2016;79(2):270–278. https://doi.org/10.1227/NEU.0000000000001195.
21. Hartmann S, Hegewald AA, Tschugg A, et al. Analysis of a performance-based functional test in comparison with the visual analog scale for postoperative outcome assessment after lumbar spondylodesis. Eur Spine J. 2016;25(5):1620–1626. https://doi.org/10.1007/s00586-015-4350-y.
22. Staartjes VE, Schröder ML. The five-repetition sit-to-standtest: evaluation of a simple and objective tool for the assessment of degenerative pathologies of the lumbar spine.J Neurosurg Spine. 2018;29(4):380–387. https://doi.org/10.3171/2018.2.SPINE171416.
23. Stienen MN, Smoll NR, Joswig H, et al. Validation of the baseline severity stratification of objective functional im-pairment in lumbar degenerative disc disease.J Neurosurg Spine. 2017;26(5):598–604. https://doi.org/10.3171/2016.11.SPINE16683.
24. Maldaner N, Sosnova M, Zeitlberger AM, et al. Evaluation of the 6-minute walking test as a smartphone app-based self-measurement of objective functional impairment in patients with lumbar degenerative disc disease. J Neurosurg Spine. 2020:1–10.
25. Sosnova M, Zeitlberger AM, Ziga M, et al. Longitudinal smartphone-based self-assessment of objective functional impairment in patients undergoing surgery for lumbar degenerative disc disease: initial experience. Acta neurochir. 2020;162(9):2061–2068. https://doi.org/10.1007/s00701-020-04377-8.
26. Komodikis G, Gannamani V, Neppala S, et al. Usefulness of timed up and go (TUG) test for prediction of adverse outcomes in patients undergoing thoracolumbar spine surgery. Neurosurgery. 2020;86(3):E273–E280. https://doi.org/10.1093/neuros/nyz480.
27. Maldaner N, Desai A, Gautschi OP, et al. Improving the patient-physician relationship in the digital era—transformation from subjective questionnaires into objective real-time and patient-specific data reporting tools. Neurospine. 2019;16(4):712–714. https://doi.org/10.14245/ns.1938400.200.
28. Anderson DB, Mathieson S, Eyles J, et al. Measurement properties of walking outcome measures for neurogenic claudication: a systematic review and meta analysis.Spine J. 2019;19(8):1378–1396. https://doi.org/10.1016/j.spinee.2019.04.004.
29. Brodie MA, Pliner EM, Ho A, et al. Big data vs accurate data in health research: large-scale physical activity monitoring,smartphones, wearable devices and risk of unconsciousbias. Med Hypo. 2018;119:32–36. https://doi.org/10.1016/j.mehy.2018.07.015.
30. Basques BA, McLynn RP, Fice MP, et al. Results of database studies in spine surgery can be influenced by missing data.Clin Orthop Relat Res. 2017;475(12):2893–2904. https://doi.org/10.1007/s11999-016-5175-7.

31. Stienen MN, Smoll NR, Joswig H, et al. Influence of the mental health status on a new measure of objective functional impairment in lumbar degenerative disc disease.Spine J. 2017;17(6):807–813. https://doi.org/10.1016/j.spinee.2016.12.004.
32. Conway J, Tomkins CC, Haig AJ. Walking assessment in people with lumbar spinal stenosis: capacity, performance,and self-report measures. Spine J. 2011;11(9):816–823.https://doi.org/10.1016/j.spinee.2010.10.019.
33. Smuck M, Muaremi A, Zheng P, et al. Objective measurement of function following lumbar spinal stenosis decompression reveals improved functional capacity with stagnant real-life physical activity. Spine J. 2018;18(1):15–21. https://doi.org/10.1016/j.spinee.2017.08.262.
34. Tomkins-Lane CC, Battié MC. Predictors of objectively measured walking capacity in people with degenerative lumbar spinal stenosis. J Back Musculoskelet Rehabil.2013;26(4):345–352. https://doi.org/10.3233/BMR-130390.
35. Fletcher GF, Balady GJ, Amsterdam EA, et al. Exercise standards for testing and training: a statement for healthcare professionals from the American Heart Association. Circulation. 2001;104(14):1694–1740. https://doi.org/10.1161/hc3901.095960.
36. Smeets RJ, Hijdra HJ, Kester AD, Hitters MW, Knottnerus JA. The usability of six physical performance tasks in a rehabilitation population with chronic low back pain.Clin Rehabil. 2006;20(11):989–997. https://doi.org/10.1177/0269215506070698.
37. Gautschi OP, Stienen MN, Corniola MV, et al. Assessment of the minimum clinically important difference in the timed up and go test after surgery for lumbar degenerative discdisease. Neurosurgery. 2017;80(3):380–385. https://doi.org/10.1227/NEU.0000000000001320.
38. Tosic L, Goldberger E, Maldaner N, et al. Normative data of a smartphone app-based 6-minute walking test, test-retest reliability, and content validity with patient-reported outcome measures. J Neurosurg Spine. 2020:1–10. https://doi.org/10.3171/2020.3.SPINE2084.
39. Staartjes VE, Beusekamp F, Schröder ML. Can objective functional impairment in lumbar degenerative disease be reliably assessed at home using the five-repetition sit-tostand test? A prospective study. Eur Spine J. 2019;28(4):665–673. https://doi.org/10.1007/s00586-019-05897-3.
40. Pendharkar AV, Shahin MN, Ho AL, et al. Outpatient spine surgery: defining the outcomes, value, and barriers to implementation. Neurosurg Focus. 2018;44(5):E11. https://doi.org/10.3171/2018.2.FOCUS17790.
41. Ghent F, Mobbs RJ, Mobbs RR, et al. Assessment and post-intervention recovery after surgery for lumbar disk herniation based on objective gait metrics from wearable devices using the gait posture index.World Neurosurg. 2020;142:e111–e116. https://doi.org/10.1016/j.wneu.2020.06.104.

第十五章 人工智能与机器学习在脊柱外科的应用

Michael Jin，Marc Schröder，Victor E. Staartjes 著

毛 路 译

第一节 技术介绍

机器学习（ML）和人工智能（AI）与医学整合的研究很多，已经革新了临床诊疗常规实践工作。从根本上说，"ML 和 AI"两种方式利用机器人或自动化工具进行识别和推理。一般来说，"ML 和 AI"所应用方法可分为两种主要形式：有监督学习和无监督学习。监督学习（supervised learning）描述了那些使用预先标记的"训练数据集"来发现模型特征和观察指标之间关系的方法；模型特征和观察指标之间关系随后可以应用于未标记的"测试数据集"中，从而进行风险或可能性预测。这种方法通常用于围手术期和术后结果进行建模，并通过自然语言处理（natural language processing，NLP）自动解释临床报告。无监督学习（unsupervised learning）是指通过发现和重建数据中常见的复杂非线性关系，重新识别未标记数据集中的模式和关系。在医学中，无监督学习应用的例子包括影像学和病理学研究中的图片外形特征分析。特别是在脊柱手术中，我们将回顾3个常见的临床主题：临床疗效预测、图像分析和自然语言处理。我们进一步描述"ML 和 AI"在脊柱外科这些临床常见诊疗工作中的应用，并深入讨论"机器人或自动化工具"如何在传统脊柱外科手术中革新患者的诊断与治疗流程。

一、结果预测

在医学中最常与机器学习相关的主题是预测临床疗效。早期设计的临床智能预测系统通常均围绕"基于半自动化系统"，如 MYCIN 和 PLEXXUS[1-3]。然而，虽然使用亚学科领域专家汇编的存储知识（临床智能预测系统）增强了临床实时决策能力，但基于规则的方法，其灵活性和适应性受到了限制。自20世纪70年代以来，计算机体系结构和硬件的不断改进极大促进了预测建模方法的改进优化，并增加了多样性和复杂性。目前，临床预测模型为算法设计提供了较多的选择，并能准确地预测短期和长期随访的患者临床疗效。通过外部验证和实施，这些方法为重新塑造个性化临床诊疗服务提供了基本框架，从而提高临床诊疗效率和患者就诊体验。

在实际临床工作中，临床预测模型可以分为两大类：浅层学习和深度学习。浅层学习是用于识别"数据集的预定义特征"和"观察目标"之间关系的方法。常应用于临床医学的浅层学习框架的例子包括回归和分类方法，如广义线性模型（generalized linear models，GLMs）、决策树和支持向量机。相比之下，深度学习不需要分析预定义的特征，而是允许计算机系统在临床预测模型的开发和调优过程中识别、评

估及权衡数据中重要的构成组分。卷积神经网络（convolutional neural networks，CNNs）等方法可以识别、分解复杂的信号，以利于识别基本的模式和关系[4]。深度学习优点明显，特别是在设置富有特征的数据集或复杂的模式识别任务更为突出。然而，深度学习也存在不足之处，其中最重要的是模型参数和各组成部分贡献的可解释性降低。特别是被称为"黑盒"的深度神经网络（deep neural networks，DNN），这一隐喻强调了将输入组件转换为输出决策的困难性[5]。正在进行的研究旨在开发"解释者"来减少该困扰[6]；然而，深度学习算法的实际效用，很大程度上取决于：①临床医生权衡增量性能的重要程度和对临床诊疗工作的后续影响；②解释这种预测模型的难易程度和所需增加计算量之间的平衡。

在脊柱外科手术领域，临床预测模型已广泛应用于术后并发症、再入院、术后长期康复治疗和阿片类药物依赖。Goyal等开发一种推测颈椎或腰椎融合术后，需医院外非家庭康复和早期非计划再入院的方法[7]。不同建模方法（GLM、梯度推进机、弹性网络 GLM 和人工神经网络等）的性能具有可比性，在预测需医院外非家庭康复和早期非计划再入院方面，受试者工作特征曲线下面积（Area Under the Receiver Operating Characteristic curve，AUROC）分别为 0.87 和 0.66。类似的方法也被用于预测术后的疗效评估[8-11]和并发症[12,13]、长期麻醉药品使用[14,15]、医疗费用[16]和死亡率[17]等。值得注意的是，尽管人们对 ML 预测模型用于临床疗效预测的研究越来越感兴趣，且已经产生了许多有前景的候选预测模型，但仍缺乏前瞻性的研究。应用有效的预测因子和适当的临床干预措施（如个性化的疼痛管理方案、术后加强监护或重新评估出院后的医疗服务工作）的临床试验仍然是将机器学习预测模型从理论转化为实践的重要"下一个研究方向"。

除了 NLP，人工神经网络（artificial neural networks，ANNs）和 CNNs 也在临床预测建模的背景下进行了探索。已经有研究比较了神经网络的性能与其他方法，如逻辑回归[18]，提出这些更复杂的预测模型设计作为可行的替代方案，并对更常用的回归和基于树模型的研究方法进行了改进。为了支持这一观点，Dreiseitl 和 Ohno-Machado 之前的一项研究表明，在应用程序和设置的一个子集中，ANNs 可能提供比逻辑回归更好的分类判别方法。这些调查虽然反映了医学界对应用日益复杂模型的兴趣，但也强调了对重要影响因素的考量。正如 Dreiseitl 和 Ohno-Machado 所描述的那样，在大多数检查案例中，逻辑回归与人工神经网络进行了比较[19]。当然，在多数实际情况下，人工神经网络与简单方法相比在性能上没有明显差异；如前所述，应由潜在的新用户进行成本效益评估，以确定增加的资源利用、开发的复杂性与预期的性能改进是否存在合理性。

最后，开发人员希望使用预测模型的开发和验证功能来确定为后续前瞻性研究提供可修改因素的信息。在此背景下，使用复杂模型所引起的解释说明功能的丧失可能或阻碍知情的设计研究。

二、图像分类

医疗影像的人工阅片存在一些不足之处，这些不足可以通过自动化来改善。首先，人工放射学检查的低效能导致工作效率降低[20]。利用现代计算机的多线程和卓越计算能力，自动化和半自动化的 MRI

解释可以简化影像学检查过程。其次，不同阅片人员对图像解释的不同可能会降低评估结果的准确性。在先前对评估者之间一致性的评估中，结果的可靠性通常在中等到良好范围内变化[21,22]。将深度学习方法整合到独立或辅助诊断过程中，可以提高临床诊断的可靠性[23]。最后，即使对于经验丰富的放射科医生来说，评估及鉴别隐匿性病变可能也很困难。评估深度CNNs在敏锐的诊断这些病变方面的应用研究已经取得了良好前景[24]。综上所述，将AI整合到脊柱外科临床诊断和实践中可能会简化影像学评估流程，同时可能提高阅片的准确性和一致性。

虽然历史上，自动化系统对脊柱成像的解释一直依赖于浅层学习架构，如支持向量机[25]和随机森林算法[26]；然而最近的文献表明，深度学习在图像分类中日益重要。早在21世纪初，通过利用图形处理单元（graphics processing unit，GPU）实现CNNs能够加速计算，速度达到以前无法实现的预测精度[27,28]。其中最著名的是AlexNet（一个八层的卷积神经网络）；在2012年，ImageNet大规模视觉识别挑战数据集，将错误分类的错误率降低了40%[29]。早期，基于卷积神经网络的计算机视觉途径（如AlexNet的开发过程中），深度学习框架所需的大量计算和储存器资源限制了模型性能。然而，随着对神经网络架构和构建的不断了解，已经产生了提高资源利用和计算效率的算法[30,31]；进一步加强深度学习的研究，也促使全行业的计算能力和数据可用性的提高，促进了高维分析。总体而言，深度学习构建对图像识别任务的影响，可以用最新算法的复杂性来概括，这些算法利用了数亿个参数，现在实现的分类错误率比AlexNet低了几个数量级[32,33]。

关于脊柱疾病和脊柱手术，机器辅助图像识别方法的应用，可能会影响术前诊断和围手术期管理。使用卷积神经网络自动进行椎体分割和注释，可对退行性椎间盘疾病和急性脊髓损伤提供灵敏的检测[34,35]。Huang等[34]和McCoy等[35]根据经常使用的U-net架构建模了他们的方法用于T_2加权MRI的分割[36]。前者介绍了脊柱探索器，一种用于自动检测和量化椎体和椎间盘测量（包括直径、高度、面积和信号强度）的计算方法。与手工专家分割相比（金标准），脊柱探索器获得了较高的轮廓精度（由Jaccard指数评估，为97.4%，该指数衡量的是自动标准计数和金标准计数在其联合上的区域交集）。将脊柱探索器获得的椎间盘测量数据与之前研究的椎间盘退变分级指数进行了比较[37]，表明脑脊液信号校正后的椎间盘信号强度与椎间盘退变严重程度之间存在很强的负相关。后一项研究开发了用于脊髓和脊髓病变的自动分割的BASICseg。与黄金标准的专家手工分割相比，BASICseg获得了较高的相似系数（一种反映区域重叠程度的测量方法）[38]，在脊髓分割时为0.93。值得注意的是，分割急性脊髓损伤病变更加困难，尽管BASICseg比以前的算法获得了更高的测试精准度，但还需要进一步的研究来提高轮廓保真度。综上所述，这些研究介绍了脊柱解剖和病理的自动定量方法，这可能弥补外科医生临床经验的不足之处。

深度学习不仅可以协助脊柱疾患的诊断，还可以指导脊柱外科手术。在一项旨在自动进行椎弓根螺钉置入手术计划的研究中，Cai等构建了一个用于脊柱CT成像的数字3D分割和椎弓根螺钉路径模拟的深度卷积神经网络[39]。在保留成像系列中，分割获得的相似系数接近97%，Jaccard系数超过93%。椎弓根螺钉定位也是准确的，在5倍交叉验证中，均方误差为1.34体素。尽管结果很有希望，但该研究的显著局限性包括输入成像要求和生理质量的缺失，如计划的手术路径的生物力学表征。对于前者，有限的计算资源需要缩小输入体积和限制深度卷积神经网络的大小。后者涉及了解剖环境和位置及生物物理因素的重要性。单个椎体的生物力学特性和组成，特别是在退行性病理的情况下，可能会改变手术计划，应在全自动手术计划工作流程中予以考虑[40]。虽然这种方法尚未开发和验证，但以半自动化的方式实现当前方法和对未来改进全自动算法的阐明可能会提高手术计划效率，同时减少误差。最后，通过合成CT图像，深度学习强化了器械内固定脊柱手术的计划和减少了放射暴露，这将在本章后面讨论，是很有前途的发展方向[41]。

三、自然语言处理

除了使用计算机视觉增强放射影像的解释之外，非结构化临床报告的自动剖析和解释提供了诱人的优化脊柱手术工作流程的良机。起源可以追溯到20世纪60年代，自由文本解析一直是一个重大挑战。将人类可理解语言转化为机器可理解的特征语言的最早努力之一是由Naomi Sager博士领导的"语言字符串"项目。几十年来一直是自然语言处理的原型[42]。自然语言处理框架在临床、放射学和病理学报告中的应用已经产生了有益的结果，在可靠性和准确性方面的确优于人工替代方案[43,44]。高水平上，医学中的自然语言处理算法通常包括两个阶段：从语义学到句法上下文、将非结构化或半结构化报告转换为机器可读的信息，以及用于开发有分类功能的判别模型的特征工程。

21世纪电子健康记录的普及和扩展几乎无处不在[45]，这为将自然语言处理纳入医疗实践提供重大机会。增加对大型共享医疗保健数据集的访问，比如由马萨诸塞州波士顿的Beth Israel女执事医疗中心管理的模拟数据库[46]，也有助于优化临床设置的自然语言处理算法。随着医生对提高医疗效率和有效性的日益渴望，在过去的20年里，与自然语言处理相关的医学研究和出版物迅速加速[47]。

能够处理自由文本临床记录的NLP系统的形式化是一个多步骤过程，需要将文档分割成"标记的文本子单元"，这些"文本子单元"随后可以使用适当的背景词汇和被识别的句法等解释为离散概念。语言数据库（如统一的医学语言系统）及它囊括的常用专业医学词汇，是定义和标准已识别语言的必要条件。这些系统致力于从临床报告中提取数据，如MEDLEE[48]、cTAKES[49]和MetaMap[50]，并将这些步骤合并在一个包含所有步骤的包装器中。然后，可以使用SNOMED-CT等数据库对编码的语言根据语境综合理解[51-53]，也可以作为附加分类算法的特征集。在医学上实施自然语言处理的一个早期例子中，Murff等使用多线程式临床词汇表服务器调查研究外科住院患者的入院记录，旨在识别术后并发症，并比较其与手动编码发生误差的可能[54]。虽然人工审核和基于自然语言处理的查询均有较高的特异性，但后者敏感性更高，特别是在识别术后急性肾功能衰竭、脓毒症和肺炎方面。

虽然自然语言处理还处于起步阶段，但已作为一种用于评估脊柱外科手术及作为自动检测与监测并发症的主要手段。Karhade等开发了一种"自然语言处理管道流程技术"，用于识别脊柱手术中偶发的硬膜切开术；使用自由文本手术记录，并根据多个独立专家审查后建立的真实有效值进行基准预测[55]。后向分词匹配法的特征是基于词频-逆文档频率建立的，旨在量化"训练集"中不同层次的文档之间候选标记的患病率差异（在这种情况下，根据偶发的硬膜切开术的存在进行分类）。使用梯度提升决策树进行下游分类，性能显著高于使用 CPT 和 ICD 代码的硬膜切开术识别（在测试集中 AUROC 为 0.99 和 0.64）；随后的外部验证也证实了模型的稳定性能[56]。类似的方法也被应用于其他脊柱疾病的鉴别，包括腰痛[57]、手术部位感染[58]和 Modic Ⅰ 型终板改变[59]。

虽然很少有用深度学习模型来解释临床报告的现代自然语言处理方法，但信息学和人工智能的研究表明，深度神经网络可以显著提高模型预测的准确性[60]。复杂任务的机器自动化，如语言翻译和自然语言口译（natural language interpretation，NLI），可能会引领应用临床医学领域的重大变革[61,62]。例如，准确的翻译可以通过促进信息传递和标准化，进而促进各方协作查询来自不同地区汇总的临床记录。NLI 包括情绪分析和回答问题等子任务，也可以通过任务多线程和对书面和口头语言的智能理解（在医生-医生和医生-患者的环境中）来提高诊疗工作的效率和有效性。然而，对最先进的自然语言处理模型需求的判断，如 BERT[63]和 XLNet[64]建议提高算法效率、可算性及灵活性[60]。当前行业努力发展的方向包括针对提高算法效率，如 SustaiNLP 2020 研讨会强调可持续的自然语言处理实践和探索更简约的模型设计（如 qQRNN），利用其最先进的方法与性能，将资源使用减少了 300 多倍以上[65]。

第二节　临床实践中的机器学习：合成 CT 和预测分析

在复杂的腰椎手术中，已经证明 MRI 和 CT 结合是优势互补的[41]。虽然 CT 成像的优势在于骨结构清晰可视化，并能评估脊柱的完整性和稳定性；而软组织成像包括神经组织，MRI 成像则更有优势。尽管如此，神经导航和治疗计划通常需要 CT 图像，如图像引导下的导航活检或椎弓根螺钉置入[66]。CT 成像导致辐射暴露，平均腰椎 CT 的有效剂量约为 3.5~19.5 mSv[67-71]。此外，反复多次 CT 成像会增加患者的辐射暴露和医疗人员的工作负担，总的医疗成本也会增加。独立获取两种成像图需要引入复杂的工作流程，并可能出现潜在的不同成像模态间注册误差。

近年来由于这些原因，仅使用 MRI 的工作流程（特别是在放射治疗中）显著增加[72,73]。从常规的 MRI 序列中获取合成 CT 图像，在脊柱手术中，由于需要明确神经结构，而不需要辐射和第二次成像，这证明是有益的。正如前面详细介绍的那样，深度学习可处理某些不可能完成的复杂任务。

同样，预测分析可以通过产生准确的、最重要的个性化手术风险概况来指导临床决策，也可以使患者在术前得到更可靠的医疗咨询。在接下来的两个病例报告中，我们的目标是展示合成 CT 和预测分析在腰椎内固定手术中的临床应用。

值得注意的是，虽然使用合成 CT 和机器人工作站成功完成了椎弓根螺钉置入轨迹规划，但椎弓根螺钉置入是基于螺旋 CT 进行的，因为目前还没有仅基于合成 CT 进行手术的伦理和科学依据。然而，这两个病例都是在我们医疗中心使用机器人辅助诊疗的临床病例，并且都与上述两个 ML 应用的腰椎融合术有关。

一、病史和临床表现

（一）患者 A

患者 A，女，62 岁，因长期慢性腰痛 [数字评分量表（NRS）=7] 及右侧 L_4 神经根皮节放射痛（NRS=5）前来就诊。之前，该患者在另一家医疗中心接受了 3 次减压手术，引起背部手术失败综合征（failed back surgery syndrome，FBSS）。目前，患者用右腿下楼梯非常困难，左侧则无症状。患者大部分时间无法工作，并表示无法忍受长期慢性腰痛，保守治疗和镇痛干预均无持久的临床疗效。患者是一名公务人员，体型肥胖，有高血压病史，嗜好吸烟，除此之外，身体状况良好。通过 SCOAP-CERTAIN 模型预测，该患者在主观功能障碍、背痛和腿痛方面均可能取得临床显著改善[9]。在考虑手术之前，我们要求患者戒烟并减肥。

（二）患者 B

患者 B，男，53 岁，进行性机械性腰背痛 17 年余，站立和行走时加重，无放射性腿痛；但右大腿持续感觉迟钝。在腰椎屈曲时，腰部疼痛加重。石膏固定试验（pantaloon cast test，PCT）[74] 通过模拟腰椎固定融合，腰背痛减少 90%，右大腿感觉减退消失。摘除石膏固定后，患者再次出现腰痛症状加重和右大腿感觉减退。患者之前从未接受过脊柱手术，但曾接受过多次镇痛干预（$L_5 \sim S_1$ 节段的小关节突封闭阻滞和射频消融术）。这些干预措施和其他保守疗法均没有持久的临床疗效。患者肥胖，但其他方面健康状况良好，SCOAP-CERTAIN 模型预测腰椎融合术可取得满意疗效。我们要求患者术前将体重减轻至 100 kg 以下。

二、术前影像学

（一）患者 A

术前影像学检查如图 15.1 所示，包括 MRI、螺旋 CT、合成 CT。术前 MRI 显示 $L_3 \sim L_4$ 节段椎间盘严重退行性改变，右侧 $L_3 \sim L_4$ 小关节突关节退变。

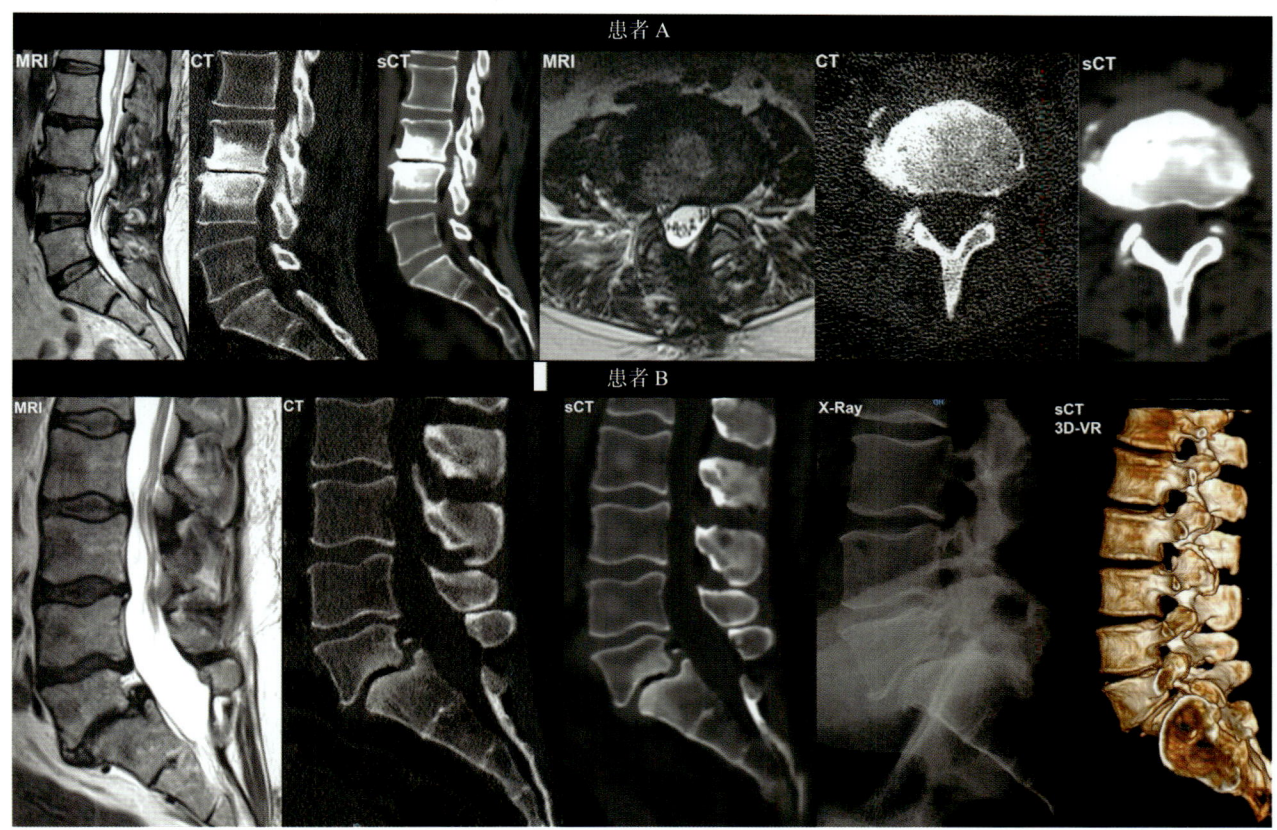

图 15.1 上图（患者 A）显示患者术前矢状和轴向多平面重建：T_2 加权 MRI、常规螺旋 CT 和基于 BoneMRI 技术的合成 CT（sCT）；下图（患者 B）显示了矢状重建。T_2 加权 MRI、常规螺旋 CT 及基于 BoneMRI 技术的 sCT。此外，术前腰骶 X 线和基于合成 CT 的 3D CT 重建显示双侧 L_5 椎体滑脱裂导致脊椎滑脱

（二）患者 B

术前影像学检查如图 15.1 所示，包括 MRI、螺旋 CT、合成 CT 及 CT 3D 成像和 X 线成像。术前 MRI 和 CT 显示双侧 L_5 椎弓峡部裂，腰椎滑脱 I 度，L_5~S_1 节段双侧椎间孔狭窄。

三、外科手术计划

（一）患者 A

如前文所述，由于单侧神经根性痛和慢性腰背痛，我们选择了 L_3~L_4 单节段、微创、机器人导航引导、经椎间孔腰椎椎体间融合[75]。根据 BoneMRI 技术获得的合成 CT，在 Mazor SpineAssist 机器人上规划椎弓根螺钉置入轨迹（图 15.2）。该患者纳入了我们的术后快速康复（Enhanced Recovery After Surgery，ERAS）计划[76,77]。

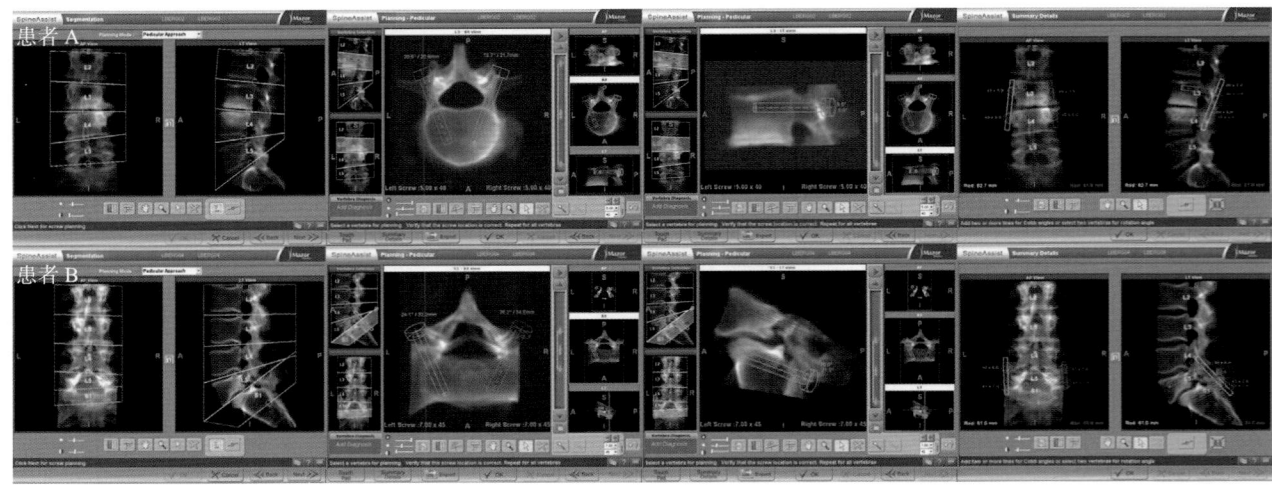

图 15.2　上图（患者 A）展示了在 Mazor 机器人脊柱辅助工作站上进行 $L_3 \sim L_4$ 椎弓根螺钉内固定的规划过程；下图（患者 B）展示了在 Mazor 机器人脊柱辅助工作站上进行 $L_5 \sim S_1$ 椎弓根螺钉内固定的规划过程

（二）患者 B

由于双侧椎间孔狭窄，神经根受压迫，我们选择了在 $L_5 \sim S_1$ 节段单水平、微创、机器人引导的后路腰椎体间融合[75]。椎弓根螺钉的置入轨迹是由在 Mazor 机器人上基于 BoneMRI 技术获得的合成 CT 进行术前规划（图 15.2）。该患者纳入了我们的 ERAS[76]。

四、术中影像学

在这两种情况下，透视是术中唯一应用的影像学技术。首先定位确定合适的脊柱平面，并采取前后和斜位片来记录确定机器人与患者的关系。通过透视调整克氏针、椎间融合器、椎弓根螺钉和棒的位置。

五、术后影像学

两例患者在术后 6 周和 12 个月均行腰骶前后 X 线复查。如图 15.3 所示，术后 12 个月椎间融合器和椎弓根螺钉位置满意，两例均实现了椎体间骨性融合。患者 B 的腰椎滑脱减少了 6 mm。

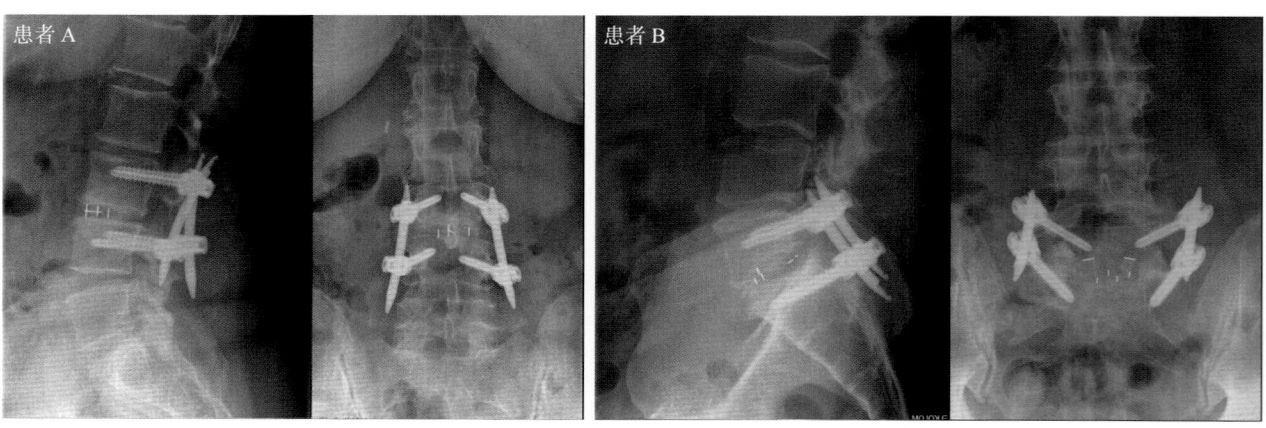

图 15.3　术后 12 个月复查腰骶前后 X 线，显示融合器和椎弓根螺钉的位置满意

六、术后恢复及随访

（一）患者 A

术后患者背部和腿部疼痛立刻有所缓解；术后第 1 天早上开始康复锻炼。术后 6 周和 12 个月患者进行了临床和影像学随访，患者主诉腰痛症状几乎完全消失，右下肢放射性腿痛也明显缓解，但在躺下时仍残留部分疼痛症状。出院后随访患者 12 个月。

（二）患者 B

患者于术后当天可起身进行康复锻炼，并于次日上午出院回家。手术后，大腿感觉症状消失。在术后 6 周和 12 个月进行了临床和影像学随访，患者自诉感觉减退症状消失，腰痛症状也显著改善。无并发症发生。出院后随访患者 12 个月。

七、详细的程序问题

（一）合成 CT 的生成

Staartjes[41] 和 Florkow[78] 等使用了 BoneMRI 合成 CT 生成方法（BoneMRI，MRIguidance B.v.，乌得勒支，荷兰）的研究原型[41,78-80]，且详细地阐述了这些方法。应用 Philips ICT 256 扫描仪（318 层 /1 mm 厚度），在仰卧位采集 CT 图像，而应用 Siemens Magnetom Essenza（1.5T）在固定仰卧位采集 MRI 图像。标准的腰椎扫描包括常规 T_1W 和 T_2W 序列（采集时间为 15 分 4 秒），并使用矢状面 3D rf-spoiled T_1 加权多梯度回波（T_1W-MGE）序列进行 BoneMRI 重建。深度学习模型使用 8 例拟行机器人辅助腰椎融合手术患者的 MRI 和 CT 数据进行训练。通过 CNN 从 MRI 生成合成 CT 图像[41,78,81]。这些合成 CT 图像随后被上传至 Mazor Robotics SpineAssist 工作站进行处理。

（二）腰椎融合术后结果的预测分析

采用由 Khor 等[9] 描述、Quddusi[10] 等进行的外部验证脊柱外科诊疗和疗效评估计划 / 比较有效转化网络（SCOAP-CERTAIN）模型，预测手术后 12 个月内主观功能障碍（ODI 指数）和疼痛评分（腰背痛和腿痛）的临床改善可能性。该模型基于逻辑回归，包括多个临床变量，如术前问卷调查、手术指征和患者人口统计学特征，并在外部验证中取得了 0.71~0.83 的 AUROC 值[9,10]。SCOAP-CERTAIN 模型已经集成为一个免费访问的网络应用程序，使其在临床上的应用成为可能。

八、治疗方法的并发症

对腰椎退行性疾病的选择性融合手术的并发症已研究的很充分[75,82]，尽管一些潜在的缺陷和限制需要明确说明，但合成 CT 图像和预测分析都不会出现其他的不良反应。

九、潜在的不足之处

合成 CT 在脊柱手术中尚未得到广泛应用，并且未进行充分临床验证。对于既往人体内有植入物或其他人工合成医疗制品植入病史（如主动脉支架、神经刺激器、镇痛泵等）的患者，合成 CT 的有效性尚不清楚。同样，该方法尚未在高度发育不良或脊柱侧凸等致椎弓根变异、骨转移破坏、终板 Modic 改变等患者中得到验证。此外，尽管初步测量数据表明，合成腰椎 CT 在一定程度上与螺旋 CT 等效，可用于导航或机器人引导的手术[41]，但有时由于解剖学形态变异或畸形导致 MRI 的距离测量不准确[83]。在临床应用该方法之前，还需要在更广泛的患者群体中进行验证，进而改善图像质量。目前正在进行一个病例系列研究，以临床验证合成 CT 用于近乎无辐射、精准、机器人引导的手术。与任何外科辅助手术一样，该技术也可能彻底失败，需要进行及时调整。在采用该技术的早期阶段，如果登记或注册的准确性稍差，最好有术中 CT 或术前螺旋 CT 作为备选应急方案。关于医学中的预测分析，已经详细描述了潜在的不足[84]。除了更为常见普通的问题，如过度拟合和外部验证／归纳不足，问题的推断至关重要。预测未来仍然是一项几乎难以完成的任务，这不仅是因为在模型中要在简化（即足够简单以在临床实践中使用，如关于输入的问题）与向模型提供患者详细信息之间进行权衡。脊柱融合术后的临床疗效受诸多因素影响，如 SCOAP-CERTAIN 模型仅考虑了其中的 22 个。最后，不仅在未来，而且在临床特征略微不同的患者群体中（如畸形、儿童患者、代表性不强的人口学统计数据、心身疾病综合征患者等），很可能会导致错误的预测结果。

十、并发症的管理

基于这些原因，基于机器学习的预测分析和合成成像等技术只能作为众多医疗"大型工具箱"中的辅助工具使用。针对患者咨询不能也不应该过度依赖人工智能计算程序的预测分析；此外，影像学诊断和临床诊疗计划的实施也不应只根据深度神经网络生成的合成体素（synthetic voxels）进行。

第三节　总结和未来方向

随着计算能力和数据共享的持续进步，促使脊柱手术中越来越复杂的 ML 方法的出现成为可能。如前所述，与模型训练和参数调整相关的资源和计算成本，在开发针对复杂诊疗任务的高度复杂的自动化解决方案时带来了系统性问题。目前，公开可用数据的数量和粒度的增加，可为设计更复杂的研究方法和调查极端罕见的事件提供机会。更广泛地说，增加机构间的协作可能促进模型基准测试和验证，以进一步优化性能和通用性。本节将回顾分析未来的方向，将 AI 整合到临床工作流程中，进一步指导脊柱外科手术实践和提高临床疗效。

至于临床疗效预测与评估，模型设计和性能方面的改进只有应用在临床实际工作中才具有重要意义，才能发挥改善医疗保健服务、促进患者康复和提高长期疗效等方面的实际作用。例如，能够预测药物依赖性和间接的持久疼痛管理的风险分类管理方面，人们已经作出了很大的努力。因此，来自这些模型的二次调查可能会探索在长期依赖麻醉的术后（甚至围术期和术前）的疼痛替代管理方案。鉴于在一定程度上，需要理解预测模型提供的决策，故未来的努力应更加重视预测模型的可解释性和可调控性。此外，在纳入标准临床实施之前，有必要使用独立来源的数据（最好是来自不同的临床环境）进行外部验证[85]。

鉴于图像和自由文本阐释的难度增加，这些前沿技术的改进更具挑战性。除了不良或缺失的外部验证，还有其他方面的困难使得学习复杂深度算法很难得到广泛的临床应用。通常，由此产生的预测模型，特别是在成像和自然语言处理方面，不但规模相当大，而且计算成本很高，这并不一定适用于基于移动或平板电脑的临床应用环境。自然而然地，移动应用程序将构成深入扩展的日常实践中最有益的临床应用案例。这个问题的一个潜在解决方案是将算法实现到运行算法服务器端的移动web应用程序中。

然而，随着医疗数据的可追溯性越来越强，进一步产生了有关数据安全和隐私的问题。例如，最近上传的头颅成像引发讨论，因为面部重建可以比较容易地从这些图像中进行，使得真正的匿名化难以实现。将这些预测模型扩展到临床实践的最后一个问题是监管方面的问题。除了审批流程之外，每当算法需要使用更多的"训练数据"来进一步提高性能时，它们本质上构成了一种新的医疗设备，并需要进行新的外部验证研究。理想的、常被讨论的"生存算法"会随着时间的推移而改进，因此，可能因数据隐私问题和监管挑战而受阻。

图像转换算法，虽然之前仅对 MRI 工作流程的放射治疗感兴趣，但尚未发挥其潜力，并且在脊柱外科手术中的应用较少[86,87]。在我们的临床案例中展示的 BoneMRI 技术[41]是一种基于深度学习的方法；基于特定 4 分钟的 MRI 序列，由于其双回波方法，可以提取更多关于质子密度、水和脂肪组分、弛豫常数和敏感系数[78]。如前所述[41,79]，BoneMRI 技术在提供高保真的 MRI 合成 CT 图像方面似乎很有前景，对于脊柱内固定手术具有稳定的误差范围[41]。在临床脊柱外科手术中实施图像转换算法可以提高整体操作效率，减少总检查时间并消除辐射暴露。与神经导航或机器人技术相结合，使"无辐射导航手术"（radiationless navigated surgery，RANAS）的概念成为现实。除了术中透视进行登记和控制外，仅使用基于术前 MRI 成像的计算机辅助，而不需要额外的辐射扫描；即使考虑到术中 CT 成像在脊柱手术中的优势，也可以想象，使用图像转换技术，快速的术中 MRI 序列（BoneMRI 序列运行 4 分钟）可用于再现无辐射的骨成像，特别是术中 MRI 扫描仪在全球的外科手术室中的日益普及。然而，在不久的将来，我们期望图像转换的临床应用将围绕着复杂病例的术前手术规划、内植入物大小及规格和"RANAS"展开。上述研究尚未在任何会议上公开发表。

声明

利益冲突：作者声明本文及其内容的撰写不涉及任何可能构成潜在利益冲突的商业或财务关系。

资助与支持：本研究未从公共、商业或非营利部门的资金机构获得任何具体的资助。

伦理考虑：该模型的开发和概念验证测试，以及相关的患者数据使用，已经获得当地伦理审查委员会 [Medical Ethics Committees United (MEC-U)，注册号：W18.157] 的批准。所有患者均签署了知情同意书，允许其数据用于研究和发表目的。

致谢

感谢 Utrecht 大学医学中心影像学研究所的 Marijn van Stralen 博士和 Peter Seevinck 博士（Image Science Institute），以及 MRI guidance B.V 提供的 BoneMRI 序列。

参考文献

1. Shortliffe EH, Davis R, Axline SG, et al. Computer-based consultations in clinical therapeutics: explanation and rule acquisition capabilities of the MYCIN system. Comput Biomed Res. 1975;8(4):303–320.https://doi.org/10.1016/0010-4809(75)90009-9.
2. Shortliffe EH, Axline SG, Buchanan BG, et al. An artificial intelligence program to advise physicians regarding antimicrobial therapy. Comput Biomed Res. 1973;6(6):544–560. https://doi.org/10.1016/0010-4809(73)90029-3.
3. Fisher WS. Computer-aided intelligence: application of an expert system to brachial plexus injuries. Neurosurgery.1990;27(5):837–843, discussion 843. https://doi.org/10.1227/00006123-199011000-00029.
4. Aloysius N, Geetha M. A review on deep convolutional neural networks. Int Conf Commun Signal Process (ICCSP):2017 IEEE. 2017:0588–0592. https://doi.org/10.1109/ICCSP.2017.8286426.
5. Castelvecchi D. Can we open the black box of AI? Nature.2016;538(7623):20–23. https://doi.org/10.1038/538020a.
6. Buhrmester V, Münch D, Arens M. Analysis of explainers of black box deepneural networks for computer vision:a survey. arXiv Prepr ArXiv. 2019 1911.12116. Published online.
7. Goyal A, Ngufor C, Kerezoudis P, et al. Can machine learning algorithms accurately predict discharge to nonhome facility and early unplanned readmissions following spinal fusion? Analysis of a national surgical registry: presented at the 2019 AANS/CNS Section on Disorders of the Spine and Peripheral Nerves. J Neurosurg Spine. 2019;31(4):1–11. https://doi.org/10.3171/2019.3.SP INE181367.
8. Siccoli A, de Wispelaere MP, Schröder ML, Set al. Machine learning–based preoperative predictive analytics for lumbar spinal stenosis. Neurosurg Focus. 2019;46(5):E5.https://doi.org/10.3171/2019.2.FOCUS18723.
9. Khor S, Lavallee D, Cizik AM, et al. Development and validation of a prediction model for pain and functional outcomes after lumbar spine surgery. JAMA Surg. 2018;153(7):634–642. https://doi.org/10.1001/jamasurg.2018.0072.
10. Quddusi A, Eversdijk HAJ, Klukowska AM, et al. External validation of a prediction model for pain and functional outcome after elective lumbar spinal fusion. Eur Spine J. 2020;29(2):374–383. https://doi.org/10.1007/s00586-019-06189-6.
11. Staartjes VE, de Wispelaere MP, Vandertop WP, et al. Deep learning-based preoperative predictive analytics for patient-reported outcomes following lumbar discectomy: feasibility of center-specific modeling. Spine J.2019;19(5):853–861. https://doi.org/10.1016/j.spinee.2018.11.009.
12. Han SS, Azad TD, Suarez PA, et al. A machine learning approach forpredictive models of adverse events following spine surgery. Spine J. 2019;19(11):1772–1781. https://doi.org/10.1016/j.spinee.2019.06.018.
13. Arvind V, Kim JS, Oermann EK, et al. Predicting surgical complications in adult patients undergoing anterior cervical discectomy and fusion using machine learning.Neurospine. 2018;15(4):329–337. https://doi.org/10.14245/ns.1836248.124.
14. Jin MC, Ho AL, Feng AY, et al. Predictive modeling of long-term opioid and benzodiazepine use after intradural tumor resection. Spine J. 2021;21(10):1687–1699. https://doi.org/10.1016/j.spinee.2020.10.010.

15. Karhade AV, Cha TD, Fogel HA, et al. Predicting prolonged opioid prescriptions in opioid-naive lumbar spine surgery patients. Spine J. 2020;20(6):888–895. https://doi.org/10.1016/j.spinee.2019.12.019.
16. Kuo CY, Yu LC, Chen HC, et al. Comparison of models for the prediction of medical costs of spinal fusion in Taiwan diagnosis-related groups by machine learning algorithms.Healthc Inf Res. 2018;24(1):29–37. https://doi.org/10.4258/hir.2018.24.1.29.
17. DiSilvestro KJ, Veeramani A, McDonald CL, et al. Predicting postoperative mortality after metastatic intraspinal neoplasm excision: development of a machine-learning approach. World Neurosurg. 2021;146:e917–e924. https://doi.org/10.1016/j.wneu.2020.11.037.
18. Kim JS, Merrill RK, Arvind V, et al. Examining the ability of artificial neural networks machine learning models to accurately predict complications following posterior lumbar spine fusion. Spine. 2018;43(12):853–860. https://doi.org/10.1097/BRS.0000000000002442.
19. Dreiseitl S, Ohno-Machado L. Logistic regression and artificial neural network classification models: a methodology review. J Biomed Inf. 2002;35(5–6):352–359. https://doi.org/10.1016/S1532-0464(03)00034-0.
20. McGrath H, Li P, Dorent R, et al. Manual segmentation versus semi-automated segmentation for quantifying vestibular schwannoma volume on MRI. Int J Comput Assist Radiol Surg. 2020;15(9):1445–1455. https://doi.org/10.1007/s11548-020-02222-y.
21. Doktor K, Jensen TS, Christensen HW, et al. Degenerative findings in lumbar spine MRI: an inter-rater reliability study involving three raters. Chiropr Man Ther. 2020;28(1):8.https://doi.org/10.1186/s12998-020-0297-0.
22. Carrino JA, Lurie JD, Tosteson ANA, et al. Lumbar spine:reliability of MR imaging findings. Radiology. 2009;250(1):161–170. https://doi.org/10.1148/radiol.2493071999.
23. Lewandrowski KU, Muraleedharan N, Eddy SA, et al. Reliability analysis of deep learning algorithms for reporting of routine lumbar MRI scans. Int J Spine Surg. 2020;14(s3):7132 https://doi.org/10.14444/7132. Published online on October 29, 2020.
24. Roth HR, Wang Y, Yao J, et al. Deep convolutional networks for automated detection of posterior-element fractures on spine CT. Int Soc Opt Photonics.2016:97850P.
25. Duong L, Cheriet F, Labelle H. Automatic detection of scoliotic curves in posteroanterior radiographs. IEEE Trans Bio Med Eng. 2010;57(5):1143–1151. https://doi.org/10.1109/TBME.2009.2037214.
26. Baka N, Leenstra S, van Walsum T. Random forest-based bone segmentation in ultrasound. Ultrasound Med Biol. 2017;43(10):2426–2437. https://doi.org/10.1016/j.ultrasmedbio.2017.04.022.
27. Ciregan D, Meier U, Schmidhuber J. Multi-column deep neural networks for image classification. IEEE. 2012:3642–3649.
28. Ciresan D.C., Meier U., Masci J., Gambardella L.M.,Schmidhuber J. Flexible, high performance convolutional neural networks for image classification. In: 2011.
29. Krizhevsky A, Sutskever I, Hinton GE. Imagenet classification with deep convolutional neural networks.Adv Neural Inf Process Syst. 2012;25:1097–1105. https://proceedings.neurips.cc/paper/2012/file/c399862d3b9d6b76c8436e924a68c45b-Paper.pdf.
30. Cong J, Xiao B. Minimizing computation in convolutional neural networks. In: Wermter S, Weber C, Duch W, eds.Artificial Neural Networks and Machine Learning–ICANN 2014. Springer International Publishing; 2014:281–290.
31. Li C, Yang Y, Feng M, Chakradhar S, et al. Optimizing memory efficiency for deep convolutional neural networks on GPUs. Interface Sci16: Int Conf High Perform Computing,Networking, Storage Anal IEEE. 2016:633–644. https://doi.org/10.1109/SC.2016.53.
32. Dosovitskiy A, Beyer L, Kolesnikov A, et al. An image is worth 16 × 16 words: transformers for image recognition at scale. arXiv Prepr ArXiv. 2020. 2010.11929. Published online.

33. Pham H, Xie Q, Dai Z, Le QV. Meta pseudo labels. arXiv Prepr ArXiv. 2020:2003.10580. Published online.
34. Huang J, Shen H, Wu J, et al. Spine explorer: a deep learning based fully automated program for efficient and reliable quantifications of the vertebrae and discs on sagittal lumbar spine MR images. Spine J. 2020;20(4):590–599. https://doi.org/10.1016/j.spinee.2019.11.010.
35. McCoy DB, Dupont SM, Gros C, et al. Convolutional Neural Network. Convolutional Neural Network-Based automated segmentation of the spinal cord and contusion injury: deep learning biomarker correlates of motor impairmentin acute spinal cord injury. AJNR Am J Neuroradiol. 2019;40(4):737–744. https://doi.org/10.3174/ajnr.A6020.
36. Ronneberger O, Fischer P, Brox T. U-net: Convolutional networks for biomedical image segmentation. Lecture Notes in Computer Science: Springer; 2015:234–241. https://doi.org/10.1007/978-3-319-24574-4-28.
37. Pfirrmann CW, Metzdorf A, Zanetti M, et al. Magnetic resonance classification of lumbar intervertebral disc degeneration. Spine (Phila Pa 1976). 2001;26(17):1873–1878. https://doi.org/10.1097/00007632-200109010-00011.
38. Dice LR. Measures of the amount of ecologic association between species. Ecology. 1945;26(3):297–302. https://doi.org/10.2307/1932409.
39. Cai D, Wang Z, Liu Y, et al. Automatic path planning for navigated pedicle screw surgery based on Deep. Neural Network. IEEE. 2019:62–67.
40. Cho W, Cho SK, Wu C. The biomechanics of pedicle screwbased instrumentation. J Bone Jt Surg Br. 2010;92(8):1061–1065. https://doi.org/10.1302/0301-620X.92B8.24237.
41. Staartjes VE, Seevinck PR, Vandertop WP, et al. Magnetic resonance imaging-based synthetic computed tomography of the lumbar spine for surgical planning: a clinical proof-of-concept. Neurosurg Focus. 2021;50(1):E13. https://doi.org/10.3171/2020.10.FOCUS20801.
42. Sager N, Friedman C, Lyman M. Medical language processing: computer management of narrative data. 1987.
43. Wadia R, Akgun K, Brandt C, et al. Comparison of natural language processing and manual coding for the identification of cross-sectional imaging reports suspicious for lung cancer. JCO Clin Cancer Inf. 2018;2(2):1–7. https://doi.org/10.1200/CCI.17.00069.
44. Glaser AP, Jordan BJ, Cohen J, et al. Automated extraction of grade, stage, and quality information from transurethral resection of bladder tumor pathology reports using natural language processing.JCO Clin Cancer Inf. 2018;2:1–8. https://doi.org/10.1200/CCI.17.00128.
45. Henry J. Adoption of Electronic Health Record Systems among U.S. Non-Federal Acute Care Hospitals: 2008–2015:Office of the National Coordinator for Health Information Technology; 2008:15 Data Brief ONC:35.
46. Johnson AEW, Pollard TJ, Shen L, et al. MIMIC-III, a freely accessible critical care database. Sci Data. 2016;3(1):160035.https://doi.org/10.1038/sdata.2016.35.
47. Wang J, Deng H, Liu B, et al. Systematic evaluation of research progress on natural language processing in medicine over the past 20 years: bibliometric study on PubMed. J Med Internet Res. 2020;22(1):e16816. https://doi.org/10.2196/16816.
48. Friedman C. A broad-coverage natural language processing system. Proc AMIA Symp. 2000:270–274. Published online.
49. Savova GK, Masanz JJ, Ogren PV, et al. Mayo clinical Text Analysis and Knowledge Extraction System (cTAKES):architecture, component evaluation and applications. J Am Med Inf Assoc. 2010;17(5):507–513. https://doi.org/10.1136/jamia.2009.001560.
50. Aronson AR, Lang FM. An overview of MetaMap: historical perspective and recent advances. J Am Med InfAssoc. 2010;17(3):229–236. https://doi.org/10.1136/jamia.2009.002733.
51. Stearns MQ, Price C, Spackman KA, et al. SNOMED Clinical Terms: overview of the development process and

project status. Proceedings: AMIA Symposium;2001:662–666.

52. Donnelly K. SNOMED-CT: the advanced terminology and coding system for eHealth. Stud Health Technol Inf.2006;121:279.

53. Elkin PL, Brown SH, Husser CS, et al. Evaluation of the content coverage of SNOMED CT: ability of SNOMED clinicalterms to represent clinical problem lists. Mayo Clin Proc.2006;81(6):741–748. https://doi.org/10.4065/81.6.741.

54. Murff HJ, FitzHenry F, Matheny ME, et al. Automated identification of postoperative complications within an electronic medical record using natural language processing. JAMA. 2011;306(8):848–855. https://doi.org/10.1001/jama.2011.1204.

55. Karhade AV, Bongers MER, Groot OQ, et al. Natural language processing for automated detection of incidental durotomy. Spine J. 2020;20(5):695–700. https://doi.org/10.1016/j.spinee.2019.12.006.

56. Ehresman J, Pennington Z, Karhade AV, et al. Incidental durotomy: predictive risk model and external validation of natural language process identification algorithm. J Neurosurg Spine. 2020;33(3):1–7. https://doi.org/10.3171/2020.2.SPINE20127.

57. Tan WK, Hassanpour S, Heagerty PJ, et al. Comparison of natural language processing rules-based and machinelearning systems to identify lumbar spine imaging findings related to low back pain. Acad Rad. 2018;25(11):1422–1432.https://doi.org/10.1016/j.acra.2018.03.008.

58. Thirukumaran CP, Zaman A, Rubery PT, et al. Natural language processing for the identification of surgical site infections in orthopaedics. J Bone Jt Surg. 2019;101(24):2167–2174. https://doi.org/10.2106/JBJS.19.00661.

59. Huhdanpaa HT, Tan WK, Rundell SD, et al. Using natural language processing of free-text radiology reports to identify Type 1 Modic endplate changes.J Digit Imaging. 2018;31(1):84–90. https://doi.org/10.1007/s10278-017-0013-3.

60. Strubell E, Ganesh A, McCallum A. Energy and Policy Considerations for Deep Learning in NLP. Proceedings of the 57th Annual Meeting of the Association for Computational Linguistics. Association for Computational Linguistics;2019:3645–3650. https://doi.org/10.18653/v1/P19–1355.

61. Peters ME, Neumann M, Iyyer M, et al. Deep contextualized word representations. arXiv Prepr ArXiv. 2018:180205365.Published online.

62. So D, Le Q, Liang C. The evolved transformer. PMLR.2019:5877–5886.

63. Devlin J, Chang M-W, Lee K, et al. BERT: pre-training of deep bidirectional transformers for language understanding. arXiv Prepr ArXiv. 2018:181004805. Published online.

64. Yang Z, Dai Z, Yang Y, et al. Xlnet: generalized autoregressive pretraining for language understanding. arXiv Prepr ArXiv. 2019:190608237.Published online.

65. Kaliamoorthi P, Siddhant A, Li E, Johnson M. Distilling large language models into tiny and effective students using pQRNN. arXiv Prepr ArXiv. 2021:210108890. Published online.

66. Härtl R, Lam KS, Wang J, et al. Worldwide survey on the use of navigation in spine surgery. World Neurosurg. 2013;79(1):162–172. https://doi.org/10.1016/j.wneu.2012.03.011.

67. Bohl DD, Hijji FY, Massel DH, et al. Patient knowledge regarding radiation exposure from spinal imaging.Spine J. 2017;17(3):305–312. https://doi.org/10.1016/j.spinee.2016.09.017.

68. Biswas D, Bible JE, Bohan M, et al. Radiation exposure from musculoskeletal computerized tomographic scans. J Bone Jt Surg Am.2009;91(8):1882–1889. https://doi.org/10.2106/JBJS.H.01199.

69. Lin EC. Radiation risk from medical imaging. Mayo ClinProc. 2010;85(12):1142–1146, quiz 1146. https://doi.org/10.4065/mcp.2010.0260.

70. Papachristodoulou A, Pliamis N, Volford G, et al. Radiation Dose of Lumbar Spine CT: Analysis and Comparison Between Different Modes of Acquisition in Two European Imaging Centers. ECR 2016 Epos. https://epos.myesr.

org/poster/esr/ecr2016/C-2386. Accessed August 22, 2020.

71. Richards PJ, George J, Metelko M, et al. Spine computed tomography doses and cancer induction. Spine.2010;35(4):430–433. https://doi.org/10.1097/BRS.0b013e 3181cdde47.
72. De Silva T, Uneri A, Ketcha MD, et al. Registration of MRI to intraoperative radiographs for target localization in spinal interventions. Phys Med Biol. 2017;62(2):684–701. https://doi.org/10.1088/1361-6560/62/2/684.
73. Owrangi AM, Greer PB, Glide-Hurst CK. MRI-only treatment planning: benefits and challenges. Phys Med Biol.2018;63(5):05TR01. https://doi.org/10.1088/1361-6560/aaaca4.
74. Staartjes VE, Vergroesen P-PA, Zeilstra DJ, et al. Identifying subsets of patients with single-level degenerative disc disease for lumbar fusion: the value of prognostic tests in surgical decision making. Spine J. 2018;18(4):558–566. https://doi.org/10.1016/j.spinee.2017.08.242.
75. Schröder ML, Staartjes VE. Revisions for screw malposition and clinical outcomes after robot-guided lumbar fusion for spondylolisthesis. Neurosurg Focus. 2017;42(5):E12. https://doi.org/10.3171/2017.3.FOCUS16534.
76. Staartjes VE, de Wispelaere MP, Schröder ML. Improving recovery after elective degenerative spine surgery: 5-year experience with an enhanced recovery after surgery (ERAS) protocol. Neurosurg Focus. 2019;46(4):E7. https://doi.org/10.3171/2019.1.FOCUS18646.
77. Wang MY, Chang P-Y, Grossman J. Development of an Enhanced Recovery After Surgery (ERAS) approach for lumbar spinal fusion. J Neurosurg Spine. 2017;26(4):411–418. https://doi.org/10.3171/2016.9.SPINE16375.
78. Florkow MC, Zijlstra F, Willemsen K, et al. Deep learning-based MR-to-CT synthesis: the influence of varying gradient echo-based MR images as input channels. Magn Reson Med. 2020;83(4):1429–1441. https://doi.org/10.1002/mrm.28008.
79. van der Kolk BYM, van Stralen M, Podlogar M, et al. Reconstruction of Osseous Structures in MRI Scans of the Cervical Spine With BoneMRI: A Quantitative Analysis.ASNR Meeting. 2018.
80. van Stralen M, Podlogar M, Hendrikse J, et al. Bone MRI of the Cervical Spine: Deep Learning-Based Radiodensity Contrast Generation for Selective Visualization of Osseous Structures. ISMRM Meeting. 2019.
81. Cui Z, Yang J, Qiao Y. Brain MRI segmentation with patch-based CNN approach. In CCC 35th Chinese Control Conference 2016:7026–7031.https://doi.org/10.1109/ChiCC.2016.7554465.
82. Wong AP, Smith ZA, Stadler JA, et al. Minimally invasive transforaminal lumbar interbody fusion (MI-TLIF):Surgical technique, long-term 4-year prospective outcomes,and complications compared with an open TLIF cohort.Neurosurg Clin N Am. 2014;25(2):279–304. https://doi.org/10.1016/j.nec.2013.12.007.
83. Rogers JJ. NEMA Standards Publication MS. 1991. Published online; 2008;14:6.
84. Kernbach JM, Staartjes .VE. Machine learning-based clinical prediction modeling—a practical guide for clinicians. arXiv:200615069 [cs, stat]. 2020. http://arxiv.org/abs/2006.15069. Accessed March 13, 2021.
85. König IR, Malley JD, Weimar C, et al. German Stroke Study Collaboration. Practical experiences on the necessity of external validation. Stat Med.2007;26(30):5499–5511. https://doi.org/10.1002/sim.3069.
86. Pollard JM, Wen Z, Sadagopan R, Wang J, Ibbott GS. The future of image-guided radiotherapy will be MR guided. Br J Radiol. 2017;90(1073):20160667. https://doi.org/10.1259/bjr.20160667.
87. Dirix P, Haustermans K, Vandecaveye V. The value of magnetic resonance imaging for radiotherapy planning. Semin Radiat Oncol. 2014;24(3):151–159. https://doi.org/10.1016/j.semradonc.2014.02.003.

第十六章 机器人脊柱手术的数据库、研究小组和证据

Jason I. Liounakos，Anand Veeravagu，Michael Y. Wang 著

孟 猛 李忠海 译

第一节 引 言

大量与脊柱手术相关的文献均受到回顾性设计和样本量较小的困扰，导致统计能力不足。这在验证先进技术（如机器人导航系统）的文献中尤为明显[1-4]。研究人员为了提供比小型机构病例系列研究和队列研究具有更高收益的研究方法，采用了利用大型行政数据库和组建多中心研究小组的方法。本章将讨论机器人辅助脊柱手术的现有证据，以及在研究中利用数据库的重要性，特别是在多中心脊柱机器人研究小组的背景下。

第二节 机器人辅助脊柱手术的最新证据

有关机器人辅助脊柱手术的大部分文献都集中在椎弓根螺钉放置的准确性上，并常与其他技术（如徒手置钉技术和CT导航下置钉技术）进行比较。GR（Gertzbein-Robbins）分级方法[5]是常用的评估螺钉放置准确性的分级方法，其中准确置入的螺钉被定义为符合GR A（无突破）或B（突破< 2 mm）标准的螺钉。此外，Ravi分级也是常用的分级方法[6]。自2004年第一个机器人系统获得FDA批准以来，大量研究再次证实了机器人辅助椎弓根螺钉放置的高准确性。多项研究验证了SpineAssist®系统（Mazor Robotics Ltd.，Caesarea，Israel）的高准确性，93.4%～98.3%的螺钉分级为GR A或B[7,8]。2017年的一项随机对照试验比较了微创机器人辅助脊柱融合术和透视引导下的脊柱融合术，使用的是Renaissance®（Mazor Robotics Ltd.，Caesarea，Israel）机器人导航系统[9]，其97.7%的椎弓根螺钉分级为GR A，2.3%为GR B[9]。有4项研究直接评估了Mazor X™机器人导航系统（Medtronic，Dublin，Ireland）的准确性，临床准确率为97.5%～100%[2,10-12]。对新一代机器人导航系统的进一步研究再次证实了这些导航系统的高准确率。目前，只有7项研究评估了使用最新一代的机器人导航系统辅助放置胸腰椎椎弓根螺钉的准确性，包括Mazor X Stealth Edition™（XSE）（Medtronic，Dublin，Ireland）和ExcelsiusGPS™（Globus Medical Inc，Audubon，Pennsylvania）（表16.1）。这些研究报道的准确率为97.3%～100%[13-19]。

表 16.1　新一代导航机器人导航系统的准确性的数据总结

参考文献	研究类型	导航系统	置钉技术	患者数量	机器人辅助置钉数量	准确率	分级方法
O'Connor 等 [17]	技术说明	Mazor XSE	未指定	未指定	90	100%（A）	GR
Godzik 等 [18]	回顾性病例系列研究	ExcelsiusGPS	经皮的	31	116	96.6%（1）/2.59%（2）	Ravi
Jiang 等 [3]	回顾性队列研究	ExcelsiusGPS	开放和经皮	24	113	86.7%（A）/10.6%（B）	GR
Vardiman 等 [16]	回顾性病例系列研究	ExcelsiusGPS	经皮	56	348	97.7%（A/B）	GR
Jain 等 [15]	回顾性病例系列研究	ExcelsiusGPS	开放和经皮	101	636	99%（A/B）	GR
Benech 等 [19]	回顾性病例系列研究	ExcelsiusGPS	经皮	53	292	98.3%（A/B）	GR
Fayed 等 [14]	回顾性队列研究	ExcelsiusGPS	经皮	20	100	94.2%（A）/3.88%（B）	GR

注：GR：Gertzbein-Robbins 分级

　　已经有多项研究对机器人辅助技术与 CT 导航和透视引导技术进行了比较[1,13,20-23]。这些研究表明，机器人辅助技术具有与之相当或更高的准确性，同时能够最大限度地减少辐射负担和并发症。然而，这些研究受到其回顾性性质和样本量小的限制。四篇系统性综述证实了这一点，其共识是，虽然机器人辅助脊柱手术可能具有潜在的优势，但现有文献存在明显的局限性和异质性，无法与传统技术进行完整比较（表 16.2）[24-27]。此外，与准确性相比，很少有研究探讨术后并发症发生率和相关的再入院率和手术翻修率。事实上，最近的一项荟萃分析比较了机器人辅助技术与 CT 导航技术和透视引导技术在胸腰椎内固定融合手术中的应用，但由于缺乏机器人的数据，无法对并发症发生率的差异做出任何讨论[26]。可能是由于缺乏单一机构的数据，一些研究者转向分析大型行政数据库来探讨这一问题。不过，转向数据库研究并非没有挑战。例如，试图通过使用付费代码识别机器人辅助手术的研究无法区分机器人导航和其他形式的导航，因为目前还没有专用于机器人导航的 CPT 代码。因此，方案可能是建立以机器人手术为重点的大型多中心机构数据库，随后我们将进一步详细讨论。通过自己的机构间合作，我们最近公布了一项前瞻性数据库的回顾性分析结果，该结果比较了徒手与机器人辅助的胸腰椎融合手术。我们发现与机器人导航相关的手术相比，90 天内其总体并发症发生率降低了 83.20%（$P < 0.001$）[23]。虽然这些结果显示出了前景，但对进一步关于机器人辅助脊柱手术的术后并发症、翻修率和再入院率以及患者的长期疗效进行研究仍是必要的，而且很可能在不久的将来成为研究的中心。

表 16.2 评估机器人导航系统的系统性综述

参考文献	研究组别	研究例数	研究结果	研究结论
Yu 等[24]	RA，徒手	9	准确性、并发症发生率、辐射暴露无差异	将来有必要开展设计良好的研究，以充分比较各种技术
Staartjes 等[25]	RA，导航，徒手	37	与徒手相比，导航和 RA 术后螺钉翻修率降低	RA 有可能降低因螺钉错位导致的翻修率
Siccoli 等[26]	RA，导航，徒手	32	与徒手相比，RA 的辐射暴露、手术时间、EBL、LOS 和并发症发生率无差异	研究结果可归因于统计能力不足；需要今后开展高质量的研究
Joseph 等[27]	RA	25	RA 准确率 85%~100%	RA 与内植入物放置准确性高度相关

注：EBL：估计失血量；LO：住院时间；RA：机器人辅助

第三节 数据库的利用

在过去的 20 年里，有关脊柱外科的数据库研究显著增加。政府维护的行政数据库及跟踪医疗服务质量和结果的国家机构附属的数据库包含大量可供分析的数据。巨大的异质性样本量和由此产生的高统计效能是数据库研究的主要优点。机构和地区之间的异质性也降低了机构/地区偏倚的风险，且有助于实现已有数据的标准化。此外，数据库研究在很大程度上避免了昂贵和耗时的机构审查委员会的申请需要。但是，数据库研究也存在一些限制。大型行政数据库的数据可能难以处理，统计分析也具有挑战性。数据库的数据可能存在不一致、编码错误或不完整的问题，并且可能无法确定这些潜在问题的严重程度。最后，研究人员依赖于现有的数据来提出临床问题，这就限制了可能进行的分析。

目前，已被用于脊柱研究的大型国家数据库包括但不限于美国国家住院患者样本库（National Inpatient Sample，NIS）、美国联邦医疗保险支付数据库、私人保险数据库和美国外科学院-国家外科质量改进项目（American College of Surgeons-National Surgical Quality Improvement Project，ACS-NSQIP）[28]。NIS 是最大的公共住院患者医疗保健数据库，包含关于患者对资源的利用、就医、收费、质量和结果的信息[29]。联邦医疗保险和其他私人保险索赔数据库也收集与收费相关的数据，重要的是，包含住院患者入院以外的数据。ACS-NSQIP 还具有明显的优势，因为它的数据来自临床病例，而非基于保险索赔或账单数据。此外，数据经过风险调整和病例组合调整，包含术后 30 天的数据，避免了住院偏倚[30]。完全了解每个主要数据库的优点和缺点及纳入数据的范围对于研究制定和执行至关重要。

第四节 脊柱手术的研究小组

多中心研究小组如同智囊团，将志同道合、热衷于研究和创新的人聚集在一起，共同开展高质量的研究，以推动脊柱外科领域的发展。当今的几个主要研究小组包括国际脊柱研究学会（International Spine

Study Group，ISSG）、哈姆斯研究小组（Harms Study Group，HSG）和欧洲脊柱研究学组（European Spine Study Group，ESSG）。这些组织的核心工作是开发各自的数据库，以评估脊柱手术的临床效果。这些数据库具有上述大型行政数据库的许多优点，且都是由临床人员生成和构建的。他们对充分解决该领域当前问题所需的细化程度有较高的理解。这种较高的精细程度与大样本量及人员和机构偏倚较小的特点结合，为发表高质量的研究报告奠定了基础。正如大型行政数据库（如国家医疗保险系统）在分析罕见病症和特殊患者群体方面具有很好的优势。对脊柱机器人等尖端技术特别感兴趣的重点研究小组也非常适合评估这些应用较少的手术工具。

第五节 结合方法：脊柱机器人研究小组和数据库

为了提高研究成果的说服力（这是机器人研究的一个主要质疑点），并收集大量精细数据，有必要组建对脊柱机器人技术特别感兴趣的研究小组，目的是建立大型临床数据库。通过将机器人领域的领军人物聚集在一起，并结合来自多个机构的临床数据，可能会产生足够精细、样本量足够大的大型数据集，从而就机器人技术对脊柱手术的真正影响得出更有意义的结论。最近，我们中心与其他8家机构共同成立了首个脊柱机器人研究小组。虽然研究小组还处于起步阶段，但通过小组成员共同努力建立的回顾性数据库，已经收录了1000多例机器人辅助手术和放置5000多枚胸腰椎椎弓根螺钉的数据。

为了提高数据收集的便利性，避免遗漏导致不必要的和耗时的修改，需要强调数据库建设的几个突出方面。数据库首先应包含所有可能用于数据分析的字段。这包括与患者人口统计学和合并症相关的所有数据，这些数据可能会用于倾向匹配。与机器人使用相关的特定数据非常重要，其中大部分数据可直接从机器人系统中提取。这包括具体使用时间和每次置入螺钉的时间的信息，以及轨迹变化和螺钉修正的信息。然而，最重要的信息可能是与患者报告结果评估（PROMs）相关的信息，如视觉模拟评分法（VAS）和Oswestry功能障碍指数（ODI）评分，这些信息在术前和术后都要收集，并进行长期随访。鉴于最近对基于价值的护理和结局的重视，这些信息对于确定机器人辅助脊柱手术是否比传统方法更有价值至关重要。虽然最初的数据库将是回顾性的，但为了提高研究质量和结论的影响力，转向前瞻性数据收集将至关重要。

第六节 总 结

为了充分了解机器人辅助脊柱手术相对于传统手术方法的真正价值，有必要建立专门研究机器人辅助脊柱手术的大型、理想的前瞻性多机构数据库。此类数据库将改善目前单一机构数据库（样本量有限、研究动力不足、机构偏倚、比较组不足）和大型行政数据库（数据不一致、住院患者偏倚、编码错误、缺乏精细度、无法区分机器人辅助手术和其他导航形式）的局限性。虽然机器人导航的准确性和安全性已经得到证实，但未来最重要的还是基于结果的大量研究。满足这一需求的方法之一是建立和扩大多中心脊柱机器人研究小组。

参考文献

1. Schatlo B, Molliqaj G, Cuvinciuc V, et al. Safety and accuracy of robot-assisted versus fluoroscopy-guided pedicle screw insertion for degenerative diseases of the lumbar spine: A matched cohort comparison. J Neurosurg Spine. 2014;20(6):636–643. https://doi.org/10.3171/2014.3.SPINE13714.
2. Mao G, Gigliotti MJ, Myers D, et al. Single-Surgeon Direct Comparison of O-arm Neuronavigation versus Mazor X Robotic-Guided Posterior Spinal Instrumentation. World Neurosurg. 2020;137:e278–e285. https://doi.org/10.1016/j.wneu.2020.01.175.
3. Jiang B, Pennington Z, Azad T, et al. Robot-assisted versus freehand instrumentation in short-segment lumbar fusion: experience with real-time image-guided spinal robot. World Neurosurg. 2020;136:e635–e645. https://doi.org/10.1016/j.wneu.2020.01.119.
4. Solomiichuk V, Fleischhammer J, Molliqaj G, et al. Robotic versus fluoroscopy-guided pedicle screw insertion for metastatic spinal disease: a matched-cohort comparison. Neurosurg Focus. 2017;42(5):E13. https://doi.org/10.3171/2017.3.FOCUS1710.
5. Keric N, Doenitz C, Haj A, et al. Evaluation of robot-guided minimally invasive implantation of 2067 pedicle screws. Neurosurg Focus. 2017;42(5):E11.https://doi.org/10.3171/2017.2.FOCUS16552.
6. Gertzbein SD, Robbins SE. Accuracy of pedicular screw placement in vivo. Spine (Phila Pa 1976). 1990;15(1):11–14. https://doi.org/10.1097/00007632-199001000-00004.
7. Ravi B, Zahrai A, Rampersaud R. Clinical accuracy of computer-assisted two-dimensional fluoroscopy for the percutaneous placement of lumbosacral pedicle screws. Spine (Phila Pa 1976). 2011;36(1):84–91. https://doi.org/10.1097/BRS.0b013e3181cbfd09.
8. Devito DP, Kaplan L, Dietl R, et al. Clinical acceptance and accuracy assessment of spinal implants guided with SpineAssist surgical robot: retrospective study. Spine (Phila Pa 1976). 2010;35(24):2109–2115. https://doi.org/10.1097/BRS.0b013e3181d323ab.
9. Molliqaj G, Schatlo B, Alaid A, et al. Accuracy of robot-guided versus freehand fluoroscopy-assisted pedicle screw insertion in thoracolumbar spinal surgery. Neurosurg Focus. 2017;42(5):E14. https://doi.org/10.3171/2017.3.FOCUS179.
10. Hyun SJ, Kim KJ, Jahng TA, et al. Minimally invasive robotic versus open fluoroscopic-guided spinal instrumented fusions: a randomized controlledtrial. Spine (Phila Pa 1976). 2017;42(6):353–358. https://doi.org/10.1097/BRS.0000000000001778.
11. Khan A, Meyers JE, Yavorek S, et al. Comparing next-generation robotic technology with 3-dimensional computed tomography navigation technology for the insertion of posterior pedicle screws. World Neurosurg. 2019;123:e474–e481. https://doi.org/10.1016/j.wneu.2018.11.190.
12. Khan A, Meyers JE, Siasios I, et al. Next-generation robotic spine surgery: first report on feasibility, safety, and learning curve. Oper Neurosurg (Hagerstown). 2019;17(1):61–69. https://doi.org/10.1093/ons/opy280.
13. Huntsman KT, Ahrendtsen LA, Riggleman JR, et al. Robotic-assistednavigated minimally invasive pedicle screw placement in the first 100 cases at a single institution. J Robot Surg. 2020;14(1):199–203. https://doi.org/10.1007/s11701-019-00959-6.
14. Fayed I, Tai A, Triano M, et al. Robot-assisted percutaneous pedicle screw placement: evaluation of accuracy of

the first 100 screws and comparison with cohort of fluoroscopy-guided screws. World Neurosurg. 2020;143:e492–e502. https://doi.org/10.1016/j.wneu.2020.07.203.

15. Jain D, Manning J, Lord E, et al. Initial single-institution experience with anovel robotic-navigation system for thoracolumbar pedicle screw and pelvicscrew placement with 643 screws. Int J Spine Surg. 2019;13(5):459–463. https://doi.org/10.14444/6060.

16. Vardiman AB, Wallace DJ, Crawford NR, et al. Pedicle screw accuracy inclinical utilization of minimally invasive navigated robot-assisted spine surgery. J Robot Surg. 2020;14(3):409–413.https://doi.org/10.1007/s11701-019-00994-3.

17. O'Connor TE, O'Hehir MM, Khan A, et al. Mazor X stealth robotic technology: a technical note. World Neurosurg. 2021;145:435–442. https://doi.org/10.1016/j.wneu.2020.10.010.

18. Godzik J, Walker CT, Hartman C, et al. A quantitative assessment of the accuracy and reliability of robotically guided percutaneous pedicle screw placement: technique and application accuracy. Oper Neurosurg (Hagerstown).2019;17(4):389–395. https://doi.org/10.1093/ons/opy413.

19. Benech CA, Perez R, Benech F, et al. Navigated robotic assistance results in improved screw accuracy and positive clinical outcomes: an evaluation of the first 54 cases. J Robot Surg. 2020;14(3):431–437. https://doi.org/10.1007/s11701-019-01007-z.

20. Kochanski RB, Lombardi JM, Laratta JL, et al. Image-guided navigation and robotics in spine surgery. Neurosurgery. 2019;84(6):1179–1189. https://doi.org/10.1093/neuros/nyy630.

21. Fichtner J, Hofmann N, Rienmüller A, et al. Revision rate of misplaced pedicle screws of the thoracolumbar spine-comparison of three-dimensional fluoroscopy navigation with freehand placement: a systematic analysis and reviewof the literature. World Neurosurg. 2018;109:e24–e32. https://doi.org/10.1016/j.wneu.2017.09.091.

22. Jamshidi AM, Massel DH, Liounakos JI, et al. Fluoroscopy time analysis ofa prospective, multi-centre study comparing robotic- and fluoroscopic-guided placement of percutaneous pedicle screw instrumentation for short segment minimally invasive lumbar fusion surgery. Int J Med Robot. 2021;17(2):e2188. https://doi.org/10.1002/rcs.2188.

23. Liounakos JI, Kumar V, Jamshidi A, et al. Reduction in complication and revision rates for robotic-guided short-segment lumbar fusion surgery: results of a prospective, multi-center study. J Robot Surg. 2021;15(5):793–802. https://doi.org/10.1007/s11701-020-01165-5.

24. Yu L, Chen X, Margalit A, et al. Robot-assisted vs. freehand pedicle screw fixation in spine surgery—a systematic review and a meta-analysis of comparative studies. Int J Med Robot. 2018;14(3):e1892. https://doi.org/10.1002/rcs.1892.

25. Staartjes VE, Klukowska AM, Schröder ML. Pedicle screw revision in robot-guided, navigated, and freehand thoracolumbar instrumentation: a systematic review and meta-analysis. World Neurosurg. 2018;116:433–443.e8. https://doi.org/10.1016/j.wneu.2018.05.159.

26. Siccoli A, Klukowska AM, Schröder ML, et al. A systematic review and meta-analysis of perioperative parameters in robot-guided, navigated, and freehand thoracolumbar pedicle screw instrumentation. World Neurosurg. 2019;127:576–587.e5. https://doi.org/10.1016/j.wneu.2019.03.196.

27. Joseph JR, Smith BW, Liu X, et al. Current applications of robotics in spine surgery: a systematic review of the literature. Neurosurg Focus. 2017;42(5):E2. https://doi.org/10.3171/2017.2.FOCUS16544.

28. Sebastian AS. Database research in spine surgery. Clin Spine Surg. 2016;29(10):427–429. https://doi.org/10.1097/BSD.0000000000000464.

29. Overview of the. National (Nationwide) Inpatient Sample (NIS). Accessed. https://www.hcup-us.ahrq.gov/nisoverview.jsp.

30. About ACS NSQIP. https://www.facs.org/Quality-Programs/ACS-NSQIP/About.

第十七章 在脊柱手术中利用机器人的组合技术

Ibrahim Hussain，Michael Y. Wang 著

孙天泽 李忠海 译

第一节 引 言

过去几十年的技术创新使脊柱外科医生能够稳步提高手术的安全性和有效性，重点是在提高疗效的同时最大限度地减少手术不良影响。显微镜和内镜可视化系统、螺钉和杆、可膨胀和3D打印椎间融合器及3D计算机辅助导航功能等方面的创新都是这些进步的体现。机器人手术在泌尿外科、妇科和心胸外科等其他医学领域已经发生了革命性的变化。目前，机器人技术的应用为脊柱外科手术的安全实施提供了一条新的途径。机器人辅助脊柱手术是基于导航的微创技术的最新迭代，目前仍处于起步阶段，但已经在多个围手术期指标上产生显著的影响，在这个时代，循证和具有成本效益的结果正日益受到认可。

正如前面章节中所述，多项研究评估了机器人辅助螺钉置入技术与传统徒手置钉技术和透视引导置钉技术相比的准确性，基于每个研究中使用的椎弓根突破的定义，准确率提高了91%~98.5%[1-4]。一些研究发现，在使用"临床可接受"阈值时，准确率高达100%[5]。除了椎弓根突破之外，机器人辅助手术还减少了近端小关节侵犯，进而减轻了引起邻近节段疾病的一个主要因素；从教学的角度来看，当考虑到主治医生和住院医生之间存在差异时，这依然可以确保准确性[6]。此外，在多项回顾性和前瞻性研究中，已经发现机器人辅助手术减少了手术团队和患者（在透视引导下的手术中）的辐射剂量、并发症、翻修率、失血量和住院时间[3,4,7-11]。

随着脊柱机器人技术变得越来越低廉且具有成本效益，进一步的创新自然会推动新的应用。利用组合技术来提高机器人脊柱手术的精度和微创性是一个活跃的发展领域，为新手和经验丰富的脊柱外科医生提供了独特的机会。在本章中，我们回顾了脊柱手术中利用机器人技术的组合技术的文献，并探讨了未来的可能性（表17.1）。

表17.1 脊柱手术中的机器人组合技术研究

作者	年份	技术	总结
Liounakos 等[12]	2020	内镜 TLIF	在机器人引导下，可选择安全轨迹或理想轨迹进行内镜经椎间孔椎间盘切除术和椎体间植骨术，从而最大限度地降低对 DRG 的风险
Burström 等[13]	2020	复合 OR 和 AR 手术导航系统	在复合手术室中，机械臂用于放置 AR 手术导航系统预先计划好的螺钉，该手术室依靠放置在手术室周围的光学跟踪眼，从而通过刚性机械臂控制正在放置的螺钉的轨迹

续表

作者	年份	技术	总结
Sun 等[14]	2020	人工智能（AI）	根据从体内外动态实验中获得的 AI，机器人内置了力和声音传感器，一旦发现皮质破损，机器人就能在比人类快得多的时间内自主停止钻孔
Li 等[15]	2021	内镜减压术	在机器人的引导下，只需一个小切口就能定位并钻取到预定区域和深度的椎板，从而最大限度地减少过度的骨切除和不稳定性，同时利用机器人手臂的独特适配器来帮助控制和减轻外科医生的疲劳

注：DRG：背根神经节；OR：手术室；TLIF：经椎间孔腰椎椎间融合术；AR：增强现实

第二节　脊柱机器人和内镜

在过去的 10 年中，随着镜头、分辨率光学技术及兼容仪器的进步，脊柱内镜技术又重新兴起。加之上人们对医疗保健经济成本、麻醉药依赖性和 COVID-19 时代医院限制的认识不断提高，推动了"超"微创减压和融合手术技术的发展，使患者能够比以往任何时候都更快地恢复行动、出院和停用镇痛药。在过去的 20 年里，随着更窄的硬性内镜、LED 照明光源、超高清光学显示器、用于烧灼的射频电极探头、高速磨钻、椎间盘准备器械和可扩张的椎体间移植物的发展，脊柱内镜手术取得了巨大的进步。机器人技术与内镜技术相结合是两种截然不同但发展迅速的技术协同作用的范例，可为常见的脊柱疾病提供先进的、微创的解决方案。我们在此介绍两个利用这些组合技术的独特病例。

一、病例 1：机器人辅助内镜经椎间孔腰椎椎间融合术（TLIF）

（一）病史及临床表现

患者，男，78 岁，有广泛的抗血小板治疗心脏病史，10 多年前曾接受 $L_{4/5}$ 椎体减压术，出现背痛和双侧下肢神经根病变症状，这些症状在过去 1 年中逐渐加重。患者的背痛是机械性的，从坐到站及行走时更严重，但在休息时缓解。其下肢疼痛是持续的，疼痛范围覆盖 L_3 和 L_4 皮节。患者下肢神经根病之前对硬膜外类固醇注射有反应。然而，在最近 1 年的时间里，注射效果下降，其腰痛同时恶化。患者采取其他保守治疗措施无效，包括各种口服药物、物理治疗和脊柱按摩。在体格检查时，患者的运动力量和感觉正常，没有脊髓病变的证据。

（二）术前影像学

MRI 显示多节段腰椎病，伴有 $L_{3/4}$ 和 $L_{4/5}$ 水平中度中央狭窄和双侧椎间孔中度至重度狭窄。由于椎间盘突出、韧带肥厚和小关节病变共同导致双侧侧隐窝狭窄（图 17.1）。

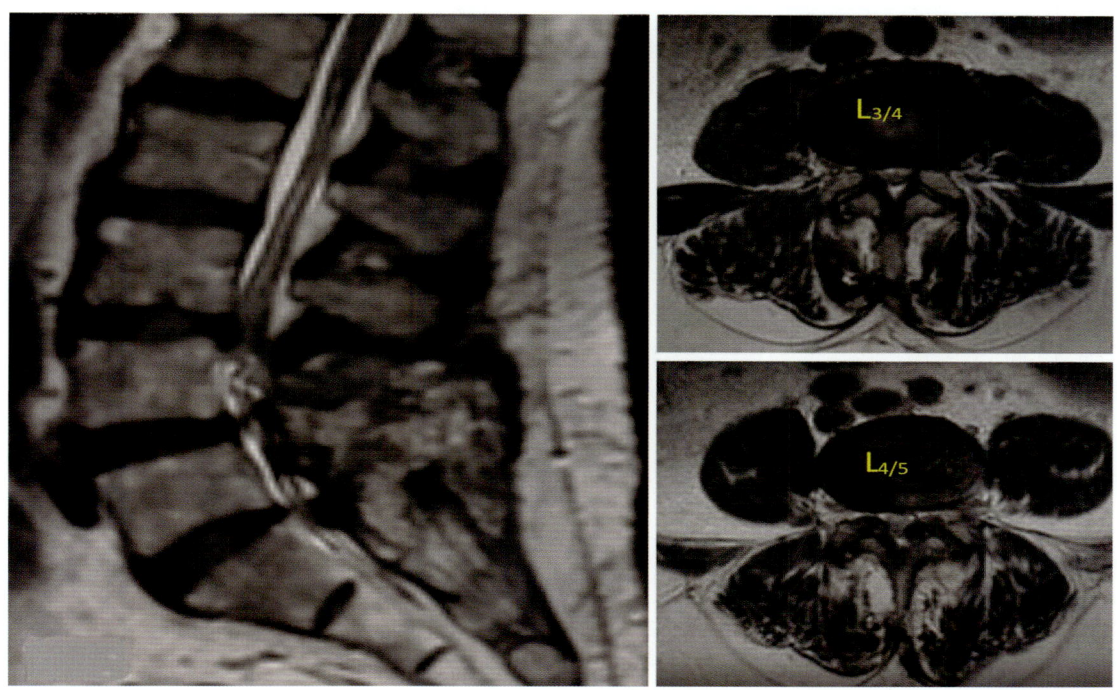

图 17.1 矢状面和轴向 T_2 加权 MRI 显示，$L_{3/4}$ 和 $L_{4/5}$ 水平的中央、侧隐窝和椎间孔狭窄。狭窄是由椎间盘突出、黄韧带肥厚和小关节突关节病共同引起的

（三）手术计划

考虑到患者的椎间孔神经根受压和机械不稳定症状，建议进行两节段 L_3~L_5 经椎间孔腰椎椎间融合术（TLIF），以达到稳定和间接减压的目的。该患者曾接受过中线、传统开放式 L_4~L_5 椎板切除术；因此，考虑该区域瘢痕组织形成、脑脊液漏风险较高，以及潜在的瘢痕组织形成和患者的合并症，建议采用机器人辅助的微创内镜 TLIF。

利用导航引导的机器人辅助系统放置经皮椎弓根螺钉后，机器人还确定了进入 $L_{3/4}$ 和 $L_{4/5}$ 椎间盘间隙进行内镜椎间盘切除术的最安全和最佳轨迹。对两种轨迹进行了测试：一种是理想轨迹，以椎间盘中心为目标，起点更偏外侧；另一种是安全路径，允许通过 Kambin 三角形的最内侧部分，因此是最大的安全区，起点更偏内侧，目标位于椎间盘前方。最终选择的轨迹是触发肌电图反馈最少的轨迹（图17.2）。最终，$L_{3/4}$ 使用安全轨迹，$L_{4/5}$ 使用理想轨迹。一旦选择了每个间隙的轨迹，就可按照之前描述的方法进行内镜 TLIF[16]。使用多种椎体咬骨钳来完成内镜椎间盘切除术，在椎间盘上形成一个中心腔。接下来使用 C 型臂透视，并使用多种椎间盘切除器械（包括手钻、髓核钳和蝶形骨刀）完成进一步的终板准备。在骨形态发生蛋白（BMP）海绵植入之前，使用不透射线的显影填充球囊来确认椎间盘切除是否充分（图17.3）。最后，插入网状植入物并扩张，直至获得足够的扩张。置入连接杆于螺钉尾端，放置锁定帽并最终拧紧以完成连接。

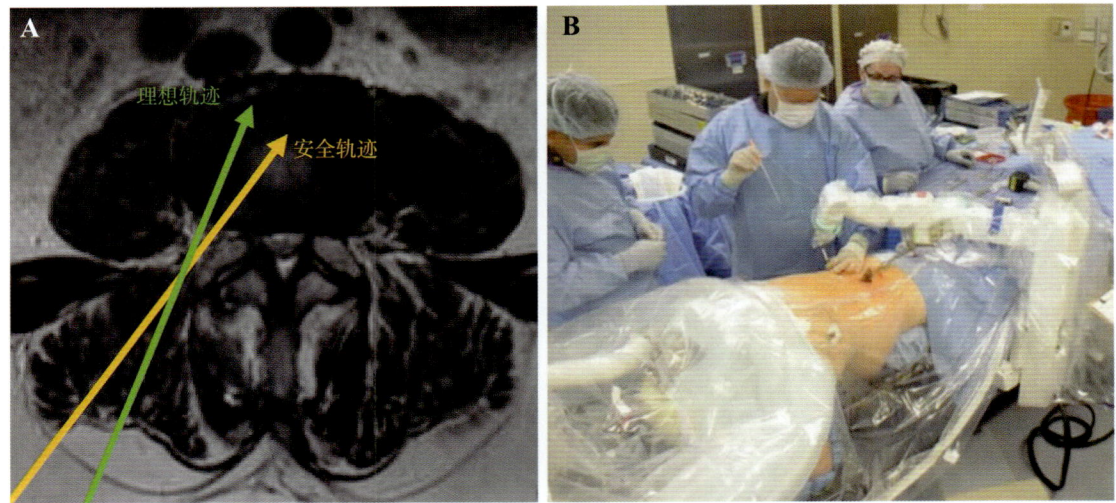

图17.2　A.$L_{3/4}$水平的轴向T_2加权MRI显示，机器人辅助内镜经椎间孔椎间盘切除术和椎间融合器置入的两种轨迹。理想的（橙色）轨迹起点更偏向外侧，以椎间盘的中心为目标，但该轨迹使背根神经节受到损伤的风险更高。安全（绿色）轨迹使用了一个更内侧的起点，允许进入Kambin三角最内侧的椎间盘间隙，对背根神经节的风险最低，但椎间盘内的最佳轨迹稍低。最终，通过肌电图触发测试这两种轨迹，选择刺激反馈最低的轨迹；B.术中照片显示手术机器人机械臂定位轨迹，同时使用带刺激探针的触发肌电图评估与出口神经根的距离

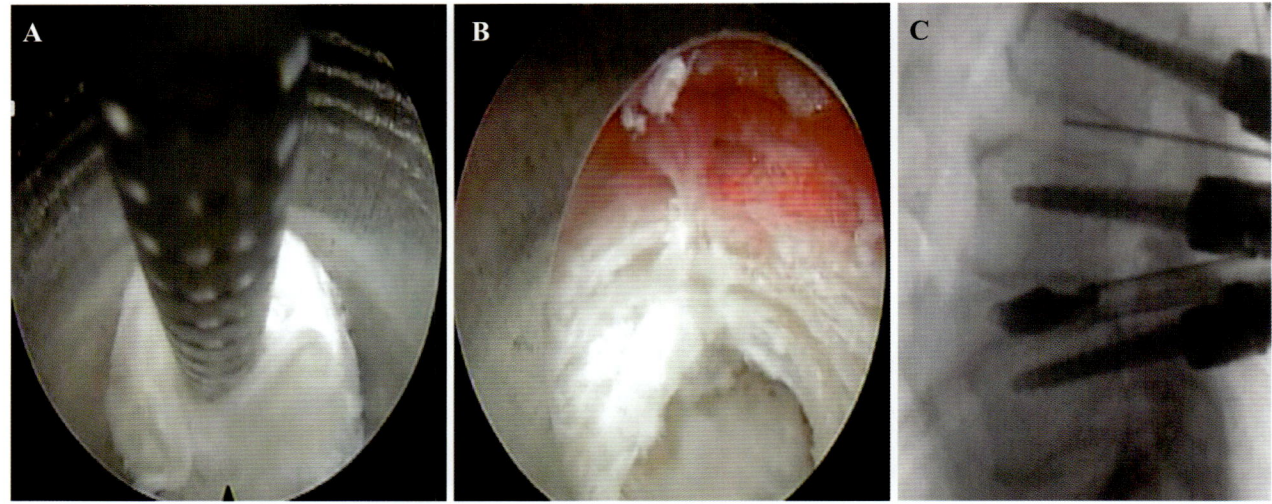

图17.3　A.使用垂体咬骨钳进行的椎间盘切除术的术中内镜视图；B.内镜下椎间盘切除术中可见椎间盘环状缺损和椎间盘中心；C.使用不透光显影填充球囊确定椎间盘切除的范围，以通过8mm工作套管最终放置网状椎体间植入物

（四）术后病程

患者在术后第3天出院，感觉、运动功能保持良好。在6周的随访中，患者主诉轴向腰背痛得到改善，下肢神经根症状得到缓解。站立屈曲/伸展位X线检查没有器质性异常或病理性运动的证据（图17.4）。

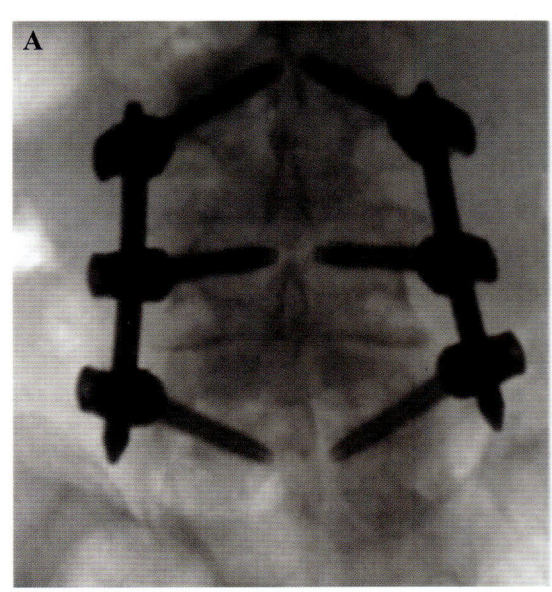
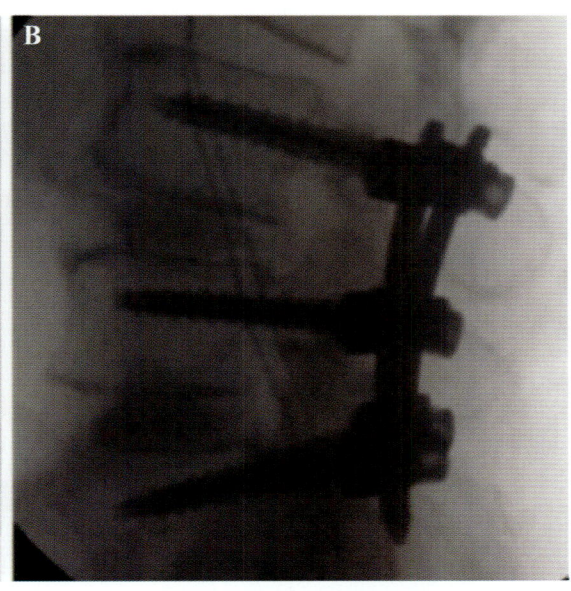

图 17.4　A. 术后前后位（AP）X 线片，B. 侧位 X 线片显示，在机器人辅助内镜下经椎间孔腰椎椎间融合术（TLIF）后，在 $L_{3/4}$ 和 $L_{4/5}$ 处置入了适当的椎弓根螺钉和椎体间移植物

（五）手术优势

内镜手术中的经椎间孔入路提供了一种多功能轨迹，可用于椎间盘切除术、椎间孔成形术和椎间融合术的椎间盘准备。这种方法需要通过 Kambin 三角进入病变区域，通过出口神经根、上关节突和下椎骨的上终板之间的窗口进入。切口的准确位置和轨迹取决于多种因素，包括手术目标、病变的解剖位置、患者的体型及在 Kambin 三角区工作的安全性和避免出口神经根损伤[17]。

例如，为了探查椎间盘空间以进行 TLIF 的椎间盘准备，需要一个与椎间盘平行的轨迹。这种 1A 方法是最安全的路径，可以避开出口的神经根，但限制了对中央椎间盘病变的探查。1B 方法用于椎间盘切除术或经椎间孔硬膜外注射，略微向尾部倾斜。这种方法缩小了 Kambin 三角的安全工作通道，并且需要从内侧开始以避免损伤背根神经节。1C 方法与 1B 方法的轨迹相似，都是瞄准尾部，但在轴向平面中的方向也更加水平，以优化轨迹，进而安全地进行椎板切除和上关节突切除[17]。据报道，除了所使用的轨迹外，从脊柱中线开始的准确切入点对于经椎间孔内镜入路也是重要的距离中线 8~12 cm 的距离，但这同样取决于所治疗的病变的确切性质及患者的体型。通常情况下，更外侧的起点更容易进入椎间盘间隙，但使背根神经节有更大的损伤风险。

评估内镜手术最佳起点的挑战提供了利用机器人辅助技术的机会。机器人手术已经在放置经皮椎弓根螺钉器械方面得到了很好的描述，这涉及所描述的手术的前半部分。最近描述内镜 TLIF 的报道称，机器人辅助技术和内镜技术相结合可互相弥补，实现无缝操作，为患者的椎体间部分选择最佳轨迹[12]。如本文所述，这种单一手术结合了多种技术作为机器人手术的辅助手段。其中包括触发肌电图、内镜可视化和椎间盘切除术，以及 C 型臂引导下的终板准备。

二、病例 2：机器人辅助内镜椎板切开术

（一）病史及临床表现

患者，女，27 岁，既往无明显的病史或手术史，2 年来，左下肢 L_5 支配区域神经根性疼痛逐渐加重。患者诉左小腿和足部有麻木感，背部疼痛轻微。口服药物、物理治疗和硬膜外类固醇注射等多种保守措施均未能缓解症状。体格检查时，其左侧直腿抬高试验呈阳性，左侧拇长伸肌有 4/5 级的肌力。

（二）术前影像

MRI 显示，$L_{4/5}$ 椎间盘突出向尾侧移位，并压迫 L_5 神经（图 17.5）。屈曲/伸展位 X 线检查没有显示不稳定的迹象。考虑到对其生活质量的重大影响及保守治疗无效，需要进行手术。

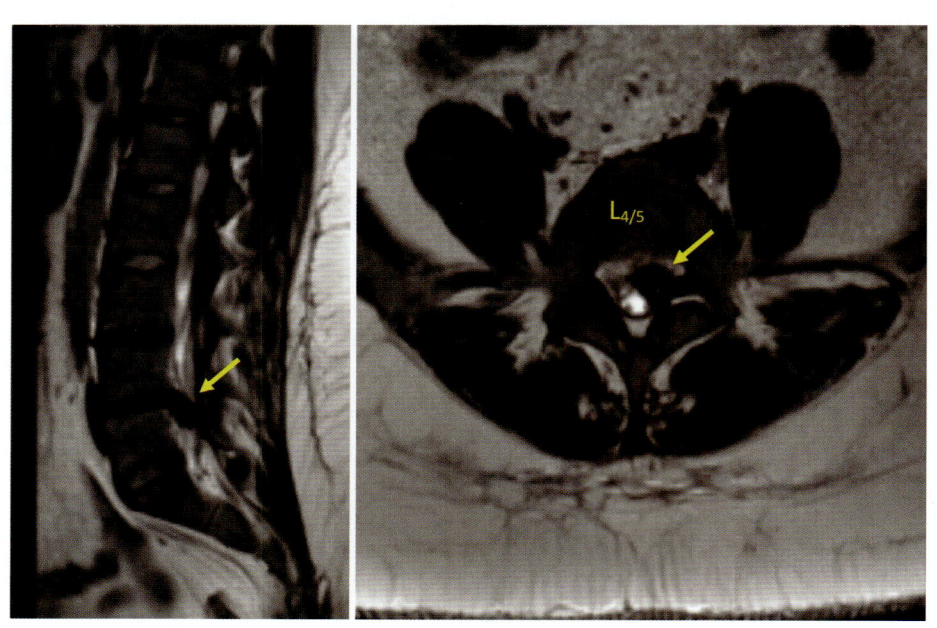

图 17.5　术前矢状面和轴向 T_2 加权 MRI 显示一个巨大的左侧 $L_{4/5}$ 椎间盘突出向尾部移位，压迫横行的 L_5 神经根

（三）手术计划

考虑到患者年龄较小，目标是尽快恢复活动和工作，并且之前没有进行过手术或未出现其他症状或畸形，建议进行微创内镜下椎板切开术和椎间盘切除术。为了提高减压的准确性，以尽可能多地保留健康组织，并提高手术的安全性，我们采用了机器人辅助的内镜椎板切开术。

手术过程包括术中 CT 扫描和将机械臂安装到手术台上。根据 CT 扫描结果，制作了 11 条不同的轨迹，这些轨迹重叠 1 mm，远端直径为 3.5 mm（与钻头相等）（图 17.6）。所有轨迹均确保切除小关节不超过 10%，并且关节间部未被侵犯，以避免医源性不稳定。所有轨迹均围绕单个 1 cm 左旁正中切口部位旋转。机械臂连接到手术台上，用于定位皮肤切口，然后用扩张器在皮下扩大切口，在 L_5 椎板的头部连接一个对接管。在机器人手臂放置一个定制适配器，内镜和内镜钻头可以穿过该适配器（图 17.7A），在此之前，骨边缘已得到确认。此外，适配器还充当深度限制器，规划的轨迹考虑了钻头与适配器顶部的距离，以防止钻头意外插入。

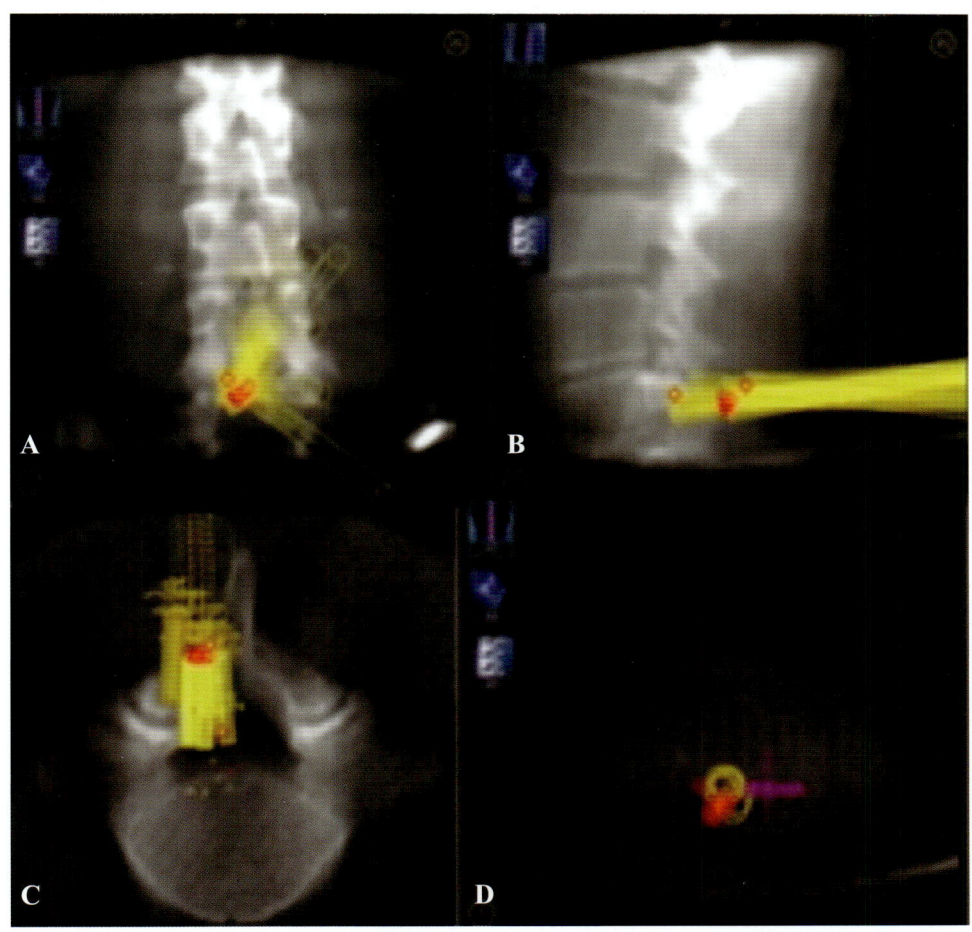

图 17.6　A.冠状、B.矢状、C.轴向和 D.探头针眼切面的 3D 重建视图，其中带有机器人辅助的规划轨迹，用于进行有针对性的 $L_{4/5}$ 内镜椎板切开术。请注意的是，每个轨迹的顶端为 3.5 mm，这是用于内镜下骨减压的钻头的大小。所有的轨迹都集中在一个稍中间的 1 cm 切口部位，重叠 1 mm，以确保在钻孔时考虑到整个椎板切开术面积

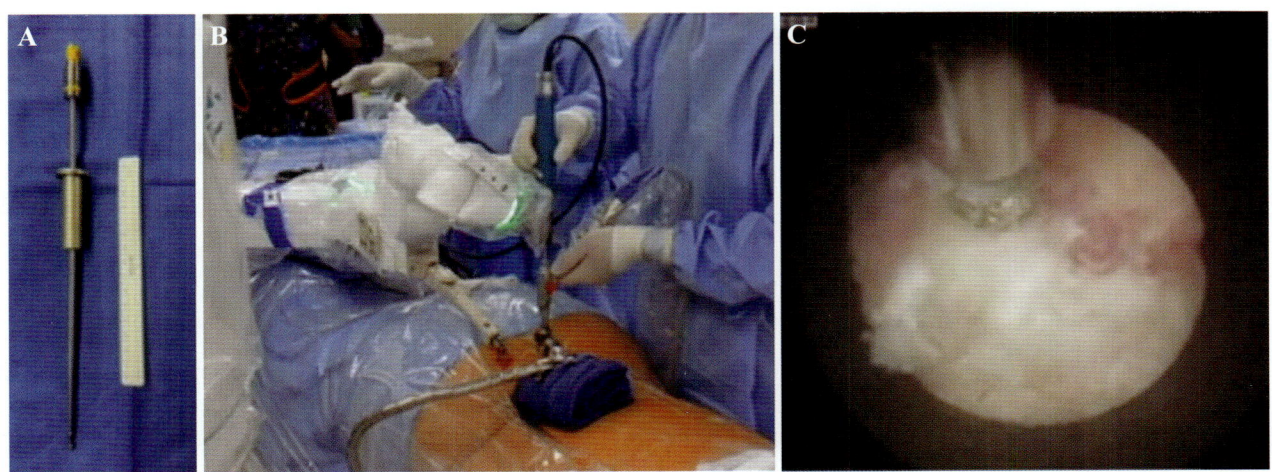

图 17.7　A.放置在机械臂中的定制适配器，通过工作通道（包括一个用于手钻的内镜）。该适配器用于在钻孔过程中稳定内镜，也作为深度限制，以防止意外穿过椎板进入硬脑膜或神经根；B.术中照片展示机械臂和外科医生在非惯用手持内镜，惯用手持内镜钻的设备设置；C.术中内镜下观察 3.5 mm 金刚石钻头切除椎板而不侵犯皮质内表面

适配器和计划的轨迹进一步确保了钻头没有侵犯椎板的内皮质表面,从而减少了医源性硬脑膜或神经根钻孔的可能性。这一点尤为重要,因为 L_5 椎板的顶部必须钻孔,该部分位于韧带插入的头顶部,因此暴露了其下方的硬脑膜。将机械臂放置到合适的位置,并依次移动到每个计划的轨迹中,以便通过手臂进行钻孔(图 17.7B 和 C)。一旦机器人辅助椎板切开术完成,使用 Kerrison 咬骨器轻松地去除剩余骨的蛋壳状内层皮质。在此之后,标准的内镜技术被用来切断黄韧带,然后在内镜工具的协助下进行椎间盘切除术。通过内镜观察到搏动的 L_5 神经根证实了适当的减压。

(四)术后病程

患者住院时间少于 24 小时,出院后肌力完全恢复。患者术前左下肢神经根性病变立即消失,麻痹症状在 2 周随访后消失。术后 CT(用于检查术中骨切除的范围,临床稳定的患者无须进行 CT 检查)显示,对椎板和内侧小关节的预定目标进行精确的骨切除(图 17.8)。

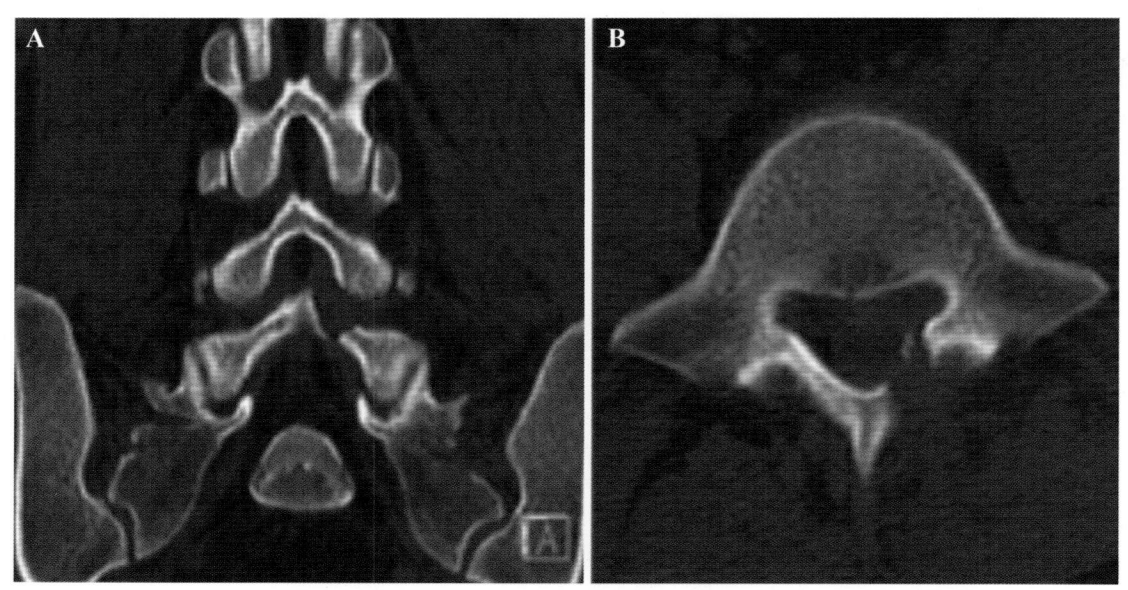

图 17.8　A. 冠状截面;B. 术后 CT 扫描的轴向切片。术后 CT 扫描显示最小但有针对性的机器人辅助椎间切开术缺陷,允许足够的工作窗口完成内镜下大挤压碎片的椎间盘切除术

(五)过程优势

内镜层间入路与椎间孔入路不同,它采用了稍偏侧的旁正中切口和入路,需进行钻孔($L_5 \sim S_1$ 节段的某些情况除外)和黄韧带切除术,以到达神经单元。通过内镜钻孔可以使外科医生直接看到病变,类似于其他微创技术(如管状)。但是,与传统的 MIS 和开放手术相比,这种方法也存在一定的局限性。首先,除了通过内镜看到的东西外,没有一种简单的方法可以通过与周围解剖结构的比较来精确定位。硬性内镜的过度弯曲受到表层结构的限制,因此,只能观察到工作入口几毫米以内的结构。其次,尽管持续冲洗,钻孔通常以"开/关"的方式进行,以清除妨碍内镜观察的骨颗粒。操作者手中的钻头重量加上用另一只手平衡工作通道和内镜本身会导致动作不慎和疲劳。最后,对于新手来说,钻头的触觉和听觉反馈可能不会提醒外科医生,何时需穿过内侧皮质表面,以进入神经元。

在这种情况下，机器人辅助技术可以帮助解决这些问题[15]。术前对需要钻孔的目标骨进行精确的规划，并实时反馈被切除的确切位置。因此，无须对无法观察到的邻近结构进行定位。在这种情况下，定制的适配器提供了刚性的支撑，用来支撑钻头的重量，消除外科医生不经意的微动，并防止钻头穿过椎板的内层皮质层。总而言之，机器人辅助的内镜下椎板切开术的优点是手术占地面积更小，对外科医生来说风险更低，更符合人体工程学，并且通过有针对性的骨切除减轻潜在的医源性不稳定性，这些最终都有利于患者的预后。

第三节　未来方向

利用机器人技术来协同和增强脊柱外科的其他领域的功能在不断发展。在当前脊柱手术实践中，其他令人兴奋的技术进步包括增强现实（AR）和虚拟现实（VR）系统的开发。这些技术利用平视显示器，将术中 CT 成像与三维导航功能结合，实现精确的解剖定位和器械放置。另一个优点是相关解剖结构（如神经根、峡部、关节突关节和硬脑膜）进行叠加和彩色编码。卡罗林斯卡学院（Karolinska Institute）的 Burström 等[13]最近描述了他们将定制机械臂集成到配备 AR 外科导航系统（augmented reality surgical navigation system，ARSN）的混合手术室（OR）的初步经验。该机器人安装在 OR 台上，用于协助在多具尸体的 113 根椎弓根中放置 Jamshidi 针，而 ARSN 系统用于规划螺钉路径和指导机器人。安装在天花板上的 C 型臂用于初始图像捕获，通过放置在混合 OR 周围的 4 个光学摄像机在 3D 空间中进行注册。机械臂自动与计划的螺钉轨迹对齐，外科医生唯一的任务是将 Jamshidi 针插入椎弓根。这个半自主的系统使用 ARSN 系统将光学跟踪相机的数据与 C 型臂术中图像结合起来。因此，机器人手臂本身没有被跟踪，而是完全由 ARSN 反馈给它的反馈来引导。作者发现，预计置入椎弓根螺钉的临床准确率为 100%，并且发现与 ARSN 系统相比，在没有机器人辅助的情况下置入螺钉有显著的统计学改善。

目前，另一个令人兴奋的研究领域是将人工智能（AI）和机器人手术技术结合起来。从这个意义上说，我们的目标是从完全由人类控制的机器人辅助模式转移到机器人可以使用来自多个反馈的矢量来为自己做出明智的决定，或者至少将潜在的错误或并发症的来源传递给外科医生。例如，如前所述，使用机器人进行脊柱减压可以在不侵犯内皮层表面的情况下进行精确的骨切除。然而，如果在更浅的钻孔过程中，部分皮质断裂，会发生什么？由于机器人只在外科医生设计的术前输入和计划中进行操作，因此，在皮质中未被关注的裂缝可能会使骨碎片移位，并在硬脑膜上形成一个没有保护的路径，而机器人或外科医生在手术中无法立即识别出来。为此，Sun 等[14]研究人员介绍了使用多模态方法通知手术机器人偏离原始计划的情况。他们介绍了力量和声音传感器的使用，这些传感器是基于体外动态实验获得的 AI 编程到机器人中的，并允许机器人辅助模式，如果在 30 毫秒内检测到皮层破损，机器人就能自动停止钻洞，其速度远远超过人类对同样的触觉反馈的反应速度。这种技术现在为远程手术的探索开辟了道路，脊柱外科医生甚至可能不在手术的同一个城市；最近实施的 5G 技术则为更快速、更安全的远程信息传输技术。

第四节 结 论

机器人技术只是过去 20 年来脊柱外科领域众多令人兴奋的技术进步之一。机器人技术与内镜手术的结合是一个精确性和微创性相结合的领域，为患者和外科医生创造更安全、更有效的体验。机器人已不仅仅局限于精确地插入椎弓根螺钉，它还将越来越多地应用于内镜技术、3D 导航和机器人控制的器械结合使用，以扩大其在各种脊柱手术中的应用，包括轨迹规划、骨减压及复杂的畸形进行截骨定位。未来的研究正在将机器人技术整合到脊柱手术的"智能"混合 OR 中，这将比目前的系统占用更少的空间，并为外科医生提供更符合人体工程学的手术。此外，利用 AI 和脊柱机器人技术将促进更深入的进化和自主，这将使该技术能够比外科医生的手更快、更精确地做出反应，这在航空电子设备、交通运输和制造业等其他行业中已经得到了验证。

致谢

MYW：代理辛脊柱公司、洛杉矶儿童医院、施普林格出版和质量医疗出版的版税；代理辛脊柱公司、斯特克脊柱、K2M 和脊柱学顾问；Vallum 顾问委员会成员；脊柱和创新手术设备库存；国防部的拨款。

资金来源：N/A

参考文献

1. Wallace DJ, Vardiman AB, Booher GA, et al. Navigated robotic assistance improves pedicle screw accuracy in minimally invasive surgery of the lumbosacral spine: 600 pedicle screws in a single institution. Int J Med Robot. 2020;16(1):e2054. https://doi.org/10.1002/rcs.2054.
2. Pechlivanis I, Kiriyanthan G, Engelhardt M, et al. Percutaneous placement of pedicle screws in the lumbar spine using a bone mounted miniature robotic system: first experiences and accuracy of screw placement. Spine (PhilaPa 1976). 2009;34(4):392–398. https://doi.org/10.1097/BRS.0b013e318191ed32.
3. Peng YN, Tsai LC, Hsu HC, et al. Accuracy of robotassisted versus conventional freehand pedicle screw placement in spine surgery: a systematic review and meta-analysis of randomized controlled trials. Ann Transl Med. 2020;8(13):824. https://doi.org/10.21037/atm-20-1106.
4. Tarawneh AM, Salem KM. A systematic review and meta-analysis of randomized controlled trials comparing the accuracy and clinical outcome of pedicle screw placement using robot-assisted technology and conventional freehand technique. Glob Spine J. 2021;11(4):575–586. https://doi.org/10.1177/2192568220927713.
5. Jiang B, Pennington Z, Zhu A, et al. Three-dimensional assessment of robot-assisted pedicle screw placement accuracy and instrumentation reliability based on a preplanned trajectory. J Neurosurg Spine. 2020:1–10.
6. Vardiman AB, Wallace DJ, Booher GA, et al. Does the accuracy of pedicle screw placement differ between the attending surgeon and resident in navigated robotic-assisted minimally invasive spine surgery? J Robot Surg. 2020;14(4):567–572. https://doi.org/10.1007/s11701-019-01019-9.
7. Zhang JN, Fan Y, He X, et al. Comparison of robot-assisted and freehand pedicle screw placement for lumbar revision surgery. Int Orthop. 2021;45(6):1531–1538. https://doi.org/10.1007/s00264-020-04825-1.

8. Liounakos JI, Kumar V, Jamshidi A, et al. Reduction in complication and revision rates for robotic-guided short-segment lumbar fusion surgery: results of a prospective, multi-center study. J Robot Surg. 2021;15(5):793–802. https://doi.org/10.1007/s11701-020-01165-5.

9. Li J, Fang Y, Jin Z, Wang Y, et al. The impact of robotassisted spine surgeries on clinical outcomes: A systemic review and meta-analysis. Int J Med Robot. 2020;16(6):1–14. https://doi.org/10.1002/rcs.2143.

10. Zhang Q, Xu YF, Tian W, et al. Comparison of superior-level facet joint violations between robot-assisted percutaneous pedicle screw placement and conventional open fluoroscopic-guided pedicle screw placement. Orthop Surg. 2019;11(5):850–856. https://doi.org/10.1111/os.12534.

11. Zhou LP, Zhang RJ, Sun YW, et al. Accuracy of pedicle screw placement and four other clinical outcomes of robotic guidance techniqueversus computer-assisted navigation in thoracolumbar surgery: a meta-analysis.World Neurosurg. 2021;146:e139–e150. https://doi.org/10.1016/j.wneu.2020.10.055.

12. Liounakos JI, Wang MY. Lumbar 3-lumbar 5 roboticassisted endoscopic transforaminal lumbar interbody fusion: 2-dimensional operative video. Oper Neurosurg (Hagerstown). 2020;19(1):E73–E74. https://doi.org/10.1093/ons/opz385.

13. Burstrom G, Balicki M, Patriciu A, et al. Feasibility and accuracy of a robotic guidance system for navigated spine surgery in a hybrid operating room: a cadaver study. Sci Rep. 2020;10(1):7522. doi:10.1038/s41598-020-64462-x.

14. Sun Y, Wang L, Jiang Z, et al. State recognition of decompressive laminectomy with multiple information in robot-assisted surgery. Artif Intell Med. 2020;102:101763. https://doi.org/10.1016/j.artmed.2019.101763.

15. Li Y, Wang MY. Robotic-assisted endoscopic laminotomy: 2-dimensional operative video. Oper Neurosurg (Hagerstown). 2021;20(5):E361. https://doi.org/10.1093/ons/opaa441.

16. Kolcun JPG, Brusko GD, Basil GW, et al. Endoscopic transforaminal lumbar interbody fusion without general anesthesia: operative and clinical outcomes in 100 consecutive patients with a minimum 1-year followup. Neurosurg Focus. 2019;46(4):E14. https://doi.org/10.3171/2018.12.FOCUS18701.

17. Fanous AA, Tumialán LM, Wang MY. Kambin's triangle: definition and new classification schema. J Neurosurg Spine. 2019;32(3):390–398. https://doi.org/10.3171/2019.8. SPINE181475.